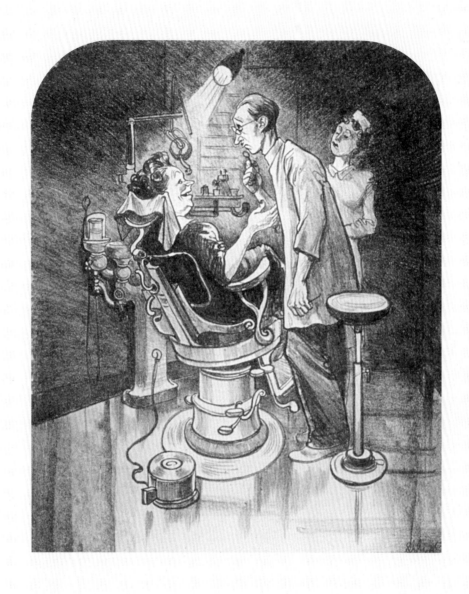

......so that is the whole story ......

......，这就是故事的全部 ......

科学的进步需要回顾历史。《如齿神奇》就是一部装在书本里的口腔医学博物馆，它将带领读者领略口腔医学发展的时空穿越与斑斓多姿。

中国科学院院士
王松灵

生命科学浩瀚而多样。从一颗颗神奇的牙齿，足以洞见亿万年生物演化史上一次次生命的跃升！这是一本难得一见的集知识性、趣味性、哲理性于一体的好书！

中国自然科学博物馆学会副理事长，国家自然博物馆首席科学家
孟庆金

第一次读到有关牙的书《如齿神奇》，没想到竟是如此有趣，内涵丰富而又饱含哲理。它向我们展示了牙齿世界所关联的方方面面，也揭示出隐身其中的生理奥秘。

中国科普作家协会副理事长，科普中国专家委员会委员
尹传红

NOTHING BUT THE TOOTH: A DENTAL ODYSSEY

如齿神奇

[英] 贝利·K.B.贝尔科维奇

(Barry K.B. Berkovitz) / 著

王 昊 / 主审　周 建 / 主译

科学技术文献出版社

SCIENTIFIC AND TECHNICAL DOCUMENTATION PRESS

·北京·

图书在版编目（CIP）数据

如齿神奇 / （英）贝利·K.B.贝尔科维奇
(Barry K. B. Berkovitz) 著；周建主译. -- 北京：
科学技术文献出版社, 2024. 11. -- ISBN 978-7-5235
-1913-4
Ⅰ. R78-49
中国国家版本馆CIP数据核字第2024BN7119号

著作权合同登记号 图字：01-2024-6269
Nothing but the Tooth: A Dental Odyssey
Barry K.B. Berkovitz
ISBN: 978-0-12-397190-6
Copyright © 2013 Elsevier Inc. All rights reserved.
Authorized Chinese translation published by Scientific And Technical Documentation Press.

如齿神奇（周建主译）
ISBN: 978-7-5235-1913-4
Copyright Elsevier Inc. and Scientific And Technical Documentation Press. All rights reserved.
No part of this publication may be reproduced or transmitted in any form or by any means, electronic
or mechanical, including photocopying, recording, or any information storage and retrieval system,
without permission in writing from Elsevier Inc. Details on how to seek permission, further information
about the Elsevier's permissions policies and arrangements with organizations such as the Copyright
Clearance Center and the Copyright Licensing Agency, can be found at our website: www.elsevier.com/
permissions.
This book and the individual contributions contained in it are protected under copyright by
Elsevier Inc. and Scientific And Technical Documentation Press (other than as may be noted herein).

如齿神奇

策划编辑：孔荣华 责任编辑：孔荣华 邓晓旭 责任校对：张吲哚 责任出版：张志平

出　版　者　科学技术文献出版社
地　　　址　北京市复兴路15号　邮编 100038
编　务　部　（010）58882938，58882087（传真）
发　行　部　（010）58882968，58882870（传真）
邮　购　部　（010）58882873
官 方 网 址　www.stdp.com.cn
发　行　者　科学技术文献出版社发行　全国各地新华书店经销
印　刷　者　北京地大彩印有限公司
版　　　次　2024年11月第1版　2024年11月第1次印刷
开　　　本　787×1092　1/16
字　　　数　295千
印　　　张　17.75
书　　　号　ISBN 978-7-5235-1913-4
定　　　价　96.00元

致 谢

非常感谢以下同仁的帮助
感谢他们为本书提出的建设性意见

S.R.Berkovitz（第1章）
R.P.Shellis 博士（第2章和第9章）
C.S.C.Liu 教授（第5章）
N.Sahara 博士（第8章）
P.-I. Brånemark 教授（第10章）
R.Palmer 教授（第10章）
M.C.Dean 教授（第13章）
M.Farrell 女士（第12章和第16章）

我的妻子Sylvia在整个图书编撰
过程中的帮助

特别感谢M.Simon先生为本书所有
图片和插图编撰所做出的巨大贡献

贝利·K.B.贝尔科维奇

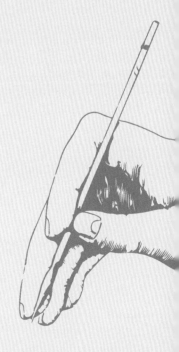

✑ 关于作者 ✑

贝利·K.B.贝尔科维奇博士是牙科领域国际公认的教师、考官和研究人员，从业40余年，共发表120余篇学术文章，本书是他的第14本专著。

贝利·K.B.贝尔科维奇博士毕业于英国皇家牙科学院，并在皇家霍洛威学院攻读研究生，随后在布里斯托大学和伦敦国王学院任教。他是英国皇家外科学院亨特博物馆牙科收藏部名誉馆长和伦敦国王学院牙科研究所牙科史名誉研究员。

✑ 中文版译者 ✑

主 审 王 昊

主 译 周 建

译 者（以姓氏笔画排序）

苏盈盈 首都医科大学附属北京天坛医院 副主任医师

陈 默 纽约州立大学医学院 助理教授

胡 彬 纽约大学牙学院 助理教授

徐 珺 首都医科大学附属北京口腔医院 副主任医师

郭婷婷 首都医科大学附属北京口腔医院 副主任医师

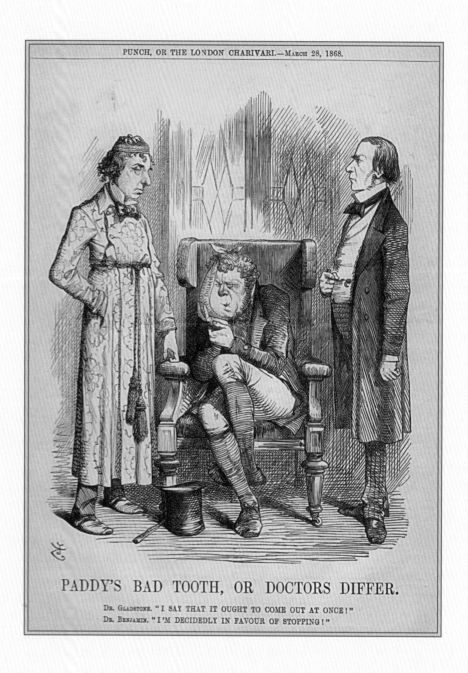

PADDY'S BAD TOOTH, OR DOCTORS DIFFER.

DR. GLADSTONE. "I SAY THAT IT OUGHT TO COME OUT AT ONCE!"
DR. BENJAMIN. "I'M DECIDEDLY IN FAVOUR OF STOPPING!"

帕迪的坏牙，医生的不同意见

———

格莱斯顿医生："我说坏牙应该立即拔掉！"
本杰明医生："我觉得坏牙补一下就行！"

∾ 序言 ∾

　　周建博士把《如齿神奇》给了我，我一口气读了其中若干篇文章，被书中的故事所吸引，真有些爱不释手。

　　之所以爱不释手，是因为这本书的趣味性，以讲故事的形式，将口腔医学发展史和奇闻轶事娓娓道来，让人沉浸在历史故事的情节中，难以自拔。

　　之所以爱不释手，是因为这本书的知识性，几乎所有的故事都与口腔或者牙齿有关。深究其中，饱含口腔医学的科学知识，有些是以前知道的，有些则是以前未知的。之所以爱不释手，还因为这本书所深含的哲理性，既有做事的哲理，即科学的发明与发现偏爱"有准备的头脑"；也有为人处世的思辨——不为良相，便为良医。好医生，首先应该是好人。

　　我很佩服原著作者的爱岗敬业精神，收集如此丰富的史料和资料并加以分析考证，实属不易。也很佩服原著作者广博的知识，人文历史、医学专业、自然科学各个方面的知识均有涉猎。我也赞赏周建博士选择了这样一本好书奉献给读者，译作文字流畅，可阅读性强，翻译功底不薄。

　　这不仅仅是一本扩展专业知识、启迪科研思路的知识性读物，也是一本激励人生、弘扬崇高医德的人文教育参考书，很值得一读，特此推荐给我们的口腔医学同道，特别是年轻的朋友们。

中华口腔医学会会长

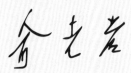

❧ 原作者序言 ❧

周建博士邀请我为《如齿神奇》的再次出版撰写序言，我非常高兴。感谢周建博士和团队将 *Nothing but the Tooth: A Dental Odyssey* 翻译成中文，并对译者团队所付出的努力表示衷心的感谢！彩色印刷的中文译版比黑白印刷的英文版更具可读性。

在研究牙齿相关领域50余年的时间里，我收集了诸多与牙齿相关、引人入胜的素材和话题，并将这些资料梳理撰写出版成书：*Nothing but the Tooth: A Dental Odyssey*。当得知《如齿神奇》首版已售罄时，我感到我和周建博士及团队所有的付出都是值得的。希望每一位读者都能在《如齿神奇》中发现他们感兴趣的内容。

B. Berkovitz Sept 2024

贝利·K.B. 贝尔科维奇

❧ 英文版前言 ❧

在从事牙齿结构与功能的研究和教学工作40余年后，我于2005年退休。在整个职业生涯中，我积累、整理了大量能够引起公众兴趣的素材和话题，我想，终有一天我会被邀请并就这些素材和话题进行演讲。退休后的闲暇时光让我得以着手准备一场用时45分钟左右、非临床相关的、图文并茂的讲座来展示这些有趣的素材。我首先列出讲座题目提纲，当我再次审视这些提纲的时候，我意识到我对许多素材的细节一无所知，我需要花时间充实这些细节。4年后，我完成了讲座的准备工作，然而，我仍然未被邀请进行讲座。因此，我决定将这些讲座内容以图书的形式出版、发行。即使读者只能在书中读到一个感兴趣的话题，我觉得我的努力就没有付之东流。

贝利·K.B. 贝尔科维奇

中文版前言

感谢以下机构和基金项目的资助：首都医科大学口腔健康北京实验室和中国口腔医学史博物馆；首都医科大学2023教育教学改革研究项目重点课题（2023-JYZ031）；首都医科大学思想政治工作研究重点课题：传统医学人文精神在思政教育中的作用及其实践研究；北京市丰台区科普项目–科普展厅建设专项（2024）：首都医科大学生命健康科普展厅建设；北京市科学技术协会"科技馆之城"公共服务展教示范项目支持计划（2024）：首都医科大学中国口腔医学史博物馆与创新研究科普场馆建设。

2014年，我在美国哥伦比亚大学做博士后研究时，一次在图书馆查阅文献，无意间查到了 *Nothing but the Tooth: A Dental Odyssey* 一书，浏览目录后，旋即被该书的内容所吸引。全书内容涉猎广泛，包括口腔基础医学、口腔临床医学、口腔法医学、口腔医学史、考古学、人类学、动物学等众多学科，原作者以流畅的文笔和通俗形象的表达，将口腔医学历史与人文知识娓娓道来，引人入胜，更令人有相见恨晚之感。

2015年，我回到首都医科大学附属北京口腔医院工作后，负责为本科生及研究生讲授"口腔医学史"课程。在准备教案，查阅文献资料时，这本书中的内容常常浮现在我的脑海中。该书丰富的口腔医学史与人文知识对于扩展口腔医学工作者的知识面、提高个人文化素养与生活品质、提升对自身与世界的认知水平大有裨益，非常适合口腔医学工作者，特别是年轻的医学生和对口腔医学史感兴趣的同道一读，于是我便萌生了将该书翻译成中文的想法，以便与更多的读者"奇文共欣赏"。这一想法得到中文版主审王昊教授的大力支持。

"文章千古事，得失寸心知"。本书的翻译工作持续了3年，我们不断研磨文字，希望用更加通畅的文字，将原著的"知识"与"意境"表达出来，有趣当然好，我个人更希望传达给读者的是——你的职业，其实很有意思。

兴趣，是最好的老师。也正好，牙齿的世界是这样神奇。从选择成为一名口腔医学工作者开始，你便会不断发现牙齿的美——他人眼中"奇形怪状"的牙齿，于你则是至宝；这一发现会让你不断激励自己，精进诊疗技术，提升人文修养，坚持创新研究。本书中有坚忍不拔，也有无心插柳，有值得我们学习的前辈，也有希望我们警惕的错误。

在本书的翻译过程中，除力求将原文精彩呈现以外，我们在每章的开始增加了篇章页，期望能够对每章内容起到补充、总结和提高读者阅读兴趣的作用。篇章页所用素材，有的是我的个人收藏，有的是我研究工作发表的结果，还有的是我与纽约大学牙学院胡彬助理教授在研究与临床工作中收集的资料，经过反复斟酌，以飨读者。这些素材目前大部分都被首都医科大学中国口腔医院博物馆收藏并展示。我始终认为，科学和艺术总能重逢，插上想象的翅膀，一定会有意想不到的收获。

感谢首都医科大学附属北京口腔医院急诊综合诊疗中心董辉主任医师、夏登胜主任医师、韩国国立庆北大学阎晓平博士在本书翻译过程中给予的帮助和支持。感谢所有译者的努力和付出，能与有着同样情怀的朋友一起走过这段时光，我倍感幸福。特别感谢我的父母、妻子和女儿在我翻译、修改和校对本书时给予的理解和支持。

知识浩如烟海，我所学所知不过是沧海之一粟。因经验、水平有限，本书中如有疏漏、错误，还请各位同道和读者不吝赐教。

感谢用心阅读、热爱着口腔医学事业的你。

目　录

动物王国里最不同寻常的牙齿

开卷有益　兴趣盎然

食人鱼颌骨标本，可见牙齿互相紧密扣锁（主译提供）。

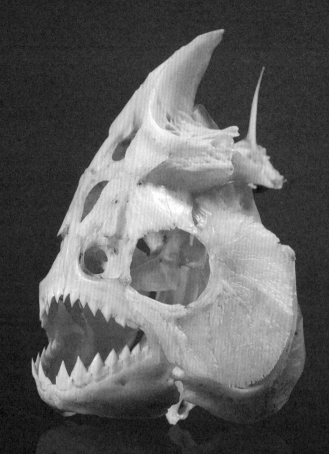

食人鱼神奇的牙齿

鱼小，脾气不小，牙尖口利，请小心！

探究真实的自然史

"食人鱼"这个名字会让人的脑海里浮现出这样的画面："在雾气腾腾的亚马逊河，一只不幸的动物跌入河中，突然，它的身影挣扎着消失了，河水中血水翻滚，仅仅几分钟后，一切回归平静，那只可怜的动物只剩下了一副被剥光了皮肉的骨架。"这是美国前总统西奥多·罗斯福 1914 年出版的《穿过巴西荒野》一书中关于食人鱼的描述。书中还写道："当一只手不小心滑落入河水中时，手指就会被这些鱼咬断……只要有机会，它们就是吃人的鱼……河水中的血腥味使这些鱼陷入疯狂。"然而，这群饥肠辘辘的食人鱼疯狂捕食的场景可能是为这位美国前总统精心策划的，这一场景使罗斯福确信：食人鱼是"世界上最凶猛的鱼"。

直到今天，食人鱼仍有着和大白鲨一样可怕的名声，纵使食人鱼（图 1.1）的身体很小，通常长度为 15 ~ 25 厘米，但与几米长的鲨鱼相比，食人鱼却更令人不寒而栗。与鲨鱼不同，食人鱼往往会攻击体型比它们自身大的猎物。

然而，食人鱼咄咄逼人的妖魔形象却极具市场价值，仅它的名字就被广泛应用

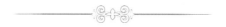
注意食人鱼扁片状的身体轮廓，向前突出的下颌及较大的开口度。

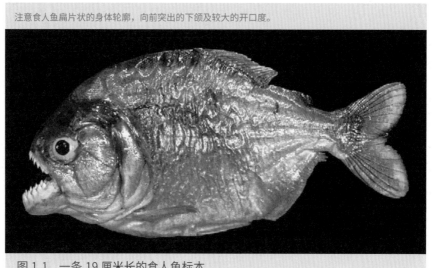

图 1.1　一条 19 厘米长的食人鱼标本

于多种商业宣传：一种被冠名为"食人鱼"的碳酸饮料声称是由"一颗被粉身碎骨的柑橘"制成，是口渴的终结者（图1.2）；一支美国女子冰球队取名为"匹兹堡食人鱼"；有两支著名的摇滚乐队也以"食人鱼"命名。

食人鱼也是好莱坞电影的宠儿。在1978年上映的恐怖影片《食人鱼》中，一群被军方基因改造的体型巨大、繁殖极快、疯狂嗜肉的食人鱼，被意外放入河流中，导致整个度假胜地发生惨剧，血流成河。2010年上映的3D电影《食人鱼》中，一群被认为在200万年前就已经灭绝的食人鱼在地震后从地下湖游入河流中，它们游到一个小镇，导致在河里戏水的年轻人全部葬身鱼腹，无一

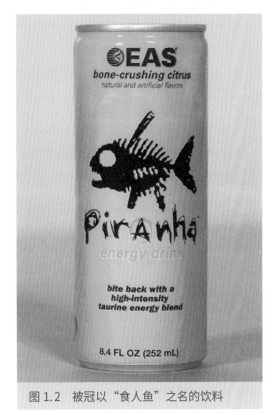

图 1.2　被冠以"食人鱼"之名的饮料

幸免。在 007 系列电影之一《雷霆谷》中，超级大反派恩斯特·斯塔夫罗·布洛费尔德把一个没能成功杀掉詹姆斯·邦德的女特工投喂给了自己养的食人鱼，以此泄愤。

有关食人鱼的许多凶残行为实际上被刻意夸大了。其实，整个食人鱼家族有30多个品种，很多品种实际上并不猎杀其他鱼类，只靠从其他鱼类身上咬下小块鳞片或鱼鳍为生，而鱼类的这些部位都是可以再生的；还有一些食人鱼是"纯素食主义者"；只有少数几种食人鱼凶猛且具有攻击性。食人鱼对人类的攻击行为极为罕见，造成人类死亡的案例更是少之又少，在绝大多数情况下，亚马逊河流域的儿童在食人鱼栖息的小溪和河流中游泳都是相当安全的。但也不是没有例外——在2002年，巴西东南部就有超过50起食人鱼攻击人类的记录，最严重的案例导致被攻击者脚趾被截除。研究发现，以上不寻常的食人鱼攻击人类事件很可能是当地筑造河流防洪堤坝，造成大量食人鱼被困在静止水域所致，与习惯生活在清洁、流动河水中的食人鱼相比，这些被困住的食人鱼变得更加躁动。这个解释似乎合情合理。

食人鱼成群疯狂猎食也是一个传说：某些种类的食人鱼单独猎食，典型的食人鱼群通常由 20 ~ 30 条鱼组成。食人鱼倾向于在群体中结伴配对，如果鱼群数量为奇数，那条没有成功找到伴侣的不幸家伙极有可能会被它的同伴们吃掉。食人鱼这种结群的行为一直被认为是一种攻击策略。然而，也有研究表明，这也可能是一种对抗天敌的防御行为，鱼群拥有数量优势，带来了更高的安全性。

食人鱼属灰黑锯脂鲤种的硬骨鱼，其分类的依据是"在整个鱼腹部中线上贯穿一凹痕"，而并非是根据其长有牙齿这一特点。食人鱼"Piranha"这个名字的起源尚不能确定，极有可能来自于亚马逊河流域某个部落的语言，意思为"长牙的鱼"或者"剪刀"。支持后者的证据是，食人鱼的颌骨和牙齿被当地土著人用作切割或剪断其他物体的工具，甚至被用来削剪头发或者磨制成有毒的飞镖。

食人鱼的猎物主要是其他鱼类，但它们也是机会主义者，会吃掉任何可食用的食物。大量研究发现，食人鱼的胃内容物还包括昆虫、甲壳动物、软体动物、蜥蜴和啮齿类动物等，由于亚马逊河穿过森林，食人鱼将植物种子及某些植物也纳入食谱中；亚马逊河流域的食人鱼就像非洲大草原上的食肉类掠食动物一样，寻找并淘汰那些体弱和受伤的动物，它们对血腥味道的高度敏感性会帮助其追逐猎物，从树上巢穴掉落到河流中的鸟类，如年幼的苍鹭和白鹭，也被补充到食人鱼的食谱中。

食人鱼自身也有许多天敌，如体型较大的鱼、鸟类、凯门鳄、淡水海豚、海龟及土著人，在某些地方正在被推广的新旅游项目就是捕捉食人鱼。在旱季，食人鱼有时被困在孤立而逐渐干涸的浅水塘中，为鹭等食鱼鸟类提供了格外丰富的食物来源。

食人鱼牙齿的秘密

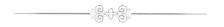

食人鱼能高效地捕获猎物不仅依赖于它们能像狼群一样精确的合作行动，还得益于它们口腔中高度专业化的牙齿，牙齿独特的排列方式使食人鱼成为极为高效的捕食者。大多数鱼类的牙齿数目众多（许多鱼类，如梭鱼可以拥有上百颗或者更多

的牙齿），而食人鱼一侧上颌只有 6 颗牙齿，一侧下颌只有 7 颗牙齿，且数目终生不变。大多数鱼类牙齿的形状为彼此分离的圆锥形（图 1.3），而食人鱼牙齿的形状为高尖的三角形，边缘如刀刃般锋利，并且彼此相互扣锁（图 1.4，图 1.5）。每颗牙齿除位于中央的主牙尖之外，其远中部还有一个突出的小牙尖，可以精巧地嵌入其后面牙齿近中部的凹槽中。通过这种连接方式，食人鱼口腔里的所有牙齿相互紧密扣锁（图 1.5，图 1.6），形成一个连续的锯齿状切削缘，而不是每颗牙齿各自孤立地附着于颌骨上。

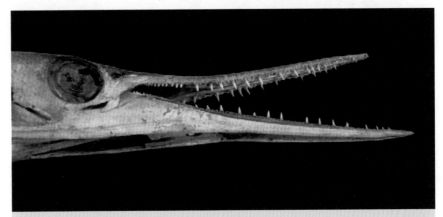

图 1.3 短吻雀鳝的牙齿：数目众多的圆锥形牙齿松散排列在颌骨上，牙列的空缺处很快会有替换牙齿萌出

（资料来源：由英国皇家外科医学院亨特博物馆提供）

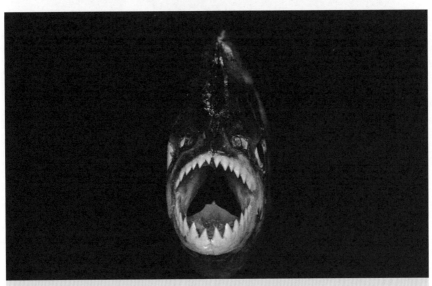

图 1.4 食人鱼口腔正面观，尖锐的牙齿像剃刀一样锋利

箭头指示的是尺寸明显大于其他牙的上颌第 6 颗牙齿。

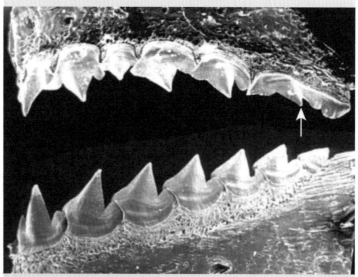

图 1.5　食人鱼标本左侧上颌骨和下颌骨上的全部牙齿：上颌有 6 颗
　　　　牙齿，下颌有 7 颗牙齿

（资料来源：Shellis RP 和 Berkovitz BK 1976 年发表于《动物学杂志》的研究结果）

牙齿通过短而致密的纤维韧带（箭头所示）固定在颌骨上，没有牙根。

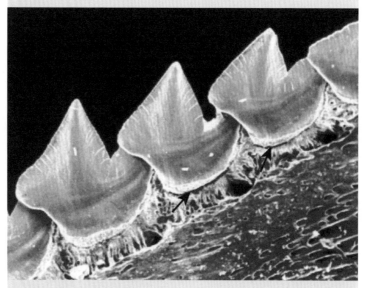

图 1.6　图 1.5 的局部放大，显示食人鱼下颌后 4 颗牙齿的相互
　　　　扣锁结构

（资料来源：Shellis RP 和 Berkovitz BK 1976 年发表于《动物学杂志》的研究结果）

鱼类牙齿与哺乳动物牙齿主要不同点之一是哺乳动物牙齿通过牙根埋入颌骨的牙槽突中得以固定，而鱼类的牙齿牙冠直接附着于颌骨表面，没有牙根。食人鱼牙齿的牙冠基底部通过短而致密的纤维韧带固定在颌骨上，相邻牙齿的相互扣锁结构及牙冠附着处的颌骨表面呈鞍状，这些因素共同为食人鱼牙齿在颌骨上的牢固附着提供了足够的牢固性和稳定性（图1.6）。

从撕咬猎物的过程来看，其他鱼类，如短吻雀鳝的牙齿是典型的圆锥形牙齿并相互分开（图1.3），上颌牙齿与下颌牙齿在咬𬌗过程中互不接触。因此，不能将猎物切割成小而易于消化的碎片，其牙齿的功能仅仅是钳住猎物。实际上，雀鳝要将猎物从头部开始整个吞下；鲨鱼虽然可以从猎物身上撕下大块的肉，但它用锋利的牙齿咬紧并控制住猎物后，通过扭转身体来完成撕裂猎物的过程。食人鱼口腔的特点是下颌向前突出，口腔扁且深，空间巨大。相对其身体长度，食人鱼的开口度（当鱼嘴完全张开时，上颌与下颌之间的距离）可谓巨大（图1.1），一条长10厘米的食人鱼，其开口度竟然可以达到1厘米！巨大的开口度，再加上其发达的下颌肌肉群，可以产生巨大的咬𬌗力。食人鱼撕咬猎物的过程如下：鱼嘴骤然关闭，下颌牙齿的牙尖向口腔后部倾斜（图1.5），牙尖刺破猎物，随着鱼嘴的进一步关闭，下颌牙齿继续咬紧猎物并上移，剃刀一般锋利的牙尖边缘持续地切割猎物，使切口延长，上颌骨与下颌骨上的两列牙齿像剪刀一样发挥剪切作用（图1.5）。在捕食过程中，食人鱼的一次咬𬌗，可以轻而易举地从猎物身上咬下一块肉。食人鱼牙齿如此强大、高效的切割能力在鱼类世界中绝对是独一无二的。

图1.7是一张被食人鱼咬伤了的人手照片。这个人在把一条食人鱼从一个容器转移到另一个容器时，食人鱼挣扎扭动，从网中跳出，滑落在地板上，他下意识地用手去将鱼推回网中，没有保护措施的手遭到食人鱼的

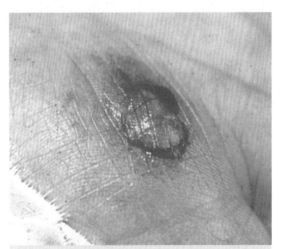

图1.7 被食人鱼咬伤的手掌，伤口的直径约1厘米

瞬间袭击，被整齐地咬下一块 1 分钱硬币大小的圆形皮肤，血肉模糊。 伤者被送到医院急诊，当医生得知其受伤的原因后，也感到不寒而栗。

食人鱼牙齿的替换

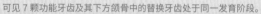

　　大多数鱼类、两栖动物及爬行动物的牙齿终生不停替换（详见第 9 章）。 由于替换牙齿的萌出通常需要几周的时间，所以，许多鱼类口腔中牙列上经常会出现短暂的牙齿缺失现象（图 1.3）。 食人鱼口腔内长有一套完整功能牙齿的同时，其颌骨内始终会有一套基本处于同一发育阶段的替换牙齿（图 1.8，图 1.9）。 通过对食人鱼口腔的观察发现，其他鱼类的缺牙现象在食人鱼口腔内从未出现过。 这种现象的唯一可能解释就是食人鱼一侧颌骨上的整排牙齿（即牙列）同时脱落，又迅速被替换。 由于食人鱼的牙齿相互紧密扣锁，相邻的牙齿被机械地连接在一起，因此，

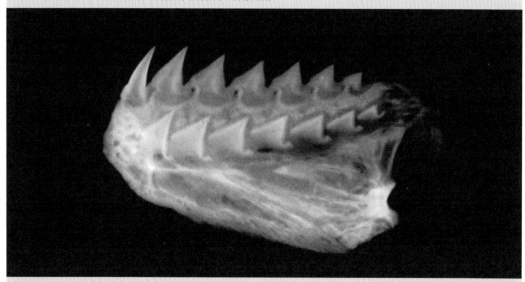

可见 7 颗功能牙齿及其下方颌骨中的替换牙齿处于同一发育阶段。

图 1.8　食人鱼一侧下颌骨 X 线片

（资料来源：Shellis RP 和 Berkovitz BK 于 1976 年发表于《动物学杂志》的研究结果）

第 1 阶段：一组牙齿刚刚完全萌出并附着在其下方新形成的颌骨上，与此同时，其下方颌骨中的替换牙齿处于发育初期，X 线片上仅可见其已矿化的牙尖。请注意，所有的替换牙齿都处于同一发育阶段。

第 2 阶段：发育中的替换牙齿进一步矿化，从主牙尖到牙冠基底部的小牙尖都已完成矿化。口腔中的功能牙齿与其下方的替换牙齿被一层骨板隔开。

第 3 阶段：这一阶段，颌骨内的替换牙齿主牙尖向口腔后部倾斜。随着替换牙齿不断向上萌出，功能牙齿与替换牙齿之间的骨板逐渐变薄（被称为破骨细胞的特殊细胞所吸收），两套牙齿逐渐靠近。

第 4 阶段：口腔内的功能牙齿已经脱落，其根部附着的骨组织已经完全被吸收。替换牙齿继续向口腔方向萌出。此阶段替换牙齿的主牙尖仍然朝向口腔后部。

第 5 阶段：在替换周期的最后阶段，替换牙齿在萌出过程中向口腔前部旋转，使主牙尖向前，并与相邻牙齿建立紧密的互锁关系。

第 6 阶段：替换牙齿附着在其下方新形成的骨板上。在其下方的颌骨内，新的替换牙齿开始发育，牙齿替换循环周而复始。

第 1 阶段
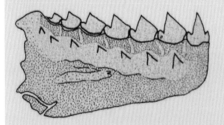

第 4 阶段
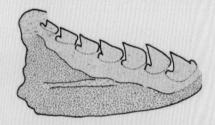

第 2 阶段
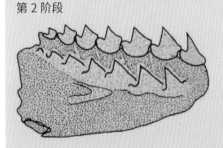

第 5 阶段
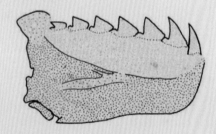

第 3 阶段
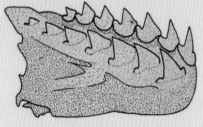

第 6 阶段
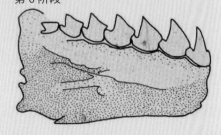

图 1.9 食人鱼牙齿替换完整周期中 6 张具有代表性的 X 线片，包括替换牙齿开始发育、萌出、牙齿发生轻微旋转并建立互锁关系

牙列中任何一颗牙齿都不可能单独脱落。这也是在博物馆中极少见到缺失牙齿的食人鱼颌骨标本的原因。

证明食人鱼牙齿同时替换这一假设的唯一方法就是对水族馆中饲养的食人鱼进行连续观察：在 1 年内每隔几天便检查一次食人鱼的牙齿。观察过程中，渔网里的食人鱼一般很快就会安静下来，并允许研究人员用探针轻轻地拨开其口腔，观察其牙齿并计数（图 1.10）。这项研究的第一个重要发现是证实了食人鱼任何一侧颌骨上整排牙齿（牙列）确实是同时脱落的假说。仅就这一点而言，食人鱼牙齿的替换模式在动物界就是独一无二的；第二个重要的发现是替换牙齿萌出并长入口腔的过程十分迅速，短短几天内即可完成。迅速完成的牙齿替换和萌出过程，解释了为何在博物馆中难以发现缺失牙齿的食人鱼颌骨标本。

可见上颌牙列完全脱落，下颌牙列未脱落。

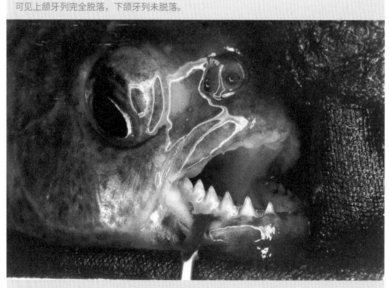

图 1.10　活体食人鱼右侧颌骨及牙列
（资料来源：Shellis RP 和 Berkovitz BK 1976 年发表于《动物学杂志》的研究结果）

接下来需要明确的是食人鱼牙列替换的模式。你可能会认为牙列替换最高效的模式应该是同一侧上颌骨和下颌骨上的牙列同时发生替换，然后，另一侧上颌骨和下颌骨上的牙列再进行替换。因为在这种替换模式下，食人鱼可以在一侧牙列替换时使用另一侧牙列进食。这种牙列替换模式的存在能保证食人鱼的捕食与进食活动正常进行。然而食人鱼也会采用其他的牙列替换模式，例如右上颌骨和左下颌骨的牙列同时发生替换，然后是右下颌骨和左上颌骨的牙列再进行替换；还有可能是所有牙列同时脱落。这种情况下，当肉块落入鱼池时，所有牙列同时脱落的食人鱼可能会忘记它暂时没牙的事实，用习惯的方式猎食并试图将食物切割成更易于消化的小块，但在尝试几次后，它很快就放弃了，退到了鱼池的角落里，老老实实地等待新牙萌出，它的"脸"上好似满是无奈。

尽管那些所有牙列在同一时间脱落的食人鱼暂时会因为完全没有牙齿在猎食食物时成为弱势群体。但这种模式能在自然选择中存在就意味着它不可能具有严重的缺陷。其实，和其他肉食鱼类（如梭鱼）、蛇等许多动物一样，食人鱼不会因为饿几天就性命堪忧。

食人鱼终生都在不断长大，但其牙齿数目却保持不变。而且，食人鱼脱落的牙齿上几乎观察不到磨损的迹象。可以据此推断，食人鱼牙齿替换的主要原因是牙齿的大小需要适应不断长大的颌骨，而不是替换磨损的牙齿。为了适应不断长大的颌骨，每颗替换牙齿的尺寸也在不断增大，只是增大的程度非常细微。食人鱼一生中替换牙齿的数目可以用数学公式（称为"斯特拉斯堡测算表"）来估算：首先，需要测量牙齿的长度（在食人鱼颌骨 X 线片上测量下颌牙列的第 3 颗牙齿和其下方略宽的替换牙齿的长度），再将这些牙齿长度的测量结果与颌骨长度的测量结果进行相关性分析。通过大样本（包含食人鱼从幼年到老年的各个生长时期）数据的采集与分析发现，食人鱼一生中最多可以拥有 30 套牙齿。随着食人鱼不断长大，牙齿替换的速度减慢，牙齿也变得越来越大，在口腔中使用的时间也越来越长。一条中等体型食人鱼的牙齿在口腔中使用的时间约为 100 天，而在 4 年之后，同一条食人鱼的牙齿要在口腔中使用 120 天后才会被替换。

那么，老年食人鱼的牙齿替换会不会完全停止呢？答案是肯定的。有研究在对一条较大尺寸的食人鱼下颌骨标本进行观察时发现了一个以前从未观察到的现象：其一侧下颌骨上的牙齿磨损非常严重，而在正常情况下，食人鱼的牙齿应该始终保持锋利状态。X 线检查显示，在这些严重磨损的牙齿下面已经没有等待萌出的替换牙齿，但在对侧的下颌骨中还可见替换牙齿，并且其上方口腔内的功能牙齿还保持着锋利状态。这说明，该食人鱼一侧下颌骨牙齿的替换已经完全停止（图 1.11）。

关于食人鱼牙齿的另一个谜题是牙列上的牙齿是如何实现互相紧密扣锁的。为解开这个谜题，研究人员对食人鱼牙齿的整个替换周期（从替换牙齿发育起始一侧下颌骨内的替换牙齿消失，由于其上方功能牙齿在口腔内保留时间延长，牙齿出现重度磨损（白色箭头）。其对侧下颌骨上的功能牙齿仍保持锋利状态，其下方颌骨内可见替换牙齿影像（黑色箭头）。

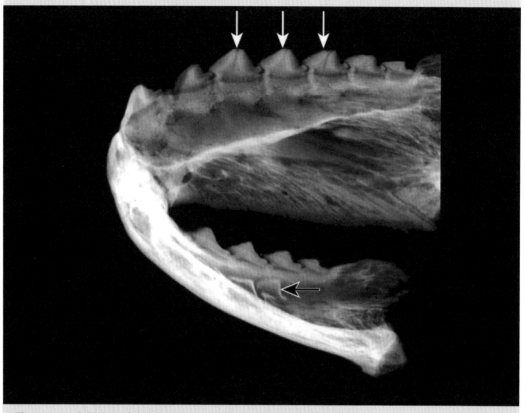

图1.11　一条较大尺寸食人鱼下颌骨X线片（下颌骨长度超过4厘米）

到完全萌出）的各个阶段拍摄了一系列 X 线片并进行分析（图1.9）。研究发现，在食人鱼正常功能牙齿下面的颌骨里，所有替换牙齿在同一时间开始发育。起初，这些替换牙齿彼此被小骨板隔开，主牙尖向口腔后部倾斜。随着发育进行，这些替换牙齿开始向口腔方向移动并准备萌出，当替换牙齿冠方的颌骨被吸收消失后，口腔内需要被替换的功能牙齿随即脱落，替换牙齿萌出。替换牙齿在萌出过程中会发生轻微旋转，使主牙尖向前倾斜，其远中部的小牙尖与后方牙齿近中部的勺形凹槽对接。至此，相邻牙齿建立相互扣锁关系。最终，新形成的牙列附着在颌骨表面新形成的骨板上。与此同时，颌骨中新的替换牙齿开始发育，新一轮牙齿替换循环启动。

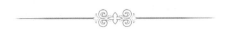

总结

食人鱼的牙齿如此独特，让其在鱼类王国中大出风头。总结一下，其牙齿的独特性包括：

（1）同一牙列上的相邻牙齿彼此相互扣锁，组成功能性的锯齿状锋利切缘。

（2）上下颌对应的牙齿在猎食过程中像剪刀一样发挥剪切作用。

（3）整个牙列在短时间内可迅速替换。

尽管食人鱼的牙齿如此神奇，在动物王国中，就牙齿的专业化程度而言，也只能屈居第二，第一名要授予一种更加名不见经传的低调小鱼，它们将是本书第8章的主角。

延伸阅读（原书照排）

1. Berkovitz BKB，Shellis RP.A longitudinal study of tooth succession in piranhas（Pisces：Characida），with an analysis of the tooth replacement cycle.Journal of Zoology，1978，26（1）：545-561.

2. Quinn JR.Piranhas：fact and fiction. New Jersey：TFH Publications，1992.

3. Roosevelt T.Through the Brazilian wilderness. Virginia：Wilder Publications（LLC），2008.

4. Shellis RP，Berkovitz BKB.Observations on the dental anatomy of piranhas（Characidae）with special reference to tooth structure.Journal of Zoology，1976，180（1）：69-84.

生命与艺术

獠牙与象牙

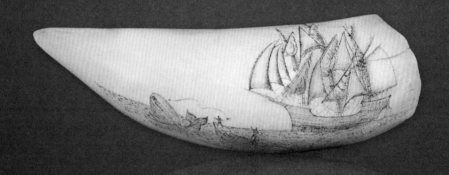

抹香鲸牙针式雕刻艺术品，描绘的是 19 世纪中叶捕鲸场景
（主译提供）。

饥肠辘辘的猎人们聚集在山洞口,将手中的燧石长矛放在一旁。出发狩猎的时刻就要到了,这次的猎物是一种与他们世代相伴的高贵生灵——猛犸象。狩猎猛犸象的过程危机四伏,稍有不慎就可能令猎人们丢掉性命。因此,猎人们在出发前祈求山洞中神灵的祝福,希望神灵保佑他们能够狩猎成功,安全返回。与往常的仪式一样,猎人们围坐在巫师周围。巫师是部落中最富有智慧的人,可以与神灵沟通。

巫师用红色染料将自己的脸染成血一样鲜红的颜色,又喝下了由多种植物混合制成的"神水",他已经做好与掌管狩猎的神灵进行交流的准备。巫师从洞口处的火堆取火,引燃火把,慢慢进入山洞深处,山洞的某些地方十分狭窄,洞壁向他身上挤来,让他不得不侧身前行。突然,巫师的眼前豁然一亮,借着火把的微光,岩壁上显现出他此行的目标——那些与他们拥有同一片土地的动物图像。这些古老的图像有些仅仅是用黑炭勾勒出来的简单轮廓,有些则是用红色、棕色和黄色颜料描绘的精美图案,岩壁的形貌让这些动物跃然于上。巫师熟悉岩壁上所描绘的每一种动物,这些生灵与人们分享土地,生而平等。然而,人们不得不猎取一些动物,为部落提供生活必需品:食物、衣物、照明的灯油及工具。巫师的目光快速扫过野牛、马和鹿等图案,最终落在了他寻找的目标——猛犸象(图 2.1)。猛犸象的图像在洞顶附近,巨大的躯干和獠牙让它显得与众不同。巫师跪下来,集中思绪,很快,一幅狩猎猛犸象的场景在他的脑海中浮现:

猎人们在树木和灌木丛的掩护下悄无声息地紧紧跟随一群猛犸象,他们选定了一头年老体衰的猛犸象作为狩猎对象,

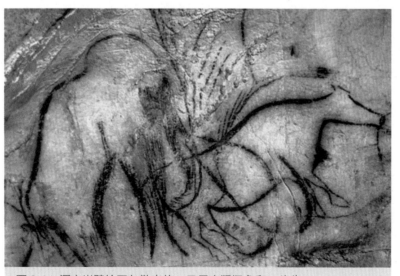

图 2.1 洞穴岩壁绘画勾勒出的一只巨大猛犸象和一头牛
(资料来源:法国布里奇曼艺术图书馆的洞穴壁画, Grotte de Pech Merle 的《猛犸殿》)

然后悄悄接近，直到将它包围。最勇敢强壮的猎人首先冲出来，将长矛刺入坚实的象皮，其他猎人们则大声叫喊，吓走象群的其他成员。猎人们竭尽全力，将更多的长矛投向受伤的猛犸象，使它无法逃脱。年老的猛犸象变得越来越虚弱，最终轰然倒地，随后猎人们一拥而上，击碎大象颅骨，结束了它的生命，满载而归。

巫师在洞中度过了 3 个小时，他从幻境中醒来，缓缓地站了起来，沿着原路返回洞口。此时，猎人们相信万事俱备，狩猎一定能够成功，自信满满地出发了。

1 周后，猎人们兴高采烈地背着猛犸象肉回来了。他们这一次猎杀的对象并不是巫师预想的年老体衰的猛犸象，而是一头幼象。对于猎人们而言，一旦将幼象与它的母亲分开，捕猎就变得容易多了。猎人们遗弃了大块的猛犸象獠牙，仅给巫师带回了几个猛犸象獠牙的小断片作为礼物。

巫师再次回到了神圣洞穴深处，感谢神灵再一次护佑部落。后来，巫师将猛犸象獠牙的小断片带在身边，每每触摸到这些小断片的时候，他能感觉到所有的灵感都被悉数释放，象牙小断片与周围的一切事物相比是那么的与众不同。在把玩它们时，巫师注意到他可以用锋利的燧石在小断片上刮出痕迹。有一天，当巫师细细把玩其中的一个小断片时，灵感忽然而至，一头猛犸象的身影在脑海中浮现。经过几个月努力，他雕刻出了一头猛犸象，虽然只有 4 厘米长，但极为精致（图 2.2）。

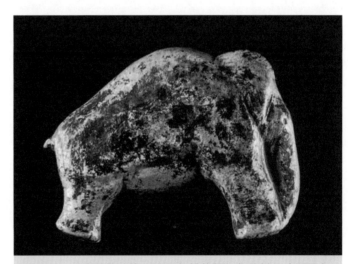

图 2.2　于德国发现的 35000 年前的猛犸象雕刻。由猛犸象象牙制成，是目前已知最古老的象牙雕刻

（资料来源：由德国图宾根大学的 HildeJensen 提供）

这位巫师创作了历史上最早的象牙雕刻作品之一。该作品于 35000 年后被再次发现，立即引起了媒体的轰动。巫师不经意间创作的手工艺品却给这些世世代代与人类共存、为部落提供生活必需品的高尚生灵带来了灭顶之灾，即所谓"象以齿焚身，蚌以珠剖体"。猛犸象的獠牙还有一个更为我们所熟知的名字——象牙。

什么是獠牙？

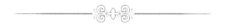

　　獠牙是从动物口腔中伸出的巨大、弯曲的牙齿，其牙根埋在动物的颌骨中。作为一种高度特化的牙齿，獠牙尺寸巨大，会伴随动物的一生且不断生长。除了大象以外，河马、猪、海象和独角鲸①都长有獠牙，尤其是雄性动物，獠牙会更加粗大。

　　与动物的其他牙齿不同，獠牙表面没有釉质层②，这意味着獠牙完全由牙本质构成，在埋入颌骨的部分表面覆盖以薄层的牙骨质。人们最熟悉的动物獠牙是大象的獠牙，构成大象獠牙的牙本质有一个更为人们所熟悉的名字——象牙。构成其他动物较小獠牙（包括抹香鲸牙齿）的牙本质也可以被称为象牙。不幸的是，人类为了获利而觊觎大象的獠牙，甚至不惜互相大打出手。

大象的獠牙

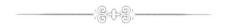

　　大象的獠牙是其上颌切牙，左右各 1 颗（称之为"根"更合适）。非洲象的獠牙比亚洲象的更长，可达 3 米，直径 20 厘米，每根重达 90 公斤（图 2.3）。獠牙的 1/3 埋入颌骨中，剩下的 2/3 伸出到口腔以外。

　　图 2.4 是大象獠牙埋入颌骨部分的结构示意图。请注意，大象口腔中只有一对萌出的磨牙（上、下颌骨中分别标记为 M^1、M_1）。当这对磨牙在咀嚼过程中被磨耗完后，位于其后面的一对磨牙将取而代之（上、下颌骨中分别标记为 M^2、M_2）。当第 6 对，也就是最后一对磨牙被磨耗殆尽时，大象也将走到生命的终点。

　　象牙的生长速度最快可达每周 3 毫米。巧合的是，这与啮齿类动物，如大鼠

---

① 作者注：独角鲸是一种有獠牙的鲸，将于后文进行详细阐述。
② 作者注：除了在新形成的獠牙牙尖处有些少量牙釉质存在。

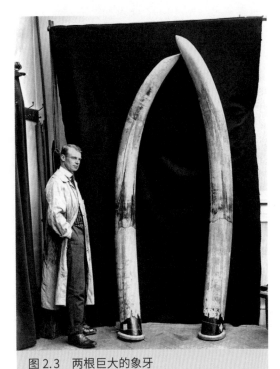

图 2.3　两根巨大的象牙
（资料来源：由伦敦自然历史博物馆科学图片库提供）

大象獠牙埋入颌骨部分的中心是柔软的牙髓组织，其周围是坚硬的牙本质。牙髓腔在牙根部最宽，并逐渐缩小，在颌骨边缘水平闭合消失，完全由牙本质替代。大象獠牙的牙本质一生都在生长。牙骨质由一层菲薄的纤维组织（牙周膜）连接到牙槽骨的骨壁上。獠牙暴露在口腔外的部分坚硬且具有弹性和韧性。

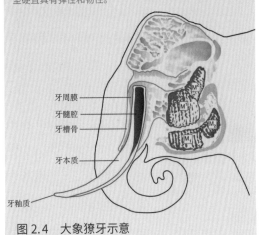

图 2.4　大象獠牙示意

切牙的生长速度相同。不同的是，啮齿类动物需要用切牙不停地啃食硬物，磨耗切牙，故其切牙的长度在一生中保持不变。啮齿类动物的寿命通常为2～3年，而大象的正常寿命可达50年，甚至更长，但大象不会刻意磨耗自己的獠牙。

大象獠牙是进化的杰作，为大象提供了生存不可或缺的"工具"。非洲象和亚洲象都会利用獠牙刨开植物根系，剥开树皮，寻找食物，甚至可以辅助其铲倒整棵大树来获取食物。獠牙也被用作攻击武器，最强壮的雄性大象拥有最强大的獠牙，在交配季节，它可以轻而易举地战胜对手，获得优先交配权，这样的大象被称为"大獠牙（tuskers）"。幼象在1岁以后开始长出乳獠牙，不久后会被恒獠牙替换掉。有趣的是，大象通常偏好使用一侧獠牙。

象牙

象牙因其尺寸、组成成分及特殊的结构，可被切割加工制成各种尺寸的工艺品，包括用于镶嵌的薄片。象牙被精雕细琢和表面抛光后，手感极为舒适。这些象牙独有的材质特性唤醒了人们对它的喜爱，千百年来，象牙一直被广泛用于制造各种装饰品，小到个人饰品，高至艺术作品，特别是在宗教领域被大量应用。在近代，象牙还被用于制造钢琴键、餐具手柄，甚至风笛管基座。另外，象牙具有极佳的弹性和韧性，还可被用于制作斯诺克球和台球。在某些传统药物中，象牙还是有效成分之一。

想象一下，不计其数、种类多样的象牙在市场上流通。象牙的供需之间存在着难以想象的巨大差距。一些象牙是从自然死亡的大象身上获得的，但大量象牙的获得常常伴随着对大象无休止的屠杀。从质量上而言，最好的象牙来自非洲象，其质地通透，色泽温润，相比之下，亚洲象牙通透性稍差，但颜色更加洁白。

与其他动物的牙齿一样，大象獠牙的牙本质（即象牙）由一种活细胞分泌产生，主要由有机纤维和磷酸钙为代表的无机晶体组成，前者使象牙具有一定的弹性和韧性，后者则赋予象牙强度和硬度。牙本质中散布着数以百万计的细小管道（即牙本质小管），它们从大象獠牙中央的牙髓发出，一直伸向牙齿表面。由于象牙中"结构线"的排列方式独一无二，人们可以将象牙与其他类型的牙齿区分开来。在象牙的横切面，可以看到两种相互交织的曲线，也就是施雷格线。众多的施雷格线在象牙横切面交织成规律的、黑白间隔的方格棋盘样图像（图2.5）。显微镜下的微观结构分析解释了产生这一现象的机理（图2.6）。象牙中的牙本质小管彼此聚集成束，并以固定的波峰–波谷频率走行，但与其相邻牙本质小管束的波峰–波谷频率相反。这样，一束牙本质小管的波峰正好对应相邻牙本质小管束的波谷。当光线落在象牙横切面上时，牙本质小管束波峰对应的地

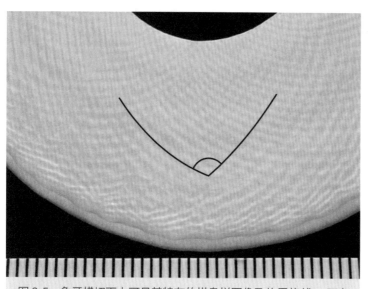

图2.5　象牙横切面上可见其特有的棋盘样图像及施雷格线。两条施雷格线及其夹角由黑色实线标记出来

（资料来源：由英国布拉德福德大学和英国皇家外科医学院亨特博物馆的Dr S.O'Connor 提供）

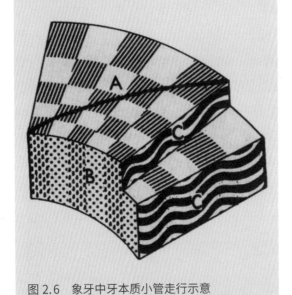

A. 象牙横切面的上表面，显示一条施雷格线穿过棋盘样图像的黑色格子区域；B. 牙髓面，显示牙本质小管的横截面；C. 显示牙本质小管的走行模式，一束牙本质小管的波峰对应另一束牙本质小管的波谷。

图2.6 象牙中牙本质小管走行示意
（资料来源：1960年，A.E.W.Miles 和 J.W.White 发表于《英国皇家学会会刊》的研究，由该杂志编辑提供）

方颜色较深，牙本质小管束波谷对应的地方颜色就较浅，从而出现棋盘样图像。除了横切面以外，在象牙其他方向的切面上均观察不到施雷格线及棋盘样图像，而仅能见到简单的条纹样图像。通过对比施雷格线，还可以区分象牙是来自于现代大象还是灭绝的猛犸象，因为现代大象象牙的施雷格线夹角较大。

另外，紫外线也可用于鉴定象牙真伪。真正的象牙在紫外线下会发出亮蓝色的荧光，而合成象牙发出的蓝光较为灰暗。区分骨组织与象牙也很容易，骨组织的切面不会出现棋盘样图像，而且由于骨组织中存在小血管，其切面也不像象牙一样质地光洁。

偷猎及非洲人口剧增造成非洲象栖息地面积不断减少，非洲象数量大幅度下降。受影响最大的是那些长着巨大象牙的公象，因为它们可以为参加狩猎游戏的有钱人提供心仪的战利品。随着这些强壮大象的减少和消失，象牙较小的公象有更多机会与雌性大象成功交配，这或许就是在现代非洲象种群中出现象牙尺寸明显变小现象的原因。在被驯化的亚洲象中，象牙退化的现象更为极端。现在，约一半的雄性亚洲象都没有象牙，这种公象被称为"makna"或"mukna"（印度或印度尼西亚对无獠牙雄性大象的称谓）。

为了尽量减少屠杀大象的事件发生，《濒危物种国际贸易公约（CITES）》已严禁非洲象牙贸易（1947年6月之前的象牙制品除外），所有现代象牙艺术品进行交易时都需要经过严格审查并获得许可，这一规定在一定程度上使大象数量逐渐增加。但是大象数量的增加又会导致本来就面积有限的大象栖息地因过度采食而草场退化。

对现代象牙非法交易的禁令并不适用于已经灭绝的史前物种,如猛犸象和乳齿象的象牙交易。 猛犸象生活在大约 50 万年前,即图 2.1 中史前洞穴壁画所描绘的主角。 相对少见的美洲乳齿象出现的时间更早,生活在大约 400 万年前,和猛犸象一样在 7000 ~ 10000 年前消失。 据此可以推算,这两个物种都曾与现代人的早期祖先生活在同一时代。 这些史前物种的獠牙明显长于现代大象,甚至可达 5 米,这一长度与其适应寒冷的较小身型相比显得颇为夸张。 乳齿象的獠牙相对较直,而猛犸象的獠牙比较弯曲(图 2.7)。 实际上,猛犸象一对獠牙的牙尖"几乎"可以相互接触。

过去的 100 年间,数量巨大的猛犸象象牙流入象牙交易市场,主要的来源地是西伯利亚地区和阿拉斯加地区。 随着全球气候变暖,冻土逐渐解冻,俄罗斯和加拿大的北部地区,还将会有更多数量的猛犸象牙出土。 目前,任何发现这些象牙遗骸的人都可以宣称拥有所有权,这也意味着这些象牙中携带的具有潜在科学价值的信息会随着象牙"猎人"的发现而丢失。 尽管这些象牙已经被埋藏在冻土

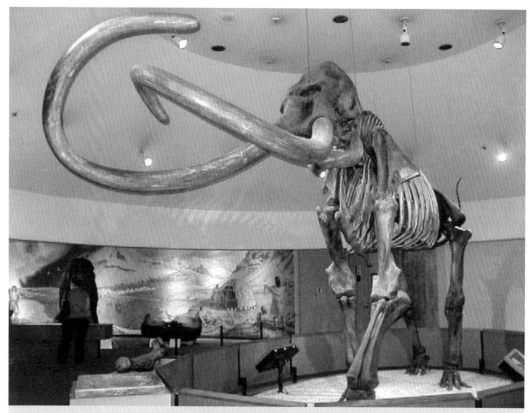

图 2.7　陈列在洛杉矶乔治·佩奇博物馆的哥伦比亚猛犸象骨架

(资料来源:S.Wolfman 于 2009 年拍摄的照片)

中（永久冻土层）成千上万年，但其可作为优良雕刻材料的特性仍然没有消失。锦上添花的是，这些象牙在被深埋地下时因吸收了周围土壤中的矿物质而变得色彩斑斓，特别是伴随着对磷酸铁的吸收，象牙表面可呈现褐色或蓝色。

象牙在世界各地的人类文明中被广泛使用。圣经中描述所罗门王的宝座便是黄金包裹的象牙制品。古埃及法老图坦卡蒙的墓葬中曾发现精美的象牙雕刻陪葬品。伦敦大英博物馆藏有许多公元前9世纪至公元前7世纪亚述帝国的精美象牙雕刻品。

在奥林匹亚，大约从公元前776年开始，每4年以神的名义举办一次奥林匹克运动会。那里还曾矗立着被誉为古代世界七大奇迹之一的高达12米的宙斯神像。该神像由古希腊雕刻家菲狄亚斯雕刻，高大的神像几乎要接触到安放它的宙斯神庙的屋顶。宙斯坐在宝座上，身披黄金制成的长袍，未被黄金长袍覆盖的皮肤则用象牙制成。为了将光线反射至神像上，神像前设置了水池，以突出象牙的光润洁白。后来神像被辗转运至君士坦丁堡，据传于公元462年被付之一炬。值得注意的是，在宙斯神庙遗址发掘现场发现了菲狄亚斯工作间的遗迹，随之出土的还有一根大象獠牙。

公元6世纪，意大利富有的大主教马克西米安努斯拥有一把用象牙雕刻的、精美绝伦的椅子，现在被安放在意大利拉文纳的大主教博物馆（图2.8）。在13世纪到14世纪，欧洲象牙雕刻技艺达到最高水平，象

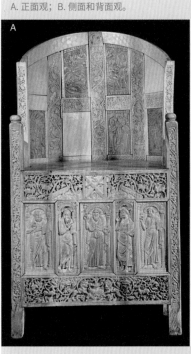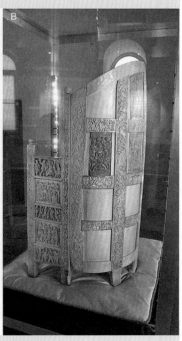

A. 正面观；B. 侧面和背面观。

图2.8　意大利主教马克西米安努斯的象牙座椅

（资料来源：A. 由莱辛照片档案馆提供；B. 引自维基百科）

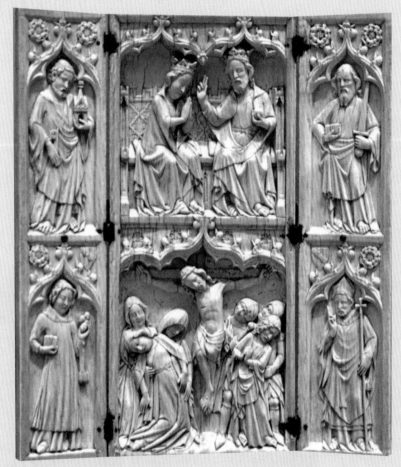

牙被广泛用于描绘圣经场景的艺术品创作（图 2.9），还被用于装饰盒子及制作书籍的封面。

这件象牙雕刻品创作于 1330—1340 年，其中上半部分展现的是伊丽莎白一世的加冕仪式，下半部分展现的是耶稣受难像，圣·彼得和圣·斯蒂芬在左联，圣·保罗和圣·托马斯贝克特在右联。

图 2.9　大英博物馆收藏的象牙雕刻三联画，作者为 John Grandisson
（资料来源：维基百科）

　　在日本，象牙一直因稀少珍贵、价值不菲而成为身份和权力的象征，常被用来制作个人物品，如印章和根付[①]。

---

① 作者注：根付流行于日本江户时期，是人们拴在和服腰带上用来悬挂随身物品的卡子。

其他长有巨大獠牙的动物

严格来说，只有大象獠牙的牙本质才能被称为真正的象牙，但是还有许多雕刻艺术品以河马、海象和野猪的獠牙为原材料，这些动物的獠牙尺寸较小，也不能像大象的象牙那样很容易被精细雕刻。这些獠牙的横切面上没有棋盘样图像和施雷格线，很容易与大象的象牙区分开。

河马的獠牙

河马的上颌与下颌都长有巨大的獠牙，分别是上颌切牙和下颌尖牙。其中，最大的也最具獠牙外形的是一对下颌尖牙（图2.10），最长可达1米，其表面覆盖一条带状的牙釉质，它们常被河马用作攻击性武器。河马牙比象牙更坚硬，也难以雕刻。不过，在18世纪时，河马牙常被用来制作全口义齿或者单颗义齿，其牙本质小管的排列方式导致在牙本质表面出现肉眼可见的条纹状图像（图2.11）。除了价格昂贵和看起来颜色不够真实以外，用河马牙制作的义齿还有使用不适、外观不美、容易变色及产生难闻气味等缺点，但是也有一些特例，技艺高超的工匠可以将河马牙表面的釉质保留下来并雕刻在前

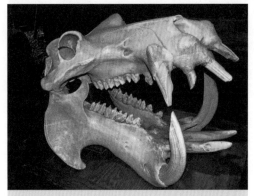

图2.10 河马颅骨及其上颌与下颌的巨大獠牙

（资料来源：2005年Raul654拍摄于迪士尼动物王国）

义齿上有明显的条纹，反映出其内部高度有序的牙本质小管走行方式。

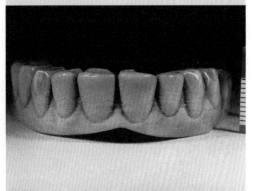

图2.11 18世纪用河马獠牙制作的义齿

（资料来源：由英国布拉德福德大学和英国皇家外科医学院亨特博物馆的Dr S.O'Connor提供）

与图 2.11 所展示的河马牙制作的义齿不同，本图中河马牙表面的牙釉质被保留在义齿表面，使上切牙看起来更加自然、洁白。

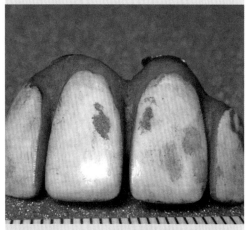

图 2.12　18 世纪用河马獠牙制作的义齿
（资料来源：由英国皇家外科医学院亨特博物馆提供）

牙义齿表面，使这些义齿看起来更加接近真牙（图 2.12）。保罗·雷维尔应该就是利用河马牙齿制作的义齿为患者镶牙，也是通过这种特殊的义齿，雷维尔辨认出了在美国独立战争中遇难的约瑟·瓦伦博士的遗体（参见第 15 章）。

海象的獠牙

海象主要生活在北极海域，它的獠牙是上颌尖牙，长度可达 1 米，雄性海象的獠牙甚至更长（图 2.13）。在争夺交配权时，雄性海象用獠牙与其他雄性搏斗，海象还可以用獠牙在浮冰上凿孔以呼吸

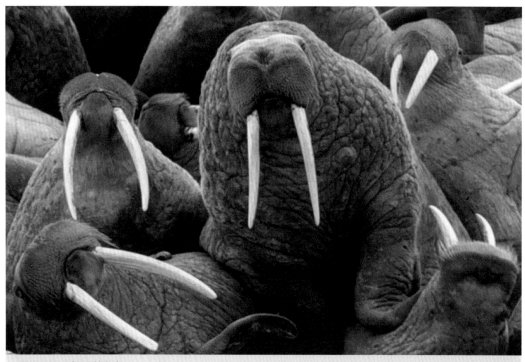

图 2.13　太平洋海象
（资料来源：本图是美国内政部鱼类和野生动物管理局 Pfinge 于 2005 年拍摄的作品）

空气，甚至用獠牙把自己从海中拖到浮冰上。

海象牙用于雕刻起源于欧洲，斯堪的纳维亚人和因纽特人最早开始利用海象牙进行雕刻。海象牙可以被雕刻为装饰品，也可以被雕刻为工具和武器的一部分，如鱼叉锋利的尖端。与猛犸象牙和乳齿象牙一样，史前海象的象牙也大量被从北极地区的冻土层中采集和使用，逐渐成为现代象牙的替代品。因为海象牙的尺寸较小，而且最外层为较厚的牙骨质，中心区域的牙本质颜色较深，呈大理石样质地（图 2.14），所以海象牙不太适合用于艺术品雕刻。

海象牙雕刻作品中最重要的代表作是在外赫布里底群岛（苏格兰北部）的刘易斯岛上发现的 93 颗海象牙雕刻的棋子，被称为刘易斯西洋棋（其中有几颗棋子实际上是用抹香鲸牙雕刻的，图 2.15）。这些于 1831 年出土的棋子被认为是公元前 12 世纪挪威国王还统治部分苏格兰时在挪威被制作的。93 颗棋子中的 82 颗在大英博物馆展出，其余 11 颗现藏于爱丁堡的苏格兰博物馆。

海象牙外层与大象牙类似，但中央部分牙本质呈大理石样质地，不适合进行雕刻。

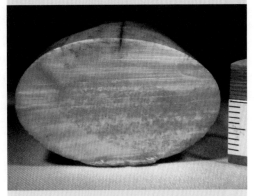

图 2.14 海象牙横断面显示不同结构的分布与特点
（资料来源：由英国皇家外科医学院亨特博物馆提供）

第一排左二是国王，右二是王后，两侧是两个兵卒；第二排正中是主教，两侧是两个督卫（相当于象棋的"车"）；第三排是两个骑马的骑士。

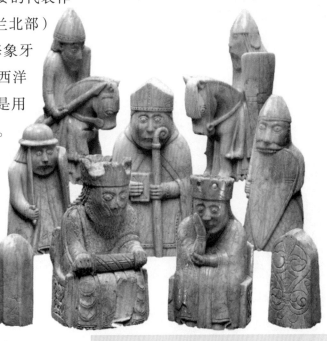

图 2.15 公元 12 世纪雕刻的刘易斯西洋棋
（资料来源：大英博物馆）

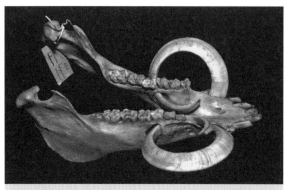

图 2.16 野猪在被刻意去除上颌獠牙后，下颌獠牙不受阻碍地持续生长，最终穿透下颌骨并再次穿出，双侧下颌獠牙形成闭合的圆环
（资料来源：由英国皇家外科医学院亨特博物馆提供）

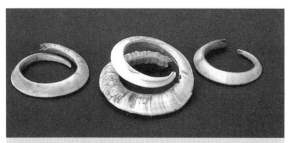

图 2.17 野猪下颌獠牙制作的护身符
（资料来源：由英国阿伯丁大学提供）

国旗左侧可见野猪獠牙图案。在野猪獠牙图案中心是两片当地蕨类植物的叶子，代表和平，每片叶子上的 39 片复叶代表立法机关的成员。国旗上的颜色，黑色代表繁荣，绿色代表富饶，红色象征着血液，黄色 "Y" 形代表福音之光照遍群岛。

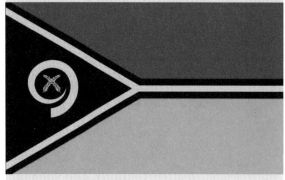

图 2.18 瓦努阿图国旗
（资料来源：维基百科）

野猪的獠牙

野猪是家猪的远亲，它们的上颌、下颌尖牙可以长成巨大的獠牙。这些獠牙向后上方生长，上颌的獠牙比下颌的獠牙更大。上、下颌的獠牙通过摩擦切削，始终保持锋利状态，野猪常将其用于挖掘食物并作为进攻武器。

在南太平洋地区的某些部落文化中，猪的地位不可小觑，是财富和地位的象征。在一些部落，人们故意将幼猪的上颌獠牙拔除，使不断生长的下颌獠牙没有可以互相摩擦的牙齿，随着时间的推移，下颌獠牙不断生长成螺旋状，甚至可回弯并刺入动物自身的下颌骨内（图 2.16）。这样的獠牙被取下并作为臂环佩戴，用以提升佩戴者的地位（图 2.17）。部族战士和巫医通常将这些獠牙穿过自己的鼻子，作为鼻饰。在瓦努阿图的国旗上就有一颗猪獠牙，它代表着繁荣昌盛（图 2.18），这足以显示这些獠牙在其文化中的重要性。在瓦努阿图，甚至还有种名为"獠牙"（Tusker，塔斯克）的啤酒（图 2.19）。

猪家族中有一类成员的獠牙长得极不寻常，这就是在印度尼西亚发现的鹿豚。除了下颌长有典型的弯曲獠牙，雄性鹿豚还长有上颌獠牙，但是这些上颌獠牙不是从口腔萌出，而是从鼻梁上萌出，上颌獠牙向后弯曲，最终在眼睛附近停止生长（图2.20，图2.21）。这些獠牙最长可达30厘米。雄性鹿豚在打斗时以这些獠牙为武器。雌性鹿豚的上颌獠牙基本处于不发育状态。

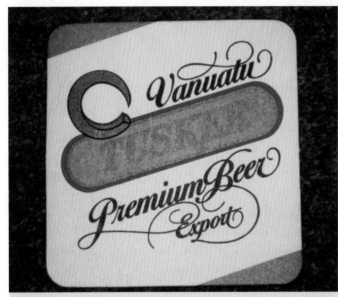

图2.19 啤酒杯垫上的塔斯克（"獠牙"）啤酒广告，可见野猪獠牙的图案
（资料来源：由M.Robins博士提供）

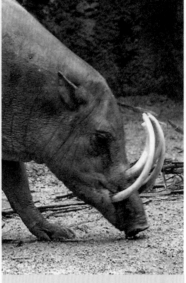

图2.20 雄性鹿豚的獠牙，可见上颌獠牙从鼻梁上萌出
（资料来源：维基百科）

独角鲸的长牙

最奇特的獠牙属于鲸类大家庭中的一员——独角鲸。这些鲸生活在北极、格陵兰岛及加拿大靠近北极地区的海域。独角鲸身长4～5米，以捕食鱿鱼、虾等海洋动物为生。独角鲸没有用来咀嚼食物的牙齿，进食时会将食物整个吞下，但是上颌保留了两颗牙齿。雄性独角鲸上颌左侧的牙齿是一根笔直的长牙，最长可达3米（图2.22）。这颗长牙除了又长又直以外，最与众不同的特点就是其表面的螺旋状纹路，螺旋呈逆时针方向旋转。与大象和海象的獠牙类似，独角鲸长牙也是由中心部分的牙本质和覆盖在其外层的牙骨质组成，基本没有牙釉质（仅在个别牙齿的最尖端存在少许牙釉质）。

独角鲸右侧上颌的牙齿通常较小且不萌出。在极少数的情况下，雄性独角鲸

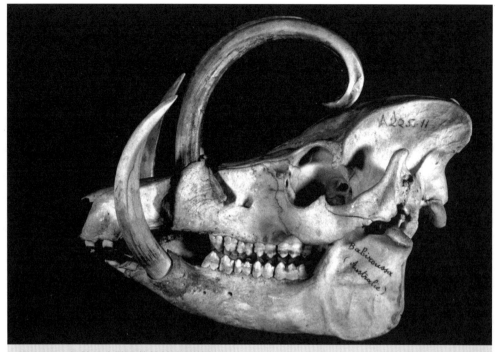

图 2.21　长着巨大獠牙的雄性鹿豚的颅骨
（资料来源：由英国皇家外科医学院亨特博物馆提供）

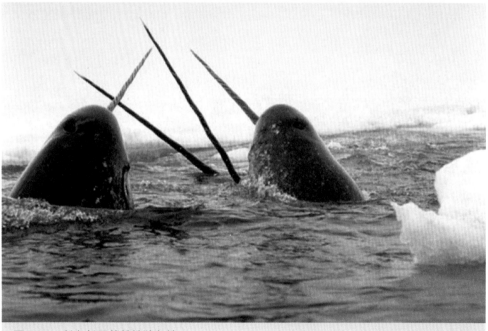

图 2.22　长有长牙的雄性独角鲸
（资料来源：维基百科）

左右两侧上颌的牙齿都萌出，长成两根笔直的长牙（图2.23）。此外，大多数动物的獠牙是实芯的，而独角鲸长牙的中心部分为牙髓腔，内有神经血管组成的牙髓组织。

目前，雄性独角鲸笔直长牙的功能尚不完全清楚，有学者推测其作用是在争夺交配权时用于炫耀或者打斗。还有研究认为，独角鲸的长牙可以产生和接收声波，是一种感知装置。雌性独角鲸的上颌内也有两颗牙齿，但都比较小且不萌出。

最新的研究将独角鲸长牙重新归类为尖牙（而不是曾被普遍认为的切牙），由于该牙的发育起始于独角鲸的上颌突，这是一般哺乳动物尖牙开始发育的部位。而切牙的发育则一般起始于前颌突。该研究还首次报道了在独角鲸长牙附近的牙槽骨内还存在第二对处于停止发育状态牙齿的残迹。

独角鲸长牙的形状常常会让人立刻联想起神话中的独角兽——纯白色的骏马，一根螺旋状的长角长在头部正中。在神话传说中，害羞的独角兽住在魔幻森林中，代表善良和纯洁，只能被同样纯洁的年轻处女俘获。

关于独角兽的神话传说在中世纪的西欧十分流行，如描绘《情人与独角兽》故事的6张巨大挂毯（1480—1500年编织于布鲁塞尔，现在巴黎克鲁尼美术馆展示），其中5张挂毯分别代表着5种感官：听觉（图2.24）、视觉、嗅觉、味觉和触觉。在同一时间、同一地点编织的第二组7张巨大挂毯，描绘的是捕捉独角兽的故事，现藏于纽约大都会艺术博物馆。

当独角兽的"兽角"被前往北极海域探险的维京人等水手带回到中世纪的欧洲时，不难想象公众对它

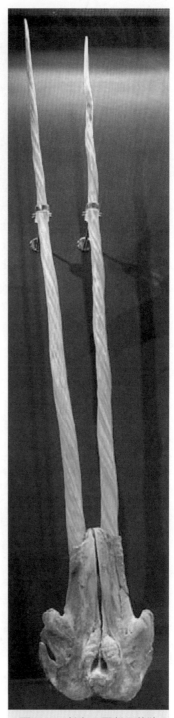

图2.23　长有2颗长牙的独角鲸颅骨

（资料来源：维基百科）

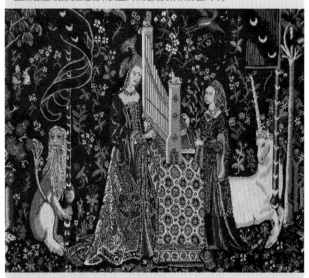

图案右边的独角兽在偷听女主人和她的女仆演奏管风琴。

图2.24 《情人与独角兽》挂毯复制品局部：听觉部分
（资料来源：维基百科）

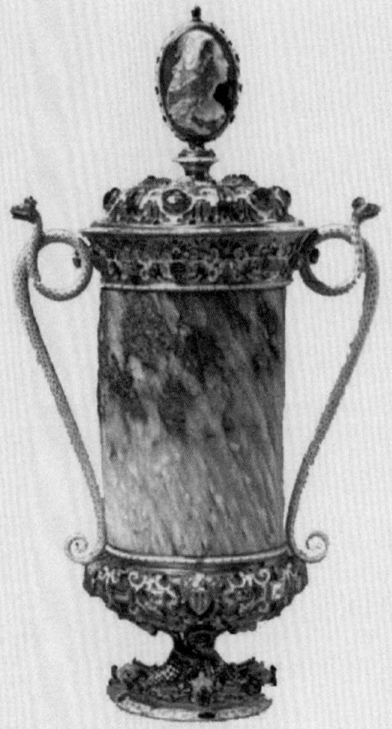

图2.25 宝石镶嵌的独角鲸长牙高脚杯
（资料来源：Jan Vermeyen 于 1600 年前后制作，维也纳艺术史博物馆
提供图片）

的痴迷与狂热。为了赚钱，知道内情的街头商人对这些"兽角"的真实来源守口如瓶。随着被赋予越来越多的神秘色彩，独角兽"兽角"的价格也变成天文数字，其价格远远超过同等重量的黄金。那时的人们认为，饮料中任何毒药的毒性都可以被独角兽"兽角"中和，因此富人们争相用独角鲸的长牙制作杯子（图2.25），苏格兰女王玛丽·斯图亚特（1542—1587年）就有一块用于"防毒"的独角兽"兽角"。

独角兽"兽角"还被认为具有消灾祛病的能力，所以，独角鲸的长牙也成为制作项链的原材料。另外，独角鲸的长牙研磨成粉末后被当作治疗多种疾病的良药。奥地利皇室的无价之宝包括皇冠、宝珠和权杖（图2.26），其中有一根大约制造于1615年的权杖，就是用独角鲸的长牙制成，镶嵌以红宝石、蓝宝石和珍珠（图2.27），现珍藏于维也纳艺术史博物馆的珍宝库中。

迄今为止，独角鲸长牙象征财富和权力的巅峰之作是丹麦皇室的宝座（图 2.28），该宝座用不计其数的象牙和独角鲸的长牙制成，是一件举世无双的稀世珍宝。现藏于哥本哈根的罗森博格城堡，它于 1671—1840 年被用于丹麦国王的加冕仪式。

英国王室的盾形纹章上盾牌的两侧分别是代表英格兰的戴着皇冠的狮子（左侧）和代表苏格兰的独角兽（右侧）。人们认为自由行动的独角兽具有危险性，所以纹章上的独角兽是被铁链子锁着的。

直到 18 世纪，独角鲸的存在及独角兽的"兽角"其实就是独角鲸（"海上独角兽"）长牙的事实才广为世人所知，独角兽"兽角"的价格也随之一落千丈。

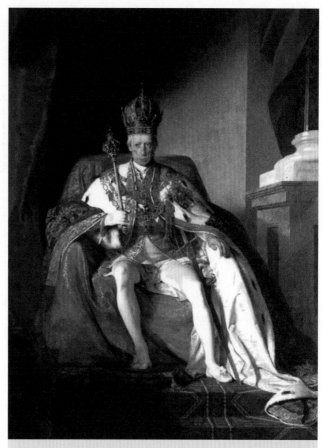

图 2.26 奥地利皇帝弗朗茨二世肖像，由 Friedrich von Amerling 绘于 1832 年，皇帝头戴皇冠，右手握着权杖

（资料来源：维基百科）

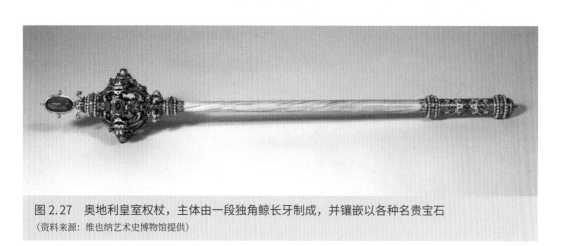

图 2.27 奥地利皇室权杖，主体由一段独角鲸长牙制成，并镶嵌以各种名贵宝石
（资料来源：维也纳艺术史博物馆提供）

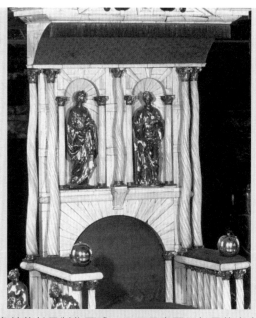

图 2.28　用象牙和独角鲸的长牙制作而成、用于丹麦国王加冕的皇室宝座，为 1671 年克里斯蒂安五世的加冕仪式特制，现藏于哥本哈根的罗森博格城堡

（资料来源：丹麦皇家收藏提供）

抹香鲸的牙齿

　　抹香鲸没有巨大的獠牙，但其下颌骨上有由 40 ~ 50 颗巨大锥形牙齿构成的牙列，每颗牙齿的长度可达 20 厘米。虽然在抹香鲸的上颌骨内也有牙齿，但这些牙齿的发育在早期阶段就停止了，所以牙齿较小且不萌出于口腔。抹香鲸的牙齿几乎完全由牙本质构成，因此，常也被认为是广义象牙的一种。

　　最早掌握针式雕刻技术[①] 的是居住在格陵兰岛、加拿大和阿拉斯加等北极地区附近的因纽特人，他们用锋利的针尖或者刀尖将生活中的场景雕刻在抹香鲸牙齿表面，海象牙也是针式雕刻艺术创作的原材料之一。

　　19 世纪，欧洲和美国捕鲸船上的水手曾用针式雕刻艺术创作打发在船上的

----

① 作者注：即采用细针，在抹香鲸牙、海象牙、象牙、哺乳动物骨骼、贝壳等原材料上勾画出图案的艺术创作形式。

闲暇时光。最初的捕鲸之旅只有短短几个月，捕鲸船常常在大西洋、非洲和印度的沿海水域停留捕鲸，水手们没有太多的闲散时光花在"艺术创作"上。后来，捕鲸船开始在整个太平洋寻找猎物，整个航行通常会持续3年甚至更长的时间，并且捕鲸只能在白天进行，水手们晚上则无所事事。针式雕刻艺术创作的黄金时代是19世纪中叶，那时有超过700艘美国捕鲸船，绝大多数作品来自美国的捕鲸船队。水手们在抹香鲸牙表面上刻画图案时，通常只在牙骨质层进行浅雕刻，因为深层的牙本质层容易褪色，且抹香鲸牙牙髓腔巨大，牙本质层很薄。用针尖或刀尖勾画出的图案轮廓还需用烟草汁或黑墨水等黑色染料染色，以更好地突出图案的轮廓。

针式雕刻艺术品创作题材广泛，可以是旗帜、家人或家乡好友的肖像。如图2.29中的怀表架子两侧的抹香鲸牙上分别雕刻有维多利亚女王与其丈夫阿尔伯特亲王的肖像。另外，捕鲸场景和出名的捕鲸船也是抹香鲸牙针式雕刻作品常见的主题。

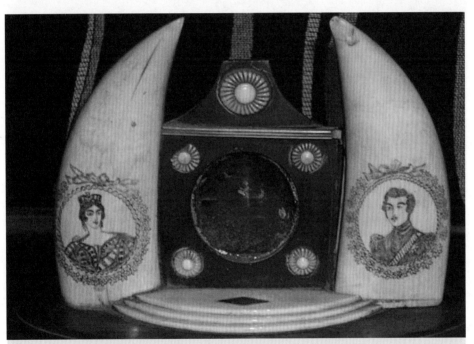

图 2.29　怀表架子两侧的抹香鲸牙上分别雕刻有维多利亚女王与其丈夫阿尔伯特亲王的肖像

（资料来源：由 J·Papworth 博士提供）

抹香鲸牙针式雕刻艺术品是美国本土早期艺术品的代表之一，现在这些作品大多价格不菲。绝大多数抹香鲸牙针式雕刻作品的创作者不详，如果可以明确某件作品的创作者的话，这件作品的价值则会大幅提升。美国捕鲸船队抹香鲸牙针式雕刻创作者中，有两个名字脱颖而出——弗雷德里克·迈里克和爱德华·伯德特。迈里克在苏珊号捕鲸船上创作了30多件抹香鲸牙针式雕刻作品，最近，他的一件作品在美国拍出了30万美元的高价（约210万元人民币）。图2.30显示的是爱德华·伯德特的两件抹香鲸牙针式雕刻作品。不幸的是，他在27岁时被捕鲸船上的鱼叉线勾住脚而被拖下船溺水身亡。

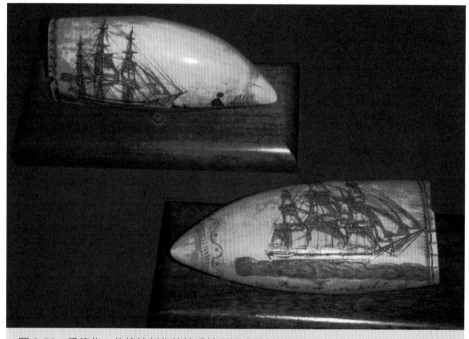

图 2.30　爱德华·伯德特创作的抹香鲸牙针式雕刻作品
（资料来源：维基百科）

　　曾与查尔斯·达尔文一同乘坐"小猎犬号"环球航行的詹姆斯·巴特，曾经将"小猎犬号"针式雕刻在一颗抹香鲸牙上，这件抹香鲸牙针式雕刻作品的拍卖价为4万英镑（约49万元人民币）。

延伸阅读（原书照排）

1. Frank SM.Ingenious Contrivances，Curiously Carved：Scrimshaw in the New Bedford Whaling Museum.New Bedford Whaling Museum，2012.

2. Hagstrum JT，Richard Firestone，Allen West，et al.Micrometeorite Impacts in Beringian Mammoth Tusks and a Bison Skull.Journal of Siberian Federal University，2010，3：123-132.

3. Jackson W.The use of unicorn horn in medicine.Pharmaceutical Journal，2004：925-927.

4. Lasco P，Vickers M.Ivory：a history and collectors guide.1st edition.London：Thames and Hudson，1987.

5. Locke M.Structure of ivory.Journal of Morphology，2008，269：423-450.

6. Miles EW，White JW.Ivory.Proceedings of the Royal Society of Medicine，1960，53：775-780.

7. Martin T Nweeia，Frederick C Eichmiller，Peter V.Hauschka Vestigial Tooth Anatomy and Tusk Nomenclature for Monodon Monoceros.The Anatomical Record，295（6）：1006.

8. Pedersen MC. Gem and ornamental materials of organic origin.Oxford：Elsevier Butterworth-Heinman，2003.

不断尝试的勇气与发现机遇的慧眼，也许能够让你看到未来——他们的人生并非榜样，只是要提醒你，抓住一闪而过的机遇，对人生是多么的重要。

改写外科历史的牙医：
威尔斯和莫顿

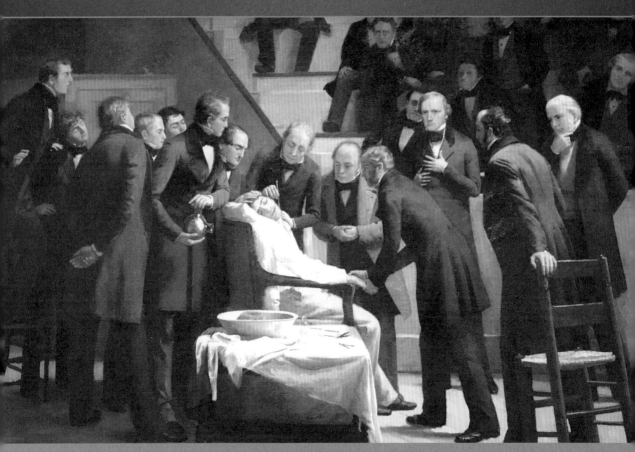

罗伯特·卡特勒·欣克利（Robert Cutler Hinckley）于 1882—1893 年创作的油画局部 —— 乙醚麻醉下的首次外科手术（*The First Operation with Ether*）。 该作品还原了 1846 年 10 月 16 日在麻省总医院进行的乙醚麻醉下的外科手术。 画中手持乙醚瓶的是莫顿，手术者是沃伦教授（主译拍摄于波士顿哈佛医学院 Countway 医学图书馆）。

在医学领域中，牙医是一个比较特殊的职业，在生活中必不可少，但是又跟救死扶伤、性命攸关的事件关系不大。然而，一些牙医所创造的成就，其影响力却远远超出了牙医学的范畴，其中有两位牙医，他们为普通外科学领域做出的贡献至今还为人们所铭记。

为了更深入地了解这两位牙医的生平，我们有必要先回顾一下19世纪40年代以前医生如何做手术：在当时，只有极少数小型手术能够成功完成，大型手术对于患者往往是致命的：其一，那个时候的医生没有"感染"的概念，更谈不上预防术中和术后感染；其二，医生对于手术导致的疼痛束手无策，手术刀切开患者身体引发的极度疼痛常常导致一系列不良后果，甚至休克。

由于术中医生无法有效地止血，这要求医生要以最快的速度完成手术，同时也限制了手术质量。截肢术是战时处理创伤的常见方式。在施行截肢术前，患者会被绑在手术台上，同时被2～3名医生助手按住，嘴里再咬个木棍。当时的医生认为让患者饮用大量烈酒会多多少少有些帮助，但实际情况却是大量烈酒只会导致患者呕吐而不是昏睡过去。医生偶尔也会用到一些土办法，如重击下颌骨把患者打晕（下颌骨被打断的疼痛都比手术过程中需要承受的痛苦轻得多），还有一些类似的方法，如给患者佩戴头盔，再用木棍使劲把患者敲晕等方式使患者昏迷。

医生通常在患者完全清醒和极度恐惧的状态下开始截肢手术：切开皮肤和肌肉、暴露骨组织、锯断骨头，一般来说只需要1分钟即可完成整个手术过程。最后医生会用烧得通红的铁棍灼烧创口，或者用滚烫的热油浇在创口上止血。在手术过程中能够昏死过去，对患者来说是最幸福的事。

有一点是可以肯定的，那时手术过程中产生的难以承受的疼痛，导致了患者极高的死亡率。在这样的时代背景下，两位年轻的美国牙医——威尔斯和莫顿登上了历史舞台。

主要出场人物

霍勒斯·威尔斯	笑气麻醉技术的发明者
威廉·汤姆斯·格林·莫顿	威尔斯曾雇佣的学徒，气体吸入麻醉技术的发明者
查尔斯·托马斯·杰克逊	一位有远见、有名望的医生
戈登·昆西·科尔顿	一位稍有医学背景的"教授"
约翰·里格斯	威尔斯的同事兼朋友
约翰·柯林斯·沃伦	哈佛大学医学院外科学教授
罗伯特·埃迪	莫顿的专利律师
亨利·比奇洛	第一篇有关于乙醚吸入麻醉文章的作者
詹姆斯·扬·辛普森	第一位把乙醚吸入麻醉应用到产科领域的医生
德蒙·安德鲁斯	笑气麻醉技术的改进者
克劳弗德·威廉姆森·朗	在乙醚吸入麻醉发明过程中做出贡献的医生

牙医威尔斯：笑气与他生命里的 30 年

霍勒斯·威尔斯（图 3.1）于 1815 年 1 月出生在佛蒙特州的哈特福德①。威尔斯在农场长大，在当地的学校接受了良好的教育，19 岁时，来到波士顿开始了他的牙医生涯。比起当时的医生，牙医的口碑很差，很多从业者都是庸医或者江湖郎中，导致居民们都尽量避免去看牙。在当时，只有少数牙医接受过系统教育并获得学位，绝大多数的牙医并没有获得过正规的资格证书，大部分牙

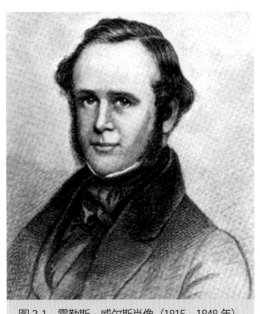

图 3.1 霍勒斯·威尔斯肖像（1815—1848 年）

---

① 译者注：此处的哈特福德为佛蒙特州地名，与下文康涅狄格州地名不同。

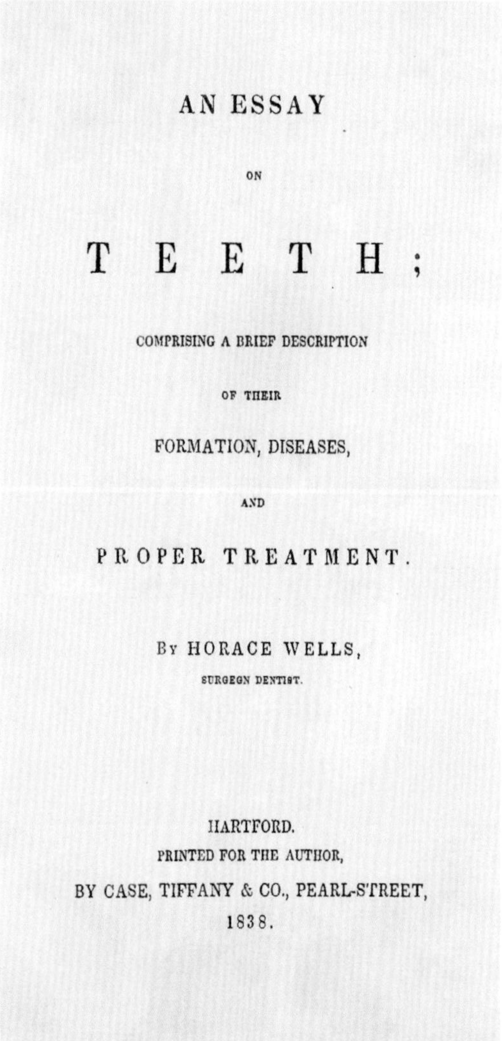

AN ESSAY

ON

T E E T H ;

COMPRISING A BRIEF DESCRIPTION

OF THEIR

FORMATION, DISEASES,

AND

PROPER TREATMENT.

BY HORACE WELLS,

SURGEON DENTIST.

HARTFORD.

PRINTED FOR THE AUTHOR,

BY CASE, TIFFANY & CO., PEARL-STREET,

1838.

图 3.2 威尔斯于 1838 年撰写的《牙齿的形成、疾病及正确治疗》首页

医只能通过给其他牙医当学徒，边看边学临床技能。直到 1840 年，第一所牙学院在巴尔的摩建立后，这种状况才得到改善。

经过 2 年的学徒生活，21 岁的威尔斯于 1836 年，在康涅狄格州的哈特福德开办了自己的牙科诊所，当时牙科的主要治疗项目包括拔牙、补牙和安装假牙。与大多数牙医所不同的是，威尔斯是一位既聪明又富有开拓创新精神的牙医，除了精通自己所从事的工作外，他还是一位成熟稳重、学识渊博的学者，在展现出敏锐思维的同时还进行了一系列严谨的科学探索。1838 年，威尔斯撰写了一本手册，名为《牙齿的形成、疾病及正确治疗》（图 3.2）。在这本 70 页的手册中，威尔斯阐述了一些牙医学领域中重要的临床观点，如约翰·亨特医生（详见第 12 章）提出的牙齿没有循环系统（即有活力的牙髓）被威尔斯所质疑，威尔斯在手册中评论道："亨特先生是一位外科医生和作家，但他并不是牙医，如果他从事过牙科治疗的话，也许在这个问题上，他的观点会有质的改变"；对于导致龋齿的病因，威尔斯做了如下陈述："预防龋病最行之有效的方法就是粗茶淡饭，饕餮盛宴或许没有直接导致龋齿，但是一定会通过某种途径影响患者。如果要证明我的观点，我们只需看一看最原始的部落，那些部落成员不像我们一样受到各种各样疾病的困扰，健康终老，从来都不需要看牙医"。

速度、力量和可靠的技术是一位成功牙医不可或缺的资本，威尔斯很快在业界建立了良好的口碑，赢得了当地患者和业内人士的尊重。但唯一一点让他觉得有必要改进的就是拔牙术。在当时，拔牙术是所有牙科诊所里必不可少的治疗项目，患者因为深知拔牙的痛苦，往往拖到不得不看牙医的时候才去就诊，这时需要治疗的往往就不止是一颗患牙了。威尔斯当时能做的也只是建议患者在就诊前尽可能多喝一些烈酒，或者给患者用一些阿片酊，偶尔也会给患者使用吗啡。如果患者一次被拔除多颗患牙，这样的痛苦在当时简直难以想象！身为牙医的威尔斯对患者拔牙时所承受的痛苦感同身受，开始寻找可以减轻拔牙疼痛的方法。

随着诊所的生意越来越好，威尔斯开始雇佣学徒。在 1842 年，他雇佣了一位名叫威廉·汤姆斯·格林·莫顿的学徒。莫顿于 1819 年出生在马萨诸塞州的查尔顿，比威尔斯小 4 岁，16 岁时辍学，并没有接受过很好的教育，在跟随威尔斯学习牙科技能之前，曾经从事过一系列不入流的职业，但均以失败告终。威尔斯那时的事业如日中天，莫顿很幸运地成为了他的学徒。很难想象在那个时代，两位名不见经传的年轻牙医的成就超越了当时所有杰出的科学家们，推动了医学史上的伟大进步。

1843 年，威尔斯发明了一种全新的方法，可以把义齿和义齿基托焊接起来，并且不会出现后续的焊接部分腐蚀问题。遵循那个时代的普遍做法，威尔斯找到了一位更有名气的医生——查尔斯·托马斯·杰克逊来认可他发明的焊接方法，随后，杰克逊授权威尔斯用他的名字来支持并宣传这种新的焊接方法。同年年底，威尔斯和他的学徒莫顿变成了合作伙伴的关系，并坚信这种新的焊接方法可以让他们赚得盆满钵满。为了实现这个共同的目标，他们合伙在波士顿开了一家新的诊所，结果却事与愿违，也许是由于两人性格不合，在新诊所开张几周后，二人便分道扬镳。威尔斯回到了哈特福德，并在当地报纸上将他诊所重新开张的消息广而告之（图 3.3），莫顿则继续留在了波士顿。

"笑气"表演是当时很流行的娱乐表演。笑气的化学名是一氧化二氮（N_2O），1772 年由英国化学家约瑟夫·普利斯特里发现。1800 年，英国人汉弗莱·戴维爵士报道了吸入笑气的人体实验，详细记录了自己与朋友在不同时间段吸入不同剂量笑气的感受和反应（图 3.4A）。这些参与实验的人员包括诗人塞缪尔·泰勒·柯尔律治、陶艺家约书亚·威治伍德等。戴维爵士发现，吸入笑气导致他处于极度兴奋的状态，有时竟会抑制不住地大笑，但是这种兴奋作用很快便会消失。正因如此，戴维爵士把这种气体命名为"笑气"，他还断言："笑气有缓解疼痛的作用，可以在

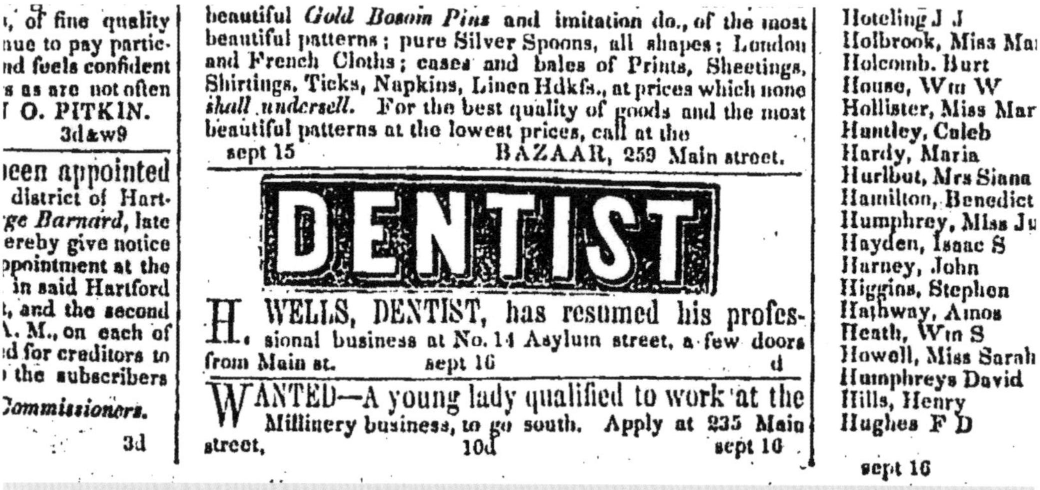

, of fine quality
nue to pay partic-
nd feels confident
s as are not often
I O. PITKIN.
3d&w9

been appointed
district of Hart-
ge Barnard, late
ereby give notice
ppointment at the
in said Hartford
, and the second
. M., on each of
d for creditors to
the subscribers
Commissioners.
3d

beautiful *Gold Bosom Pins* and imitation do., of the most beautiful patterns; pure Silver Spoons, all shapes; London and French Cloths; cases and bales of Prints, Sheetings, Shirtings, Ticks, Napkins, Linen Hdkfs., at prices which none *shall undersell.* For the best quality of goods and the most beautiful patterns at the lowest prices, call at the
sept 15 BAZAAR, 259 Main street.

DENTIST

H. WELLS, DENTIST, has resumed his professional business at No. 14 Asylum street, a few doors from Main st. sept 16 d

WANTED—A young lady qualified to work at the Millinery business, to go south. Apply at 235 Main street, 10d sept 16

Hoteling J J
Holbrook, Miss Ma
Holcomb, Burt
House, Wm W
Hollister, Miss Mar
Huntley, Caleb
Hardy, Maria
Hurlbut, Mrs Siana
Hamilton, Benedict
Humphrey, Miss Ju
Hayden, Isaac S
Harney, John
Higgins, Stephen
Hathway, Amos
Heath, Wm S
Howell, Miss Sarah
Humphreys David
Hills, Henry
Hughes F D
sept 16

图 3.3 威尔斯在哈特福德当地报纸上刊登的他的诊所重新开业的广告。广告写道：“威尔斯的诊所将于 9 月 10 日在爱思鲁姆街重新开业”

无大失血的手术中应用”（图 3.4B）。然而，这一科学预言在 50 年后才被人们重新认识。

观众观看笑气表演需要先买票，表演组织者会先为观众介绍一下笑气的性能，随后从观众席中选出几位志愿者上台，并告诉他们捏紧鼻子，用嘴从一个笑气袋子里深深吸入几口笑气。当吸入的笑气达到一定量的时候，志愿者们会出现欣快感、宿醉状态，做出滑稽可笑的举动，如到处乱跑、打架、走路跌跌撞撞和大笑等。笑气作用的维持时间很短暂，作用消失之后也不会导致令人不悦的不良反应，志愿者对自己做出的滑稽行为不会留有任何印象，只是娱乐了台下的朋友们和其他观众。

1844 年 12 月 10 日，威尔斯去观看了一场“笑气秀”，那场秀的组织者是一位稍有医学背景的“教授”——戈登 · 昆西 · 科尔顿。表演开始后，威尔斯迫不及待地想要作为志愿者参与表演，却未能如愿。在笑气的作用下，志愿者们在台上洋相百出。幸运的是，其中一位志愿者表演后就坐在威尔斯的旁边。这位志愿者发现在表演过程中，自己的膝盖被划了很深的一道伤口，但他全然不记得刚才有过任何疼痛感。威尔斯马上有了灵感，想到可以尝试用笑气来进行无痛拔牙。

当天晚上，威尔斯就跟自己的同事兼朋友，牙医约翰 · 里格斯一起讨论了这个想法，他们觉得用笑气进行无痛拔牙的方法需要诱导患者进入无意识状态，而不仅

A

RESEARCHES,

CHEMICAL AND PHILOSOPHICAL;

CHIEFLY CONCERNING

NITROUS OXIDE,

OR

DEPHLOGISTICATED NITROUS AIR,

AND ITS

RESPIRATION.

By HUMPHRY DAVY,

SUPERINTENDENT OF THE MEDICAL PNEUMATIC
INSTITUTION.

LONDON:
PRINTED FOR J. JOHNSON, ST. PAUL'S CHURCH-YARD,
BY BIGGS AND COTTLE, BRISTOL.
1800.

B

(556)

the unmingled gas in rapid fucceffive dofes, or
by preferving a permanent atmofphere, con-
taining different proportions of nitrous oxide
and common air, by means of a breathing cham-
ber.* That fingle dofes neverthelefs, are capable
of producing permanent effects in fome confti-
tutions, is evident, as well from the byfterical
cafes as from fome of the details—particularly
that of Mr. M. M. Coates.

As nitrous oxide in its extenfive operation
appears capable of deftroying phyfical pain, it
may probably be ufed with advantage during
furgical operations in which no great effufion
of blood takes place.

From the ftrong inclination of thofe who have
been pleafantly affected by the gas to refpire it
again, it is evident, that the pleafure produced,
is not loft, but that it mingles with the mafs of
feelings, and becomes intellectual pleafure, or
hope. The defire of fome individuals acquainted
with the pleafures of nitrous oxide for the gas
has been often fo ftrong as to induce them to

* See R. IV. Div. I. page 478.

图 3.4　A. 戴维爵士 1800 年出版的关于一氧化二氮的图书首页；B. 戴维爵士在书中第 556 页写道："笑气可以缓解手术中的疼痛"

仅是像笑气秀的舞台上那样让人只产生轻度的欣快感那么简单。虽然他们俩对于笑气的生物学和化学特性一无所知，但还是意识到过量吸入笑气有可能会让患者丧命。威尔斯自己有一颗经常疼痛的上颌智齿需要拔除，所以他非常勇敢地，或者应该说是非常鲁莽地成为了笑气无痛拔牙的第一例患者。

　　第二天一早，即 1844 年 12 月 11 日，威尔斯就让里格斯给他做笑气无痛拔牙。这里我们有必要感谢一下里格斯对威尔斯应用笑气进行无痛拔牙的支持，如果在拔牙过程出现任何闪失，那么牙医里格斯将臭名远扬。科尔顿为他们提供了无痛拔牙所需要的笑气。威尔斯吸入笑气后很快就丧失了意识，里格斯迅速地拔除了他的智齿。术后，威尔斯很快便从无意识状态中苏醒过来，并宣称没有感到一丝痛苦。这个简单的实验成为了医学史上里程碑式的时刻——世界上第一例成功的无痛手术诞生了。

在接下来的几天里，威尔斯利用笑气为 15 位患者施行了无痛拔牙，绝大多数病例都获得了成功。科尔顿"教授"教会了威尔斯制备笑气和让患者吸入笑气的方法。在得知笑气可以用于无痛拔牙后，当地医生在威尔斯笑气麻醉协助下，尝试做了一两个简单的外科小手术。随后，威尔斯将这一新发现告诉了包括莫顿、杰克逊在内的其他同行。

威尔斯坚信，麻醉效果的一个重要指征就是患者注意力下降并处于兴奋期。一些历史证据表明威尔斯也曾尝试过用乙醚来麻醉患者，乙醚同样会让患者处在一个短暂的兴奋期。在与一位医学同行 —— 伊拉斯塔斯·埃杰顿·马尔西医生讨论乙醚麻醉的利弊时，马尔西医生认为与笑气相比，乙醚更危险，从而断了威尔斯继续使用乙醚进行麻醉的念头。

在当时，医生普遍认为疼痛是手术不可分割的一部分。威尔斯的尝试具有划时代的意义。这种方法可以让患者仅通过吸入一种气体，而不是服用固体或者液体的药物便达到术中无痛的状态。为了在更广泛的医疗领域推广笑气，1845 年 1 月，威尔斯和莫顿前往位于波士顿的哈佛大学医学院，游说更多的外科医生用笑气作为手术麻醉剂。

1845 年 1 月 31 日，哈佛大学医学院外科学教授约翰·柯林斯·沃伦医生邀请威尔斯在麻省总医院为医学生们演示笑气无痛拔牙，一名学生作为志愿者坐在了威尔斯的牙椅上接受笑气麻醉。不幸的是，在吸入笑气后，当威尔斯开始拔牙时，这名学生变得焦虑不安，似乎十分痛苦的样子。威尔斯不得已停止了操作，演示以失败告终。学生们嘲笑威尔斯，并大呼他是个"骗子"。威尔斯在前所未有的挫败感中黯然离场。

导致笑气麻醉失败的原因是威尔斯过于紧张？是威尔斯在麻醉起效之前就开始了拔牙？是笑气不够纯？还是患者其实一点也不疼，只是无意识的反射运动？原因我们不得而知。后来据一位当时在场的证人描述，拔牙过程很顺利，患者在整个过程中并没有表现出疼痛感。

可悲的是，在此之后，没有人再愿意给威尔斯演示笑气无痛拔牙的机会。也许是由于威尔斯过于内向、不善交际的性格，在同行面前颜面尽失的事实让他难以承受，不久之后威尔斯的身体就垮了，他关掉了自己的诊所，3 年以后就过世了。离去的不仅仅是威尔斯尚且年轻的生命，还有人们对笑气麻醉的热情。

威尔斯从未想过利用笑气麻醉来发家致富，他希望能免费给每一位患者使用笑气，以减轻患者的痛苦。威尔斯的这一科学发现最早被记载在 1845 年 6 月 18 日的《波士顿医学与外科杂志》上，文章的作者是埃尔斯沃琪医生，作者这样写道：

> 已有牙医在多个拔牙病例上应用一氧化二氮气体进行麻醉。在拔牙过程中，药物作用产生的欣快感有效地缓解了疼痛，患者在术中显得十分愉悦。术后，药物也未产生任何不良反应。

牙医莫顿：金钱与功绩

接下来，介绍一下本故事的二号人物，威廉·汤姆斯·格林·莫顿（图 3.5）。莫顿在 1843 年底与威尔斯分道扬镳后留在了波士顿。通过不懈的努力，莫顿的诊所很成功，不久他也有了自己的学生。在刚刚分开的那段时间里，莫顿还与威尔斯有联系，威尔斯还为他提供过一些专业上的帮助。

为了谋求更高的社会地位，踌躇满志的莫顿于 1844 年考入哈佛医学院。当时获取文凭需要 3 年的时间，在这期间，学生需要参加大量的专业课程学习和实践，并通过海量的笔试和口试。莫顿参加了一些课程的学习，但他并没有完成学业，主要是因为那时他还得经营诊所。在专业课的学习中，莫顿的导师正是当初帮助威尔斯分析焊接材料成分并支持这一产品的查尔斯·托马斯·杰克逊医生（图 3.6）。

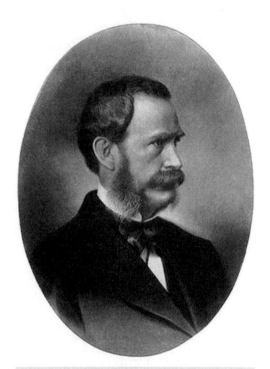

图 3.5　威廉·汤姆斯·格林·莫顿肖像（1819—1868 年）

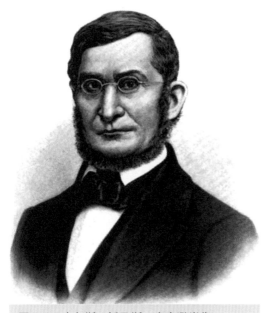
图 3.6　查尔斯·托马斯·杰克逊肖像

杰克逊医生在接下来的故事中也扮演了举足轻重的角色。杰克逊医生于 1805 年出生在马萨诸塞州的普利茅斯，1829 年毕业于哈佛医学院并前往欧洲继续深造，是一位被国际学术界广泛认可的科学家。杰克逊医生非常愿意与别人讨论科学想法，在学成归国的途中，他就与另一位旅客聊起了电磁学，并谈到了把电磁学应用于通讯交流的可能性，这位旅客就是大名鼎鼎的发明家——塞缪尔·摩尔斯。

1834 年，杰克逊设计制造了电报的早期模型，但由于并不看好电报的前景就放弃了继续研究。而与他交流过这一想法的旅客——摩尔斯，却心无旁骛地投入到了电报研发中，最终成功地开发了一套通过电线传递信息的通讯系统：利用该系统，人们可以通过一根电线传递信息。1837 年，摩尔斯申请了此技术的专利，从那以后，人们发电报使用的就是摩尔斯电码。杰克逊却愤愤不平，认为摩尔斯剽窃了自己的想法。后来杰克逊花了很多年来为自己讨个公道，但都没有成功。在气体吸入麻醉的发明过程中，历史又在杰克逊的身上将这个故事重演了一遍。

从欧洲回来后，杰克逊发现自己的兴趣转向了化学和地质学，最终他终止了行医并成为一位成就杰出的地质学家。

莫顿那时就住在杰克逊家中，这让莫顿有了很多与杰克逊探讨的机会。闲聊时，莫顿曾问起杰克逊有什么方法可以减缓牙齿治疗过程中的疼痛，杰克逊建议说可以在患者口腔局部用一点乙醚。莫顿在一位患者身上试了试，果然有用，但是并没有进一步深入研究乙醚镇痛。

师出名门的杰克逊与肄业的莫顿短暂相处之后便心生嫌隙，莫顿找到新的住所搬了出去。

随着莫顿行医经验的不断累积，1846 年，他想到了一种新的方法来缓解拔牙过程中的疼痛。原因不得而知，也许是他的学徒将在学生之间流行的乙醚游戏（学生们吸入乙醚气体获得快感）介绍给他；也许是想起了当初威尔斯曾试图用乙醚缓解患者在牙科治疗中的疼痛却因担心其不良反应而放弃使用的往事；也许是回忆起他采纳了杰克逊的建议给患者使用乙醚的成功经历。无论是出于何种缘故，莫顿认为吸入乙醚气体可以让患者进入麻醉状态，感觉不到拔牙时的疼痛。

当时，乙醚被应用于医学领域已经有 200 年的历史，吸入乙醚除了能让患者兴奋以外，医生也用乙醚制剂来缓解胃痛。当时，医生对乙醚的使用十分谨慎，每次仅能使用非常小剂量的乙醚，从来没有人想过让患者吸入高浓度的乙醚并到达意识丧失的状态，但这恰恰是莫顿想要尝试的。

莫顿最初进行的乙醚吸入实验并没有完整的科学记录。为了掩人耳目，他从各个途径收集乙醚，利用动物进行实验，原因是他找不到或许更应该说他不愿意找其他的志愿者参与实验，他甚至用自己做实验。莫顿缺乏系统的科学理论知识，甚至连乙醚的基本化学性能都不知道，故而在经过几周的实验后，他并没有取得多少进展。

然而，驱使莫顿不断尝试的动力并不是他可以名垂青史，而是为了获得更多的经济回报，为了了解更多关于乙醚的知识，莫顿想到了去拜访他的导师杰克逊。在 1846 年 9 月 29 日的会面中，莫顿不经意地问杰克逊吸入乙醚能否缓解患者在拔牙过程中的疼痛感，杰克逊表示认同，还跟莫顿讲了数年前自己误吸了氯气后，用乙醚来缓解氯气引起的身体不适，甚至还向莫顿推荐了一位乙醚供应商。在这次交谈中，莫顿获得了最有用的信息：杰克逊强调，在让患者吸入前，乙醚必须提纯，这让莫顿如获至宝。为了更早地将乙醚应用于临床，莫顿匆忙结束了这次历史性的会谈。

这里，我们有必要回顾一下当时的杰克逊在乙醚作为吸入性麻醉剂发明过程中的作用：他是一位了不起的医生和化学家，通过一系列对乙醚的实验发现乙醚具有缓解疼痛的作用，或许能够成为一种合适的全身麻醉剂。但那时他已放弃行医多年，并没有意识到自己的发现具有如此巨大的潜在价值。相反，在他给莫顿提出以上关键性的建议后，却对后续实验没有兴趣，也没有要求参与其中。

在和杰克逊讨论后的第二天，1846 年 9 月 30 日，莫顿就把提纯后的乙醚用到了自己身上——他从一块手帕上吸入乙醚蒸汽后，很快就丧失了意识，又迅速地恢复了意识。无知者无畏，一腔热忱的莫顿在没有进行进一步实验的情况下，就觉得自己已经有了将乙醚用在患者身上的十足把握。就在同一天晚上，一位名叫埃文·佛洛斯特的患者忍着剧痛步入他的诊所，要求莫顿为他拔除患牙。莫顿把一块手帕浸在乙醚溶液中，然后让佛洛斯特从手帕中吸入乙醚气体，佛洛斯特就这样在昏迷的状态下被无痛拔除了患牙。

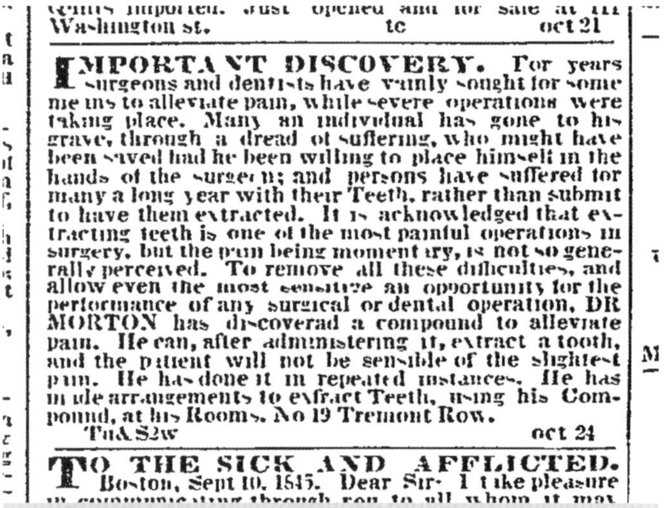
Washington st. tc oct 21

IMPORTANT DISCOVERY. For years surgeons and dentists have vainly sought for some means to alleviate pain, while severe operations were taking place. Many an individual has gone to his grave, through a dread of suffering, who might have been saved had he been willing to place himself in the hands of the surgeon; and persons have suffered for many a long year with their Teeth, rather than submit to have them extracted. It is acknowledged that extracting teeth is one of the most painful operations in surgery, but the pain being momentary, is not so generally perceived. To remove all these difficulties, and allow even the most sensitive an opportunity for the performance of any surgical or dental operation, DR MORTON has discoverad a compound to alleviate pain. He can, after administering it, extract a tooth, and the patient will not be sensible of the slightest pain. He has done it in repeated instances. He has made arrangements to extract Teeth, using his Compound, at his Rooms, No 19 Tremont Row.

TuA S2w oct 24

TO THE SICK AND AFFLICTED. Boston, Sept 10, 1845. Dear Sir- I take pleasure

图 3.7 莫顿在波士顿《每日晚报》上刊登的无痛拔牙广告

在接下来的几天里，莫顿成功为多名患者进行了无痛拔牙。他在当地的报纸上刊登声明（图 3.7），向世人宣告了自己的发明。当时并没有人意识到，这一声明将是历史上最重要的医学史料之一。

【重大发现】

多少年来，外科医生和牙医都在寻找一种可以减轻术中疼痛的方法，但都徒劳无功。有多少患者宁可忍受病痛的折磨最终命丧黄泉也不愿意让外科医生诊治，有多少患者宁可默默承受牙痛之苦数年也不情愿去看牙医，因为他们知道拔牙所带来的疼痛虽然短暂，但却是外科手术里最让人不能忍受之痛。现在莫顿医生发现了一种可以用于手术的化学制剂，这种制剂可以使对疼痛最敏感的患者也不会感到丝毫的痛苦。莫顿医生已在多位患者身上使用该制剂，现在你也可以预约莫顿医生为你进行无痛拔牙。

地址：特里蒙特大街 19 号。

莫顿高兴地看到许多同行来观摩他实施乙醚吸入麻醉。为了让患者更便捷地吸入乙醚，他还设计了一个玻璃乙醚吸入器，但是他的关注点很快又回到了如何用乙醚赚钱上。他意识到乙醚无痛拔牙术的巨大市场，同时又很担心：一旦其他人也能从乙醚供应商那里轻而易举地获取乙醚，乙醚无痛拔牙术就没钱可赚了。

莫顿为了保住这颗摇钱树，开始着手申请专利。莫顿首先拜访了一位专利律师——罗伯特·埃迪。莫顿要求为他发明的乙醚吸入麻醉这一方法申请专利，现在看来这根本是不可能的事情，但当时埃迪律师却认为可行。埃迪律师恰巧是杰克逊的朋友，在知道了整件事情的来龙去脉后，他认为专利权署名中也应该有杰克逊的名字，这样的话，既给了杰克逊应有的名誉，也可以确保杰克逊日后不会对乙醚吸入麻醉专利提出异议。莫顿同意了这个提议。他们于1846年10月27日递交了专利申请，几个月后得到了专利认证证书，编号为4848（图3.8）。作为回报，埃迪律师将得到专利25%的收益，而作为共同发现人之一的杰克逊，却只能勉强得到10%的收益，莫顿则将获得剩下的65%的收益。当时杰克逊并没有意识到乙醚吸入麻醉可以带来的价值，主动放弃了自己应得的那少得可怜的10%收益，当然这个做法深得莫顿的欢心。其实，莫顿也没有预料到乙醚吸入麻醉在普通外科领域中的广泛应用前景，一心只想着自己将靠无痛拔牙术大发横财。

1846年10月初，莫顿再一次前往麻省总医院，也就是当年他陪同威尔斯演示笑气吸入麻醉失败的那所医院，这一次邀请莫顿去演示乙醚吸入麻醉的医生还是沃伦教授，沃伦教授对气体吸入麻醉仍然有着十足的兴趣。不过能得到这次邀请，还有赖于医院另外一位年轻的外科医生——亨利·雅各布·比奇洛的牵线搭桥，比奇洛曾经在莫顿的诊所里观摩过乙醚吸入麻醉。

莫顿在演示过程中不但隐瞒了自己使用的麻醉剂成分是乙醚，还给乙醚取了一个极具神秘色彩的名字——丽西昂，其名源自希腊神话中的遗忘女神"丽熙"。为了掩盖乙醚特有的气味，莫顿还用障眼法在乙醚中加入了一些有其他气味的化学制剂。在医院演示药物的应用而不告知其主要成分，有悖医院伦理委员会的规定，为此，沃伦教授承担了极大的风险，一旦手术过程有任何闪失，沃伦教授将会面临很大的麻烦。

1846年10月16日，星期五，莫顿应邀走入手术演示教室，观众包括医生和学生。在莫顿将21岁的患者爱德华·吉尔伯特·阿尔伯特麻醉后，沃伦教授成功无痛地切除了患者左颈部的小肿块。回想起之前威尔斯失败的演示，沃伦医生向观众们喊道："先生们，这可不是谎言"。

第二天，莫顿被邀请再做一次演示，这次主刀医生换成了乔治·海伍德，为一位女患者切除手臂上的脂肪瘤。手术的又一次成功使更多的人意识到乙醚作为气体麻醉剂的潜力。

UNITED STATES PATENT OFFICE.

C. T. JACKSON AND WM. T. G. MORTON, OF BOSTON, MASSACHUSETTS; SAID
C. T. JACKSON ASSIGNOR TO WM. T. G. MORTON.

IMPROVEMENT IN SURGICAL OPERATIONS.

Specification forming part of Letters Patent No. 4,848, dated November 12, 1846.

To all whom it may concern:

Be it known that we, CHARLES T. JACKSON and WILLIAM T. G. MORTON, of Boston, in the county of Suffolk and State of Massachusetts, have invented or discovered a new and useful Improvement in Surgical Operations on Animals, whereby we are enabled to accomplish many, if not all, operations, such as are usually attended with more or less pain and suffering, without any or with very little pain to or muscular action of persons who undergo the same; and we do hereby declare that the following is a full and exact description of our said invention or discovery.

It is well known to chemists that when

geon with the amount of ethereal vapor to be administered to persons for the accomplishment of the surgical operation or operations required in their respective cases. For the extraction of a tooth the individual may be thrown into the insensible state, generally speaking, only a few minutes. For the removal of a tumor or the performance of the amputation of a limb it is necessary to regulate the amount of vapor inhaled to the time required to complete the operation.

Various modes may be adopted for conveying the ethereal vapor into the lungs. A very simple one is to saturate a piece of cloth or sponge with sulphuric ether, and place it to

2   **4,848**

phine—with the ether. This may be done by any way known to chemists by which a combination of ethereal and narcotic vapors may be produced.

After a person has been put into the state of insensibility, as above described, a surgical operation may be performed upon him without, so far as repeated experiments have proved, giving to him any apparent or real pain, or so little in comparison to that produced by the usual process of conducting surgical operations as to be scarcely noticeable. There is very nearly, if not entire, absence of all pain. Immediately or soon after the operation is completed a restoration of the patient to his usual feelings takes place without, generally speaking, his having been sensible of the performance of the operation.

From the experiments we have made we are led to prefer the vapors of sulphuric ether to those of muriatic or other kind of ether; but any such may be employed which will properly produce the state of insensibility without any injurious consequences to the patient.

We are fully aware that narcotics have been administered to patients undergoing surgical

operations, and, as we believe, always by introducing them into the stomach. This we consider in no respect to embody our invention, as we operate through the lungs and air-passages, and the effects produced upon the patient are entirely or so far different as to render the one of very little while the other is of immense utility. The consequences of the change are very considerable, as an immense amount of human or animal suffering can be prevented by the application of our discovery.

What we claim as our invention is—

The hereinbefore-described means by which we are enabled to effect the above highly-important improvement in surgical operations—viz. by combining therewith the application of ether or the vapor thereof—substantially as above specified.

In testimony whereof we have hereto set our signatures this 27th day of October, A. D. 1846.

CHARLES T. JACKSON.
WM. T. G. MORTON.

Witnesses:
R. H. EDDY,
W. H. LEIGHTON.

图 3.8 1846 年乙醚作为吸入麻醉剂的专利证书首页及专利署名页

　　为了进一步评估乙醚作为气体麻醉剂的作用，莫顿在 1846 年 11 月 7 日再一次被请回麻省总医院，为一个更复杂的手术做麻醉演示，但是沃伦教授这次坚持要求在手术前知道麻醉剂的成分和对患者是否安全，而这恰是莫顿最担心的：一旦他宣布了麻醉剂的成分，那就再也没有秘密可言了。在这场博弈中，莫顿输了，即使会影响到他未来的收益，他还是将麻醉剂的成分是乙醚这一秘密和盘托出，沃伦教授随之同意进行手术演示。

　　第三次手术是为一位年轻女士施行膝盖上方的截肢术。此前，医生几乎不敢做这种致死率极高的大型手术。术中休克、撕心裂肺的疼痛、出血不止及术后感染均会导致患者死亡。而在本次手术过程中，由于患者处于无意识阶段而没有乱动，沃伦教授很快就成功地完成了手术操作。这让莫顿一鸣惊人。一名牙医——莫顿开启了外科手术的新纪元。然而，气体吸入麻醉在许多年以后才成为常规麻醉术。

　　第一篇报道乙醚吸入麻醉的文章《乙醚吸入可致患者在手术中处于无意识状态》（图 3.9），由亨利·比奇洛发表在 1846 年 11 月 18 日的《波士顿医学与外科学杂志》上。这篇文章的发表是医学史上的一座重要里程碑，谁也不知道为什么名不见经传的比奇洛能成为第一个报道乙醚吸入麻醉的人。麻省总医院外科主任沃伦教授，于同年 12 月 9 日在同一期刊上发表了介绍乙醚吸入麻醉的文章（图 3.10）。两篇文章都提到了乙醚作为吸入麻醉剂有专利保护。

　　在短暂享受成功的喜悦之后，莫顿的麻烦接踵而至。1864 年 12 月 9 日，在《波士顿医学与外科学杂志》上，一位名叫弗拉格的医生对乙醚吸入麻醉专利发表了自己的看法，他认为给乙醚吸入麻醉申请专利简直就是无稽之谈，因为人们很早就开始用乙醚作为麻醉剂了。

　　乙醚吸入麻醉成功的报道使乙醚顷刻间风靡欧洲医学界。

　　知名教授雅各布·比奇洛，也就是亨利·比奇洛的父亲，早年间在哈佛大学教授医学和植物学，他在得知乙醚的麻醉作用后，立即致函给他在伦敦的挚友——弗朗西斯·布特医生。这封信于 1846 年 12 月 3 日寄出，2 周后抵达了伦敦。布特医生又把这个消息告诉了他的邻居兼好友——牙医詹姆斯·罗伯森和外科医生罗伯特·利斯顿。1846 年 12 月 19 日，罗伯森医生成功为患者进行了乙醚无痛拔牙，而利斯顿于 1846 年 12 月 21 日，在伦敦大学学院医院成功完成了英国第一例乙醚吸

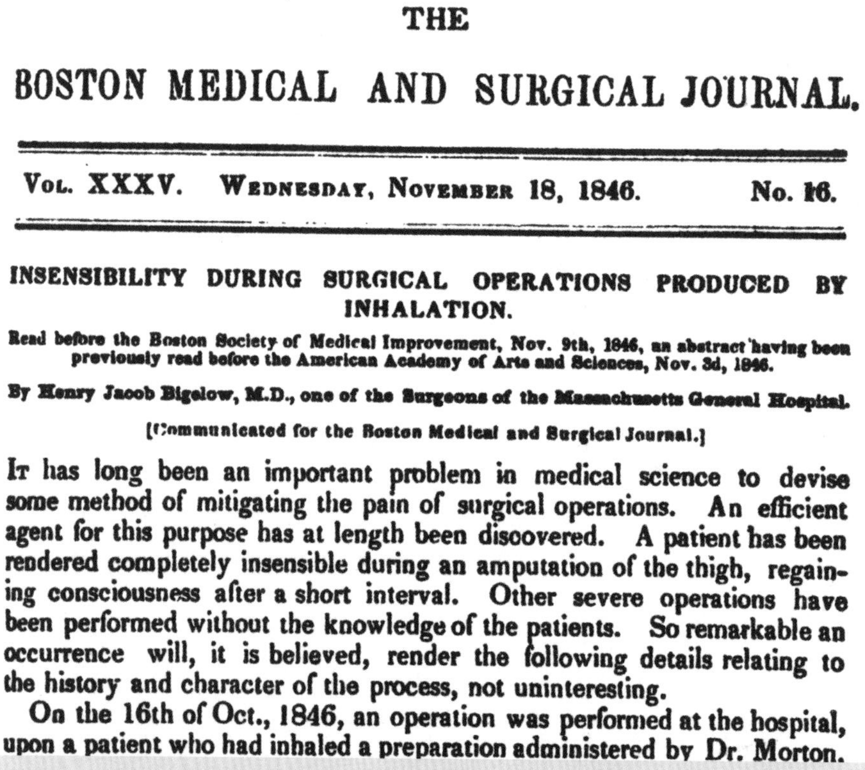

THE
BOSTON MEDICAL AND SURGICAL JOURNAL.

| Vol. XXXV. | Wednesday, November 18, 1846. | No. 16. |

INSENSIBILITY DURING SURGICAL OPERATIONS PRODUCED BY INHALATION.

Read before the Boston Society of Medical Improvement, Nov. 9th, 1846, an abstract having been previously read before the American Academy of Arts and Sciences, Nov. 3d, 1846.

By Henry Jacob Bigelow, M.D., one of the Surgeons of the Massachusetts General Hospital.

[Communicated for the Boston Medical and Surgical Journal.]

It has long been an important problem in medical science to devise some method of mitigating the pain of surgical operations. An efficient agent for this purpose has at length been discovered. A patient has been rendered completely insensible during an amputation of the thigh, regaining consciousness after a short interval. Other severe operations have been performed without the knowledge of the patients. So remarkable an occurrence will, it is believed, render the following details relating to the history and character of the process, not uninteresting.

On the 16th of Oct., 1846, an operation was performed at the hospital, upon a patient who had inhaled a preparation administered by Dr. Morton.

图 3.9　1846 年 11 月 18 日，亨利·比奇洛在《波士顿医学与外科学杂志》上发表了世界上第一篇报道乙醚吸入麻醉的文章：《乙醚吸入可致患者在手术中处于无意识状态》

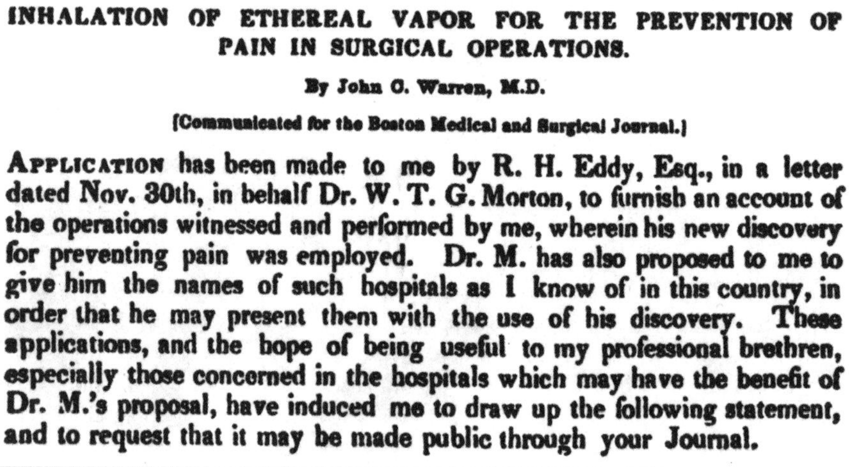

INHALATION OF ETHEREAL VAPOR FOR THE PREVENTION OF PAIN IN SURGICAL OPERATIONS.

By John C. Warren, M.D.

[Communicated for the Boston Medical and Surgical Journal.]

Application has been made to me by R. H. Eddy, Esq., in a letter dated Nov. 30th, in behalf Dr. W. T. G. Morton, to furnish an account of the operations witnessed and performed by me, wherein his new discovery for preventing pain was employed. Dr. M. has also proposed to me to give him the names of such hospitals as I know of in this country, in order that he may present them with the use of his discovery. These applications, and the hope of being useful to my professional brethren, especially those concerned in the hospitals which may have the benefit of Dr. M.'s proposal, have induced me to draw up the following statement, and to request that it may be made public through your Journal.

图 3.10　沃伦教授在《波士顿医学与外科学杂志》上发表的世界上第二篇介绍乙醚吸入麻醉的文章：《乙醚气体吸入可防止患者在手术中的疼痛》

入麻醉下的截肢术。

和笑气一样，不是每一例乙醚吸入麻醉都会成功。许多年后，医生和学者们才建立了乙醚吸入麻醉的规范流程，并确定了使用剂量。实际上，控制乙醚挥发的温度是气体吸入麻醉成功与否的关键。此后，对于乙醚吸入麻醉的深入研究大部分是由伦敦的约翰·斯诺医生完成的：在1848—1858年这10年间，作为外科医生和牙医，斯诺完成了约4500例乙醚吸入麻醉，这也使他成为世界上第一位麻醉学专家。除了在麻醉学的成就外，斯诺在流行病学领域有着更加杰出的贡献：霍乱，一种让人闻风丧胆的疾病，正是斯诺发现了它的传播途径——被污染的饮用水。

权利的游戏：专利权之争

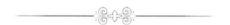

在乙醚吸入麻醉演示成功后，莫顿似乎完全可以坐享其成了。作为一个没有接受过正规教育的牙医进修生来说，他一个不小心就坐拥了医学史上最伟大的发现之一，当时的人们慷慨地给予他各种赞誉，他甚至获得了自己的医学学位证书。尽管杰克逊没有参与莫顿的乙醚吸入麻醉实验，但确实提供了有价值的帮助，就凭这点，莫顿也应该与杰克逊分享获得的所有荣誉，然而，莫顿并没有这样做。

第一例乙醚吸入麻醉手术在麻省总医院获得成功后，在莫顿不知情的前提下，杰克逊于1846年11月13日给巴黎科学院的一位旧识写了一封信，信中声称他自己才是真正发现乙醚吸入麻醉作用的第一人，也正是他说服了牙医使用乙醚进行无痛拔牙。这一事件后，杰克逊和莫顿的关系愈发紧张。杰克逊的这一行为与他控诉摩尔斯剽窃了他关于电报发明的想法如出一辙。

莫顿觉得自己为推动乙醚吸入麻醉的应用与发展投入了巨大的精力和时间，至少应该获得应有的补偿。最终他选了一条让自己身败名裂的道路——试图把乙醚作为特许专营商品出售，还企图制造乙醚麻醉剂自动售货机。为了逐利，莫顿甚至雇佣了大量的销售人员，游走于全美国推销乙醚吸入麻醉服务。

　　莫顿甚至联系了他的启蒙老师霍勒斯·威尔斯，将自己的发现告诉对方，并希望威尔斯能为自己工作，然而威尔斯拒绝了莫顿的邀请。在笑气吸入麻醉演示失败后，威尔斯一蹶不振，整天郁郁寡欢，也不再行医，偶尔才会演示一下笑气吸入麻醉。为了养家糊口，威尔斯曾尝试在不同领域进行商业投资，但均以失败告终。

　　至于前人早已发现笑气可用作气体吸入麻醉剂进行全身麻醉的事实，莫顿对此轻描淡写，一笔带过，这激起了威尔斯的不满，想要夺回自己"气体吸入麻醉发明人"的地位。1847年初，威尔斯作为无痛外科手术的发明人在巴黎受到了法国人的热情款待。1847年3月底，威尔斯回到美国后便出版了一本关于麻醉的宣传手册，介绍了气体吸入麻醉发明的背景，确立了自己作为气体吸入麻醉先驱的地位。无论麻醉制剂是笑气也好，乙醚也罢，它们的原理相同，即吸入一种可使人产生欣快感的气体，从而达到缓解疼痛的目的。威尔斯这篇为自己申诉的文章被刊登在1847年5月的《柳叶刀》杂志上。

　　后来，威尔斯搬到了纽约，偶尔还用笑气做吸入麻醉，同时继续在自己身上实验，寻找其他可用于吸入麻醉的气体，这其中就包括氯仿气体。氯仿气体作为一种新型的吸入麻醉气体，于1847年由爱丁堡的产科医生詹姆斯·扬·辛普森首次发现。1846年底，辛普森在伦敦听说了罗伯特·利斯顿医生成功使用乙醚进行吸入麻醉后，马上想到可以用乙醚吸入麻醉来减轻分娩时的痛苦，辛普森也确实是第一位把乙醚吸入麻醉应用到产科领域的医生。之后，辛普森一直在寻找一种更好的可挥发气体来替代乙醚，最终他发现了氯仿气体。在维多利亚女王生产利奥波德王子时，辛普森用氯仿气体为女王进行吸入麻醉。与当时的其他气体吸入麻醉方法一样，氯仿气体吸入麻醉偶尔也会导致患者死亡，幸运的是，维多利亚女王没有任何不良反应，相反，因为吸入氯仿气体减轻了生产过程的疼痛，女王感到很开心。将氯仿吸入麻醉用于孕妇生产过程，辛普森要克服来自各方面的重重压力，这其中包括教会。教会认为减轻妊娠痛苦有悖于神的指示，因为《圣经》（"创世纪"第3章第16节）说："你生产儿女必多受苦楚"。

　　威尔斯很可能是因为吸食氯仿气体上瘾，导致了精神状态的急速恶化，因为向

2位女士泼盐酸而被捕后，1848年1月24日，在狱中，威尔斯吸入氯仿气体后割破了自己的一条动脉自杀，撒手人寰，年仅33岁。因资不抵债，威尔斯的妻子被迫变卖家具和诊所为他偿还债务。

在威尔斯过世后不久，他为外科发展所做出的杰出贡献便获得肯定。1875年，威尔斯的纪念铜像被安放在康涅狄格州的哈特福德，雕像的底座上刻着他对于笑气使用的期望："我所渴望的就是患者可以免费使用笑气，就像人们呼吸空气一样"。

随着乙醚吸入麻醉被广泛应用于外科手术麻醉，莫顿意识到自己大大低估了对乙醚吸入麻醉专利的保护，而且没过多久他的诊所就出现了财务危机，他选择的解决之道就是向美国国会申请"国家补助"。他在请愿书中申诉道："医院在没有获得专利授权的情况下使用乙醚吸入麻醉"，并强调，他在乙醚吸入麻醉的发明过程中投入了大量精力和时间，所取得的成就让整个国家都有受益，所以他希望国家能给予他相应的经济补偿。虽然许多医疗机构每天都在违法使用他的乙醚吸入麻醉专利，但是莫顿也不想把全国的每位医生和牙医都告上法庭，因为他并不确定这一过程所需花费的时间和经费，也不确定最后自己是否能打赢官司。

此后，莫顿的余生都在为申请国家补偿而战斗，前后一共申请了4次，均以失败告终。因为每当莫顿声称自己独立发现了乙醚可以作为吸入麻醉剂时，杰克逊便第一个跳出来反对，声明莫顿是在自己的指导下使用了乙醚。雪上加霜的是，威尔斯的遗孀再度现身，在反诉中强调她的丈夫威尔斯才是气体吸入麻醉的发明人，威尔斯不求回报地为人类做出了巨大的贡献，他的英年早逝，却令他们孤儿寡母的生活穷困潦倒。

也许是过分专注于讨回自己想得到的报偿，莫顿的健康每况愈下。1868年7月15日，在过完49岁生日后没多久，莫顿也离开了人世，被安葬在马萨诸塞州剑桥的奥本山公墓中，他的墓碑上刻着"气体吸入麻醉的发明者"。

威尔斯和莫顿去世后，气体吸入麻醉发明之战第三人也惨淡收场：杰克逊因为精神异常在收容所里度过了人生最后的7年，死于1880年，享年68岁。

1848年，在威尔斯过世后，笑气吸入麻醉只偶尔用于拔牙。19世纪60年代，那位最初把笑气介绍给威尔斯的科尔顿"教授"在纽约定居了下来，他成立了"科尔顿牙科联盟"，目的是再次推广笑气吸入麻醉在无痛拔牙上的应用。笑气吸入麻醉的复兴及这种技术在美国和欧洲的传播，科尔顿功不可没。1868年，笑气吸入麻醉的应用得到了改善，美国外科医生艾德蒙·安德鲁斯在笑气中添加了氧气，使笑气的使用过程更安全，作用时间也更长。想一想，每年有数百万人需要拔牙，笑气吸入麻醉的发明简直功德无量。

讲了这么多牙医在气体吸入麻醉领域的贡献，还有一件需要知道的事：第一位因为气体吸入麻醉而被判刑的医生是法国牙医雷恩，他在拔牙的过程中性侵了2位被乙醚麻醉的女性患者，最后被判罚6年的劳役，相关的报道刊登在1847年11月5日的《泰晤士报》上。

克劳弗德·朗医生：被邮票肯定的功绩

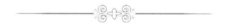

任何有关气体吸入麻醉发明的史料都不得不提到克劳弗德·威廉姆森·朗医生。克劳弗德·朗从宾夕法尼亚大学毕业后，便在佐治亚州的杰佛逊开始行医，1842年曾应用乙醚吸入麻醉做了几例无痛手术。由于信息闭塞，当地的其他医生也不支持，他很快就放弃了使用乙醚吸入麻醉。1849年，当他得知莫顿的发现后，克劳弗德·朗才发表了自己唯一的一篇有关乙醚吸入麻醉的文章。他不像威尔斯和莫顿那样总是以最快的速度宣传报道自己的发现，使自己的成就人尽皆知，这使他不如威尔斯和莫顿那样出名。美国邮政局于1940年发行邮票以纪念克劳弗德·朗医生在乙醚吸入麻醉发明过程中的贡献（图3.11），但美国邮政局从来没有为威尔斯和莫顿发行过纪念邮票。

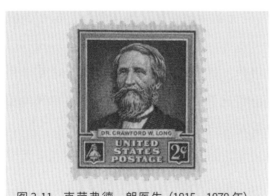

图3.11 克劳弗德·朗医生（1815—1878年）。美国邮政局发行邮票，以纪念他在气体吸入麻醉发明过程中做出的杰出贡献

延伸阅读（原书照排）

1. Bigelow HJ.Insensibility during surgical operations produced by inhalation.Boston Medicine and Surgery Journal，1846，35：309-317.

2. Boott F.Surgical operations performed during insensibility.The Lancet，1847：5-8.

3. Davy H.Researches，Chemical and Philosophical;Chiefly Concerning Nitrous Oxide：Or Dephlogisticated Nitrous Air，and Its Respiration.London：Johnson，1800.

4. Ellsworth PW.On the modus operandi of medicines.The Boston Medical and Surgical Journal，1845，32：369-377.

5. Moore FD.John Collins Warren and His Act of Conscience：A Brief Narrative of the Trial and Triumph of a Great Surgeon.Annals of Surgery，1999，299：187-196.

6. Menczer LF，Jacobsohn PH.Dr Horace Wells：the discoverer of general anesthesia.J Oral Maxillofac Surg，1992，50（5）：506-509.

7. Snow Stephanie J.Blessed Days Of Anaesthesia.Oxford，2008.

8. Warren John C.Inhalation of Ethereal Vapour for the Prevention of Pain in Surgical.The American Journal of the Medical Sciences，1846，35：376-379.

9. H Bennet.The Discovery Of The Application Of Ether And Other Vapours To Surgery.The Lancet，1847，49（1235）：471-474.

10. Wolfe RJ.Tarnished Idol，William Thomas Green Morton and the Introduction of Surgical Anesthesia：A Chronic of Ether Controversy. San Anselmo：Norman Publishing，2000.

11. Wolfe RJ，Menczer LF.I awaken toglory.Boston：Boston Medical Library，1994.

你真的了解牙齿吗？
请记住本章的几位主角！

何谓牙齿

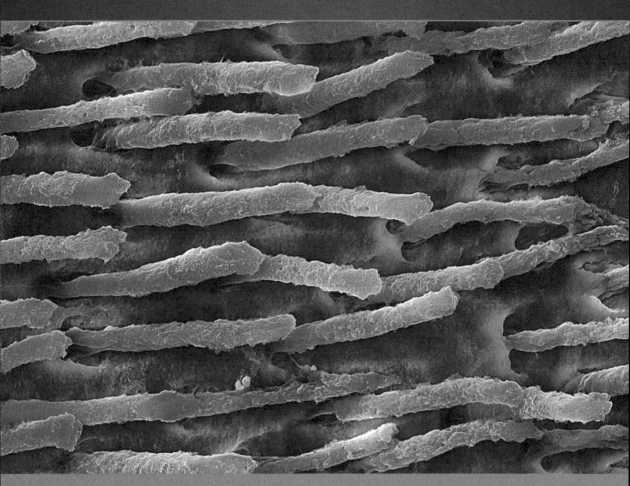

小型猪牙本质酸蚀刻扫描电子显微镜伪彩图，可见红色柱状的牙本质小管穿行于黄色的牙本质中（主译 2019 年发表于 *Nature Materials* 上的研究结果）。

He L，Zhou J，Chen M，et al.Parenchymal and stromal tissue regeneration of tooth organ by pivotal signals reinstated in decellularized matrix.Nat Mater，2019，18（6）：627-637.

牙齿（tooth）一词在英语谚语中广为应用，例如："全力以赴，竭尽全力（tooth and nail）""见微知著（long in the tooth）""侥幸，勉勉强强（in the teeth of）""谦卑低调，放低身段（by the skin of one's teeth）""咬牙切齿（to cut one's teeth）""打碎牙往肚里咽（a kick in the teeth）"等。还有个英语谚语"不要在别人送来的马嘴里阅齿求龄"，也和牙齿有关——你可以通过观察马的牙齿来准确地判断出马的年龄。首先需要确定马嘴里的牙齿是乳牙还是恒牙，然后通过马前恒牙的磨损程度（每一颗前牙上都有一些特定的凹陷或标志，而且会在马的特定年龄被磨耗消失）来判断马的年龄。这句谚语的实际意义是：做人要厚道，对别人的馈赠和帮助不要刻薄挑剔，如果有人让你有"意外收获"，不要吹毛求疵。

虽然提起牙齿人们都觉得并不陌生，但要给牙齿下一个确切的定义却并不容易。就人类的牙齿而言，大多数人会说：

1. 牙齿很坚硬，牙冠暴露在口腔中，其主要功能是在吞咽之前切碎或者嚼碎食物。

2. 牙齿形状不同，发挥研磨作用的牙齿（磨牙）位于口腔后部，发挥简单切割作用的牙齿（切牙）位于口腔前部。

3. 牙根埋在颌骨内。

4. 人类只有两套牙齿（乳牙和恒牙）。

绝大多数脊椎动物都有牙齿，按照牙齿的复杂程度，可以分为以下几组：

● 鱼类

● 两栖动物（把卵产在水中，可在陆地活动的动物）

● 爬行动物（把卵产在陆地上的动物）

● 哺乳动物（通过喂奶哺育幼崽的动物）

鸟类由于没有牙齿，不在其列（详见第 11 章）。

鱼类、两栖动物和爬行动物的牙齿与哺乳动物的牙齿相比，主要有以下 4 个特性（图 4.1）：

1. 它们的牙齿仅由牙冠构成并附着在颌骨的表面。

2. 它们的牙齿形状简单且相似，通常为三角形或锥形。大多数哺乳动物的牙齿形状复杂得多，不同形状的牙齿位于颌骨的不同部位（切牙、尖牙、前磨

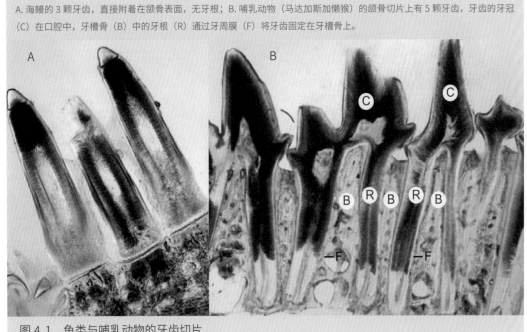

A. 海鳗的 3 颗牙齿，直接附着在颌骨表面，无牙根；B. 哺乳动物（马达加斯加懒猴）的颌骨切片上有 5 颗牙齿，牙齿的牙冠（C）在口腔中，牙槽骨（B）中的牙根（R）通过牙周膜（F）将牙齿固定在牙槽骨上。

图 4.1　鱼类与哺乳动物的牙齿切片
（资料来源：由英国皇家外科医学院亨特博物馆提供）

牙和磨牙）。

3. 它们的牙齿一生在不断替换，所以比只有两套牙齿的哺乳动物要多得多（详见第 9 章）。

4. 它们形状简单的牙齿不能发挥切割或者磨碎食物的功能，这些牙齿的作用是防止猎物从口中逃脱，并将猎物从头部吞下去。哺乳动物的牙齿能够互相咬殆，将食物切割成小块以便吞咽。

所有真正意义上的牙齿具有相同的结构：牙本质构成牙齿的主体并围绕保护位于其中心的柔软且具有感觉功能的牙髓，牙冠部分的牙本质被更加坚硬的牙釉质所覆盖。哺乳动物的牙齿还有牙根，牙根由牙本质构成主体，外面覆盖着菲薄的牙骨质（图 4.2A），牙骨质通过牙周膜将牙齿固定在牙槽骨上（图 4.1B，标记 F）。

牙釉质和牙本质的硬度和耐磨性归因于磷酸钙（及某些碳酸钙）矿化晶体的存在。牙釉质和牙本质结构复杂，牙本质内贯穿有许多纤细的小管结构（图 4.2B）。牙釉质内则有许多规则的线条（由于其晶体方向的大角度改变造成）（图 4.2C）。

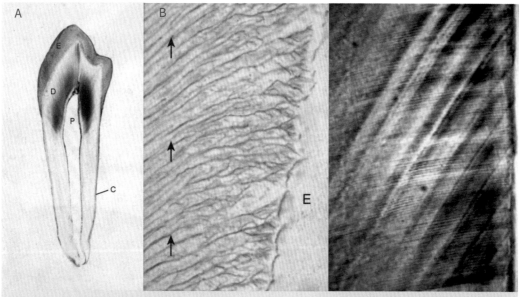

图 4.2　A. 人类牙齿硬组织切片，牙髓腔（P）位于牙本质中央（牙髓腔空虚是由于切片制备方法导致牙髓组织丢失），牙本质（D）构成牙齿的主体并保护牙髓，牙冠部位的牙本质被牙釉质（E）覆盖，牙根部位的牙本质由菲薄的牙骨质（C）覆盖，牙根通过牙周膜连接到牙槽骨上；B. 牙本质放大图，箭头所指示的是牙本质特有的牙本质小管，外层覆盖着牙釉质（E）；C. 牙釉质放大图，其晶体复杂的排列方式形成了大量牙釉质特有的线条，水平线代表釉柱，斜线为釉质生长线（详见第 13 章）

（资料来源：B.K.B.Berkovitz，G.R.Holland，B.J.Moxham.Oral Anatomy，Histology and Embryology. 4th edition.Elsevier.）

无脊椎动物（蜗牛、蠕虫和水蛭）的牙齿

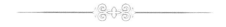

虽然真正意义上的牙齿只与脊椎动物有关，但一些软体无脊椎动物口腔内也存在所谓"牙齿"的结构，这些结构发挥着与真正的牙齿相同的功能，帮助动物获取和切碎食物，但蜗牛、蠕虫和水蛭等无脊椎动物的牙齿，没有任何类似牙本质或牙釉质的矿化组织。

蜗牛

蜗牛的口腔区域有一个包含数百颗微小"牙齿"的"齿舌"结构，用于刮取

锉磨食物。这些"牙齿"由坚硬的、有机角质构成，被磨损后还会被新的"牙齿"替换。食草蜗牛用齿舌刮食微型植物，而食肉蜗牛的牙齿则更加锋利，还能分泌酸液，用来破坏其猎物的壳。

蠕虫

蠕虫常常被人们认为是无害的动物，以腐败植物、细菌、真菌和藻类为食，但有一些蠕虫却是不折不扣的猎食者，长有由硬化有机角质构成的"牙齿"。

多毛水生蠕虫（也称为钢毛虫）主要生活在海洋中，其中最令人瞠目结舌的一类多毛水生蠕虫是最近在深海火山口附近发现的"海鳞虫"，它们栖息在水温将近400℃的海洋最深处！在如此黑暗的生存环境中，食物链中的能量来源不是依靠植物的光合作用，而是来自细菌对无机分子（如硫化氢）的氧化作用（即化学合成作用）。这种海鳞虫的口腔内可见众多"牙齿"样结构，用以捕捉、碾碎赖以为生的细菌和微小的浮游动物（图4.3）。

另一种多毛水生蠕虫——博比特虫有着可怕的名声。它的身体宽度仅约2cm，但有报道称其长度可达3米！它藏身于海洋底部，静待猎物的出现，其口腔周围有多达4对带"牙"的颚状钳子（图4.4），捕食小鱼的速度迅捷如闪电。

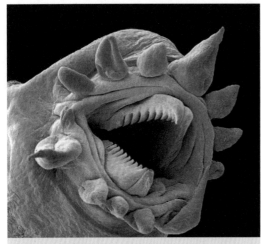

图4.3 海鳞虫（深海高温区栖息的多毛类海洋蠕虫）的口腔部可见"牙齿"状突起，口腔周围环绕多个感觉触角

（资料来源：由SPL/Barcroft提供）

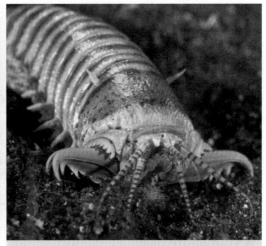

图4.4 博比特虫的口腔部位可见"牙齿"状突起结构

（资料来源：©Ethan Daniels/SeaPics.com.）

水蛭

水蛭有很多品种，捕食的对象也不同。在18—19世纪，水蛭被广泛用于给患者进行放血治疗，这种治疗如今重新进入医院，用以减轻整形手术后患者的血肿。德国的一位专家将水蛭放到患者因骨关节炎而疼痛的膝关节周围，并声称水蛭治疗减轻疼痛的效果可以持续几个月。

与多数动物不同的是，水蛭有3个颌骨，每个颌骨长有多达100个微小的"牙齿"（图4.5，图4.6）。水蛭的叮咬几乎不会造成疼痛，只会留下一个"Y"形的伤口（图4.7），水蛭通过伤口吸食血液。水蛭的唾液中含有多种生物因子组成的混合物，作用之一是充当局部麻醉剂；作用之二是扩张伤口附近的小血管；作用之三是作为抗凝血剂。有了这些"添加剂"的帮助，水蛭一次可以从被叮咬对象身上吸食10～15毫升血液，然后脱身逃走，而被叮咬对象的伤口在凝血发生前还将继续流20～50毫升的血。水蛭的3个颌骨咬出的伤口外形常常令人联想到奔驰汽车的标志（对比图4.7和4.8）。

与蜗牛和多毛水生蠕虫不同，水蛭的"牙齿"中存在含钙的矿物盐，与真正意义上的牙齿更为接近，但水蛭牙齿的真正结构鲜有人知。

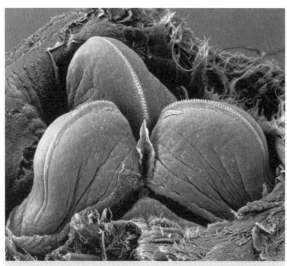

图4.5 水蛭的3个颌骨，每个颌骨长有许多细小的牙齿

（资料来源：由科学之眼／科学图片库提供）

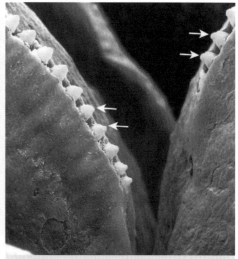

图4.6 水蛭颌骨的放大图，箭头指示的是颌骨上的牙齿

（资料来源：由科学之眼／科学图片库提供）

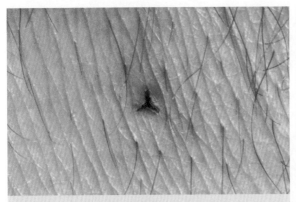

图 4.7 水蛭叮咬造成的 "Y" 形伤口
（资料来源：由科学之眼 / 科学图片库提供）

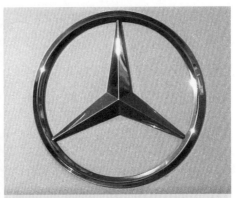

图 4.8 奔驰汽车的标志与水蛭叮咬
所致伤口外形类似
（资料来源：由科学之眼 / 科学图片库提供）

脊椎动物（鱼类、两栖动物、爬行动物和哺乳动物）的牙齿

七鳃鳗用带牙齿的舌头（箭头所示）刮取宿主身上的肉，以此为食。

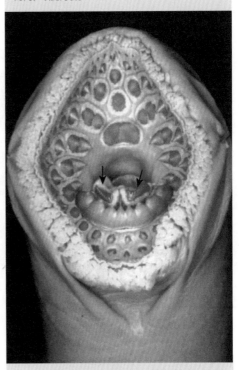

图 4.9 海生七鳃鳗吸盘状的口腔："牙齿"在口腔周围呈漩涡状排列

七鳃鳗

最原始的鱼类就是七鳃鳗和盲鳗，它们的口腔周围没有颌骨，因此被称为无颌脊椎动物。与鲨鱼和鳐鱼类似，七鳃鳗的骨骼由软骨构成，导致它们的骨架不能形成化石。海生七鳃鳗是一种寄生鳗鱼，口腔内长有许多质硬、尖锐且中空的牙齿。七鳃鳗用环绕口腔周围的吸盘吸附在其他鱼类身体上，因为它的吸盘边缘也长有大量牙齿，这些鱼类宿主一旦被吸附就难以脱身。七鳃鳗的舌头上也有"牙齿"（图4.9），

同样具有刮食宿主身上肉的功能。这些牙齿的数量可多达 120 颗，且不断被替换！但这些牙齿不具备真正牙齿的结构和矿物质成分，是由与构成皮肤附件（如动物爪子、指甲，甚至犀牛角）类似的坚韧角质蛋白构成。七鳃鳗的唾液中也含有抗凝血剂，可以在其进食时保持宿主伤口局部的血液流动，以保证进食顺利。

鱼类、两栖动物和爬行动物

鱼类

图 4.10 所示的梭鱼牙齿是典型的低等脊椎动物牙齿，牙齿数量多，外形简单且基本类似（尺寸可以不同），分布在鱼口腔周围多块骨头上。梭鱼牙齿的尺寸和锐利程度表明它是好斗的掠食鱼类，以其他鱼类为食。某些鱼类（如鳟鱼）甚至在舌头上都长有真正意义的牙齿，这些牙齿的牙本质类似于哺乳动物的牙本质，而其菲薄牙釉质的结构则相对简单。

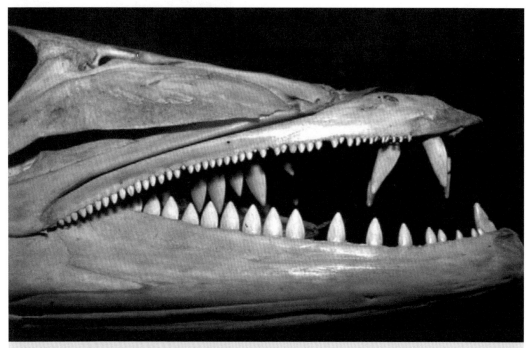

图 4.10　梭鱼颅骨上可见大小不同的圆锥状牙齿
（资料来源：由英国皇家外科医学院亨特博物馆提供）

两栖动物

作为两栖动物的青蛙，仅在其上颌有一排非常细小的牙齿，而下颌则没有牙齿。蟾蜍没有牙齿。青蛙和蟾蜍利用它们又大又黏的舌头捕捉猎物。

爬行动物

本部分将以蛇的牙齿作为爬行动物牙齿的代表。蛇的猎物通常会被蛇勒死（如蟒蛇捕食），或被活吞下去或被蛇毒毒死。

蟒蛇的每侧上颌有两排牙齿，下颌有一排牙齿（图4.11）。牙齿向后弯曲，这样可以帮助把吞食的猎物导向正确的吞咽方向。蛇颅骨上的关节都非常灵活，这让蛇可以吞下比自身大得多的猎物。

毒蛇的蛇毒有3个功能：致瘫或者杀死猎物、初步消化猎物及防御。毒蛇每一侧上颌骨只有一颗巨大的毒牙，其他数量不定的、较小的牙齿则发挥辅助捕捉和吞食猎物的功能。一些毒蛇的毒牙位于上颌骨的前部（前位毒牙蛇类，图4.12），还有一些毒蛇的毒牙位于上颌骨的后部（后位毒牙蛇类）。前位毒牙蛇类毒性最强，

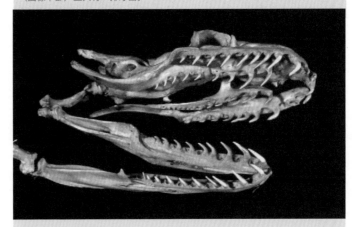

每侧上颌骨（图像上半部分）有两排尖锐、牙尖向后弯曲的牙齿，而每侧下颌骨（图像下部）上只有一排牙齿。

图4.11　蟒的颅骨

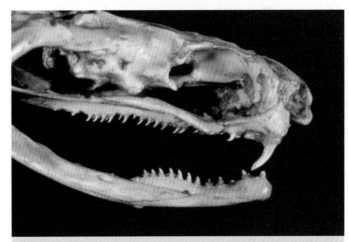

图4.12　蝰（极北蝰）的颅骨，巨大的毒牙位于上颌骨前部，毒液通过毒牙内的管道直接注入猎物体内，类似注射器的工作原理

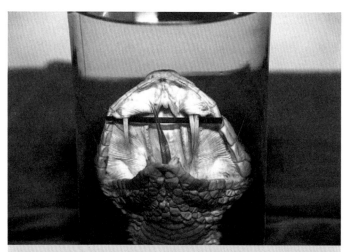

图 4.13　蛇（未知品种）的毒牙，注意，该蛇左侧上颌骨有两颗毒牙

（资料来源：由英国皇家外科医学院亨特博物馆提供）

通常位于牙齿中央的牙髓腔（P）被推移到毒牙一侧，毒牙中央可见一个巨大的管道（C），能够将所有的毒液毫无浪费地注射到猎物的体内。毒牙由牙本质构成（D），其内部的牙本质小管清晰可见。

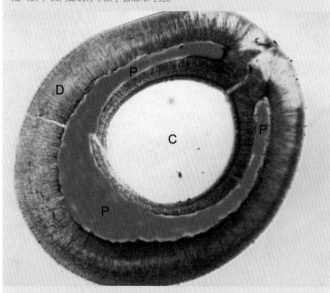

图 4.14　中美洲剧毒蛇南美巨蝮（Lachesis muta）毒牙横断面切片

（资料来源：由英国皇家外科医学院亨特博物馆提供）

毒液通过毒牙被直接注入猎物体内。后位毒牙蛇类毒性稍弱，其毒液不是直接注入猎物体内，而是顺着蛇牙齿表面的沟槽流下并通过猎物体表的伤口进入猎物体内。正因如此，后位毒牙蛇类需要通过充分撕咬猎物保证有足够多的毒液进入猎物体内。当毒蛇进行攻击时，空心的毒牙就像是一个注射器针头，毒液通过其中的管道被直接注射进入猎物体内（图 4.13，图 4.14）。毒液由特化的唾液腺产生，含有多种生物分子，其中一些分子可以启动对猎物的初步消化（详见第 6 章）。

毒蛇的毒牙平时收在蛇口腔的顶部，只有在毒蛇发动攻击时才会竖起来。响尾蛇的毒牙被不停替换，等待替换的毒牙处于不同的发育阶段，两侧上颌骨上的毒牙交替脱落（图 4.13）。

在捕食猎物的时候，蛇的牙齿可能会脱落，也其牙根埋入下颌骨中，大多数萌出的牙齿下方都见到处于不同发育阶段的替换牙齿（箭头所示）。

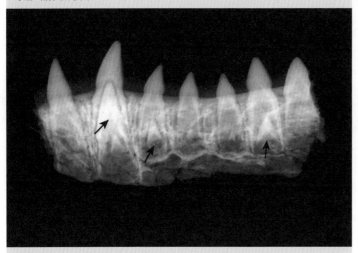

图 4.15 中南美洲小型鳄鱼 —— 凯门鳄局部下颌骨 X 线片

凯门鳄牙齿有牙冠（C）和牙根（R）。牙根基底部被其下面发育中的替换牙齿压迫吸收。

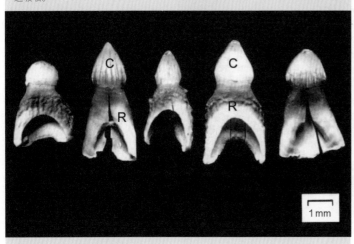

1mm

图 4.16 凯门鳄的牙齿

可能与猎物一起被吞食。在这种情况下，脱落的牙齿经过蛇的肠道被排出，可在粪便中被找到，蛇的牙齿通常每个月替换一次。

就牙齿而言，有一类蛇没有遵循上述所有规则：食蛋蛇完全没有牙齿，正如其名，以蛋为食。食蛋蛇将整个蛋吞下，哪怕蛋的直径可能比其自身还要大很多，随后，被吞食的蛋被其脊椎上坚硬的骨性突起压迫、挤碎，蛋内的所有营养液被吸收，蛋壳被吐出。

在非哺乳脊椎动物中，短吻鳄和鳄鱼的牙齿是特例——它们的牙齿与哺乳动物的牙齿一样具有牙根，由牙周膜固定在牙槽骨上（图 4.15，图4.16），这样的牙齿可以产生巨大的咬殆力。

当鳄鱼用其强有力的嘴轻叼着幼崽下到河中的时候，这些大块头的笨重生物也显示出柔软体贴的一面，幼崽不会受到任何伤害。它们是如何做出如此精细的动作呢？答案是，鳄鱼口腔中，特别是鳄鱼牙根周围牙周膜上分布着大量灵敏的压力感受器，这些压

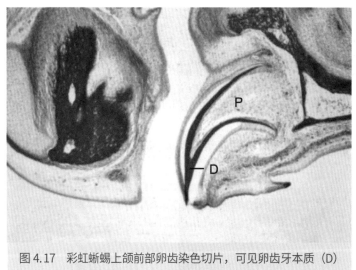

图 4.17 彩虹蜥蜴上颌前部卵齿染色切片，可见卵齿牙本质（D）
和牙髓（P）

（资料来源：J.S.Cooper 博士提供）

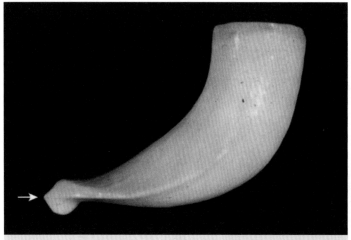

图 4.18 彩虹蜥蜴卵齿的三维塑料模型侧面观（箭头所示为
卵齿尖端）

（资料来源：J.S.Cooper 博士提供）

力感受器可以灵敏地感受压力并反射控制牙齿上的压力。

爬行动物通过不断演化，将自己的后代产在有壳的卵中，后代在卵壳的保护下发育生长，因此，爬行动物曾一度称霸陆地。但同时需要进化出一个必要条件，即能让其幼崽顺利破壳而出的机制，因此爬行动物在其喙或者是上颌的前部，进化出一个特殊结构，并且在幼崽孵化后很快便消失。许多爬行动物（如龟和鳄鱼）及所有鸟类的这个特殊结构被称为皮瘤，即一块局部增厚、角质化的皮肤。然而，一些蜥蜴（如绿蜥蜴）和蛇（如蟒）长有卵齿，这是真正的牙齿，因为其主要由牙本质构成（图 4.17，图 4.18）。卵齿发育早且比后发育的正常牙齿更大。

壁虎有 2 颗同等大小的卵齿。某些蜥蜴的 2 颗卵齿虽然可以同时发育，但通常只有右侧上颌骨的卵齿可以长大。蟒蛇和玉米锦蛇的 2 颗卵齿，随着发育会逐渐合成 1 颗卵齿。

哺乳动物

哺乳动物的牙齿主要用于撕咬和嚼碎食物，位于同一颌骨上的牙齿可以有各种不同形状。牙齿与其处理的 3 种主要食物类型：植物与草类（食草动物进食）、肉类（食肉动物进食）、昆虫和蠕虫（食虫动物进食）相适应。正因如此，根据动物的颅骨和牙齿即可推断动物的食物类型，人类和猪等被称为杂食动物，进食的食物种类繁多，因此，杂食动物的牙齿并非高度特化的牙齿，其磨牙的牙尖为简单的圆锥形状。除齿鲸以外，哺乳动物颌骨上的牙齿数量不会超过 44 颗（人类和类人猿有 32 颗牙齿），而且，每侧颌骨上只有一列牙齿（即单牙列）。

食草动物

以羊、牛和马为例，食草动物牙齿的牙冠有着宽大、粗糙的研磨面（图 4.19），由于牙齿会被不断磨损，其牙冠长，牙根短。由于需要切断、粉碎植物类食料，食草动物的下颌可进行侧方运动，由于植物类食物营养不高，食草动物每天需要花费大量时间用以咀嚼和进食足够量的食物。下一次去动物园，只要站在正在咀嚼的骆驼前面，你会发现它下颌的咀嚼动作按照固定方向进行，左侧嚼一下再换到右边嚼一下，下颌运动的轨迹为一个完美的"8"字形。

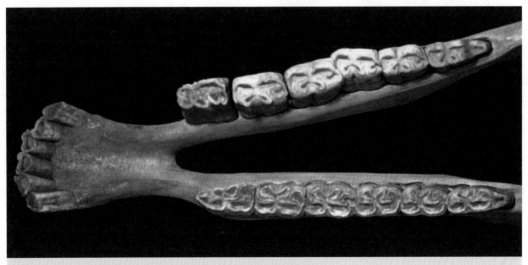

图 4.19　马的下颌骨，可见其臼齿上宽大、粗糙的研磨面
（资料来源：由英国皇家外科医学院亨特博物馆提供，M.Farrell 摄影作品）

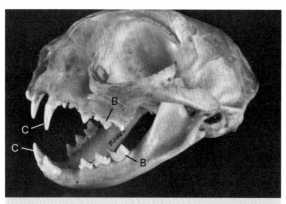

图 4.20 猫的颅骨，可见巨大的犬齿（C）和牙尖如刀状的臼齿（B）

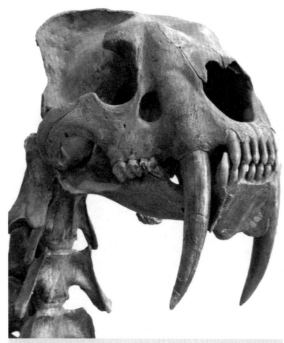

图 4.21 已灭绝的剑齿虎的颅骨，注意其巨大的上颌犬齿

（资料来源：维基百科）

食肉动物

食肉动物需要追捕猎物，因此擅长奔跑，它们的犬齿巨大、弯曲，用以咬住猎物的咽喉，并使其窒息而亡。食肉动物的磨牙与食草动物用来研磨植物的宽大磨牙不同，其磨牙牙尖锋利，可以像剪刀一样把肉从猎物骨骼上"剪"下来（图 4.20）。这种剪切动作只需要铰链般地上、下运动即可完成，并且食肉动物的巨大犬齿相互对锁，所以，食肉动物的下颌骨无法进行侧方运动。肉类食物营养丰富，故而食肉动物不需要像食草动物那样整日不停地进食，所以食肉动物的胃不是很大。

食肉动物犬齿发展到顶峰的代表为 250 万年前至 50 万年前灭绝的剑齿虎的巨大犬齿。剑齿虎上颌的犬齿可长达近 30 厘米（图 4.21）。剑齿虎的巨大张口角度（可达 120°，而现在的大型食肉动物黑豹的张口角度仅为 70°），与其巨大的犬齿相互适应。人们曾一度怀疑如此巨大的犬齿是否会给剑齿虎的捕食和进食带来麻烦，实际上，剑齿虎不靠巨大的犬齿咬碎猎物的骨头，而往往是靠巨大犬齿给予猎物"致命一击",并从猎物身上撕下一大块肉。

食虫动物

食虫动物,如刺猬和鼩,它们的牙齿必须能够咬穿坚韧的昆虫甲壳。由于昆虫类食物的营养价值不高,食虫动物的个头都不大。刺猬的牙齿是此类动物牙齿的典型代表,其牙齿有多个锋利、尖锐的牙尖,并恰好与对殆牙齿殆面上的凹陷相对应,配合起来就像杵和臼一样(图4.22)。更有趣的是,一些鼩,如红齿鼩,它们的牙齿因含有铁元素而呈现红色,并且铁元素多集中在牙尖部位(图4.23),研究人员认为铁元素的存在能够使牙齿更加坚硬。但这一推论用在成功存活下来的所有牙齿缺乏铁元素的白齿鼩类身上又不完全正确。

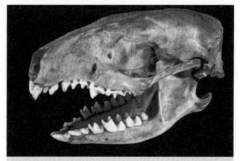

图4.22 刺猬的颅骨,磨牙上竖着多个锋利尖锐的牙尖,用以咬穿昆虫坚硬的外壳

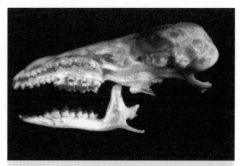

图4.23 红齿鼩的颅骨。牙尖尖锐且呈红色,提示铁元素在牙尖处沉积

有其他功能的牙齿

某些物种雄性的犬齿很大,如狒狒,在战斗时可以直接用作进攻武器,也可以作为间接威胁的手段用来吓跑雄性竞争对手,而不必真的交手。

海狸的门牙边缘锋利,且不断生长(图9.18),这样的牙齿让海狸可以轻松咬断树干,并筑起生活和捕食用的小型水坝。

吸血蝙蝠每侧上颌有2颗前牙(相当于一颗门牙和一颗尖牙),已经演变成巨大、锋利且尖锐的牙齿,用以刺穿猎物的皮肤使血液流出,以便其舔食。由于吸血蝙蝠的食物为流食,故其余的牙齿都很小,且没有功能(图4.24)。与水蛭类似,吸血蝙蝠的唾液中也含有抗凝血剂,以减缓宿主伤口血痂的形成。

马达加斯加狐猴每侧下颌的4颗前牙呈水平状(不是垂直)组合在一起形成齿梳结构(图4.25A)。这种齿梳既可用于梳理自身毛发,也可为群体其他成员梳

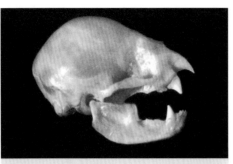

图 4.24 吸血蝙蝠的颅骨，伸长的前牙可以刺穿猎物的皮肤，其余牙齿在数量和尺寸上都大幅减少

理毛发。梳理毛发是马达加斯加狐猴的一项重要群体活动，使整个群体中每个个体之间的相互关系更加紧密，最近的研究还表明，梳理毛发还对狐猴保持健康发挥着重要作用，梳理毛发可以有效减少毛发里螨虫等寄生虫的数量。当狐猴互相梳理毛发时，那些齿梳磨耗殆尽的老年狐猴（图4.25B 和图 4.25C）不能为其他狐猴有效地梳理整理毛发，相应的，这些老年狐猴也不能得到其他狐猴有效的毛发梳理，最终结果就是牙齿磨耗越重，毛发里的螨虫也越多。

　　鲸豚的牙齿与前述哺乳动物牙齿的常见模式不同。鲸一生中仅有一套牙齿。海豚和鼠海豚（只以鱼为食的动物，即食鱼动物）的牙齿类似，为简单的圆锥形状，它们的进食方式是不加咀嚼地将整个猎物吞下；抹香鲸只在下颌骨上有牙齿，也是简单的锥形，这些牙齿没有牙釉质，主要由广义上的"象牙"，即牙本质构成（详见第 2 章）；虎鲸的上颌骨与下颌骨上都有锥形的牙齿；鲸家族中牙齿最特别的要数雄性独角鲸（详见第 2 章）。

　　尽管人们认为自己对鲸的生物学特性有较为深入的了解，但事实大相径庭，

A. 未磨耗的齿梳；B. 中度磨耗的齿梳；C. 重度磨耗的齿梳。

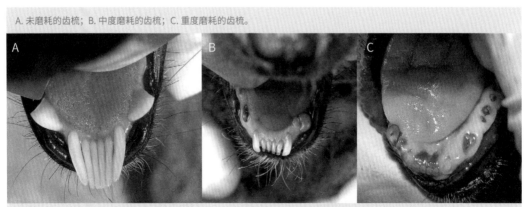

图 4.25 狐猴齿梳不同程度的磨耗
（资料来源：由 M.Sauther 博士提供）

人们对海豚和鼠海豚之外的大多数鲸类成员知之甚少。这其中就包括喙鲸，它们的头部不像大多数鲸那样呈扁平外观，而是类似海豚，有长吻突出，以此成名。由于它们大多时间在深海中活动，且数量不多，一般难以观察到。目前已知喙鲸至少有 21 个种类，但这些有限的了解都是从它们被冲上海岸的尸体上获得的。

喙鲸独有的特征之一是雄性喙鲸下颌仅有一对牙齿。因为牙齿不多，喙鲸靠将猎物吸入口中，整个吞下为生。

不同种类喙鲸牙齿的位置、大小和形状不同：某些种类喙鲸的牙齿很小，位于下颌骨前部；而有些喙鲸的牙齿则较大，位于下颌骨侧面。雌性喙鲸也有一对较小的牙齿，但通常不会萌出于口腔。因此，雄性喙鲸牙齿具有明显的性别区分作用，这些牙齿有可能尺寸不大，却发挥着重要的生物学作用。喙鲸的牙齿还被用于识别同伴、警告或者击退其他雄性竞争对手，同时喙鲸的牙齿还具有吸引族群中雌性成员的功能。喙鲸皮肤上的疤痕被认为是彼此牙齿摩擦造成的。

一条 15 米长的褚氏长喙鲸下颌前端仅 2 颗几厘米的牙齿，这确实很难让人想象出它们在进化上具有何种作用。不过带齿长喙鲸口中的牙齿则大得多（图 4.26）——这条雄性喙鲸的下颌长有一对巨大的獠牙，向后伸长可达 30 厘米，主要用于在族群中交流、打斗及吸引雌性成员的注意并赢得好感。但是这对巨齿带来的问题是，由于其向后上方生长，并压迫上颌骨，最终导致雄性个体的开口度不超过 10 厘米，体型如此巨大的鲸鱼只能以小鱼及鱿鱼为生。这就是自然的杰作，令人惊奇！

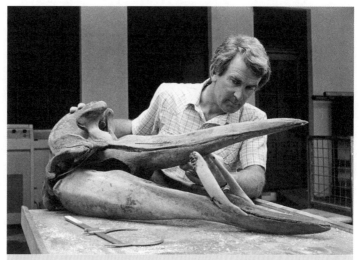

图 4.26　带齿长喙鲸的颅骨。一对弯曲的下颌巨齿向后上方生长
（资料来源：由亚历山大·特恩布尔博物馆提供）

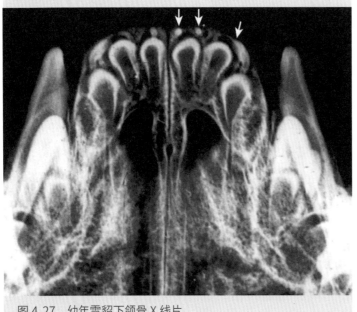

箭头所示为无功能的乳牙，在其下方可见发育中的较大的恒切牙。

图 4.27　幼年雪貂下颌骨 X 线片

无功能牙齿

人们通常认为所有的牙齿都应该萌出进入口腔中并发挥功能，然而在某些情况下，牙齿只在颌骨内启动发育，但不萌出，甚至尚未被使用便消失了（图4.27），短吻鳄是无功能牙齿存在最好的例证。短吻鳄一生中可能有多达30套替换牙齿。 然而，在从卵中孵化出来之前，也就是说在它还没破壳以前，就有 4 套微小牙齿（每一套略大于前一套）发育完成并被替换，因此，短吻鳄破壳出生时，其使用的牙齿已经是第 5 套牙齿了。

与其他哺乳动物相比，澳大利亚有袋类动物的牙齿也很特殊，它们只有一套牙齿。 许多有袋类动物，如袋鼠和袋貂，口腔中有许多微小牙齿发育得很早但很快又消失，没有任何用处。

豚鼠，一种大家熟知的可爱宠物，在发育的早期，每侧颌骨会出现 1 颗磨牙，但在出生前便消失了。 但不寻常的是，这颗出生前就消失的牙齿咬殆面却存在磨耗的迹象，这说明豚鼠还在母体子宫里时就开始磨牙了。

鲸类中也有不少无功能牙齿的例子。 雄性独角鲸除巨大的长牙（通常只有左侧的长牙萌出，图2.22）之外，在其颅骨右侧可以找到相对应的牙齿，但处于未萌出状态。 雌性独角鲸颅骨中的 2 颗牙齿终生都不会萌出。 抹香鲸下颌上长有 40 ～ 50 颗巨大的圆锥形牙齿，其上颌骨中也有多颗不萌出的小牙齿。

小型食肉动物，如猫和鼬的"乳前牙"是微小的"退化牙齿"，X 线片显示，在这些动物出生时，这些"乳前牙"就位于牙龈下面，但很快就消失了，没有任何功能。这些无功能退化牙齿很可能是动物进化过程中曾经发挥功能的牙齿在颌骨中留下的痕迹。

延伸阅读（原书照排）

1. Berkovitz BKB.The dentitions of amphibians and reptiles，Association for the Study of Reptilia and Amphibia-Monographs.1981，1（1）.

2. Broomell CC，Khan RK，Moses DN，et al.Mineral minimization in nature's alternative teeth.J R Soc Interface，2007，4（12）：19-31.

3. Frank Cuozzo，Michelle Sauther.Tooth loss in wild ring-tailed lemurs（Lemur catta）：a function of life history，behavior，and feeding ecology.Journal of Human Evolution，2006，51：490-505.

4. Dalebout ML，Steel D，Baker CS.Phylogeny of the beaked whale genus Mesoplodon （Ziphiidae：Cetacea）revealed by nuclear introns：implications for the evolution of male tusks. Syst Biol，2008，57（6）：857-875.

5. Desbruyeres D，Hourdez S.A new species of scale-worm，Lepidonotopodium jouinae sp nov，from the Azores triple junction on the Mid-Atlantic Ridge.Cahiers de Biologie Marine，2000，41（1）：399-405.

6. Simon Hillson.Teeth. Second Edition. Cambridge Manuals in Archaeology.Second edition. Cambridge：Cambridge University Press，2005.

7. Jackson K.The evolution of venom-conducting fangs：insights from developmental biology. Toxicon，2007，49（7）：975-981.

8. Lucas PW. Dental Functional Morphology：How Teeth Work.New York：Cambridge University Press，2004.

9. Miles AEW，Caroline Grigson.Colyer's Variations and diseases of the teeth of animals.New York：Cambridge University Press，1990.

10. Sauther ML，Sussman RW，Cuozzo F.Dental and general health in a population of wild ring-tailed lemurs：a life history approach.Am J Phys Anthropol，2002，117（2）：122-132.

听说你觉得牙齿就只能长在口腔里？

最不可能的地方
惊现牙齿！

人右上第一磨牙『牙中牙』标本冠状切面，在右上第一磨牙牙髓腔中可见『牙中牙』的牙冠及牙本质（主译、胡彬助理教授、徐珺博士提供）。

罕见病例 1

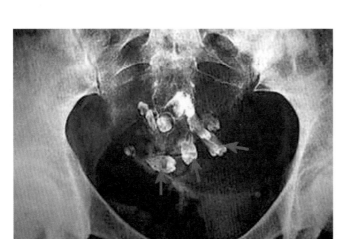

图 5.1　X 线片显示患者卵巢肿瘤中可见 12 个白色影像（箭头所示），根据外形可判断为牙齿

（资料来源：由 Peterson CM 博士提供）

一位 30 岁的女士以"右腹部出现间断性轻微疼痛"为主诉前来就诊。医生检查后发现其腹部疼痛区域可触及一小膨隆，于是给她做了一个 X 线片检查。稍后，医生一边看 X 线片（图 5.1）一边解释道："我有一个好消息和一个坏消息要告诉你。坏消息是：X 线片证实了临床诊断，你右侧的卵巢有一个肿瘤。X 线片显示，肿瘤中心为圆形、低密度影像，提示肿瘤中有积液；好消息是：即使不做肿瘤组织活检，我也能断言这个肿瘤是良性的。我为什么能这么肯定呢？因为我可以看到在肿瘤的中心区域有 12 个小的白色影像，在 X 线片上，白色影像代表硬组织，如骨组织等。对于你来说，根据这些白色影像的特殊外形，我可以判断这些硬组织是长在你肿瘤中的'牙齿'"。

随后，在手术取出的肿瘤（卵巢畸胎瘤或皮样囊肿）中果然发现有数颗牙齿。

迷失的牙齿 —— 卵巢齿

在卵巢罹患的所有肿瘤中，畸胎瘤的发生率为 25% ~ 50%。正常的受精过程从精子与卵子结合形成受精卵开始，受精卵随后附着在子宫壁上，慢慢发育成胚胎。在畸胎瘤的发生过程中，卵子未受精便在卵巢内开始不受调控地生长发育，这个过程也被称为单性繁殖，其发病机制目前仍不清楚。卵子含有发育成完整个体所需的整套基因，这也就不奇怪为什么在畸胎瘤中可以发现多种人体组织，但这些组织的排列往往杂乱无序。畸胎瘤内比较常见的是上皮来源的组织，如毛囊、皮脂腺、汗腺、指甲，大多数情况下还有牙齿，偶尔也会发现一些其他组织，如软骨、骨、甲状腺，甚至是脑组织。畸胎瘤大小各异，小的肿瘤不会引起临床症状，大的肿瘤会引起腹部肿胀和盆骨区疼痛。畸胎瘤好发于20～30岁的女性，在极少数情况下，男性睾丸内也会偶发皮样囊肿。

畸胎瘤一般只累及单侧卵巢，只有大约10%的患者双侧卵巢同时受累。通常情况下畸胎瘤是良性肿瘤，大约90%的畸胎瘤内容物是可以被明确鉴别的组织结构。但也有10%左右的病例出现恶变，其内容物为不能发育成牙齿等复杂器官的未分化细胞。

畸胎瘤内的牙齿数目差别很大，有的畸胎瘤内只有1～2颗牙齿（图5.2），有的畸胎瘤内则可以发现多颗牙齿：图5.3和图5.4展示的病例中，畸胎瘤直径达10厘米，内含18颗发育完整的牙齿！有些畸胎瘤病例中的牙齿牙根周围可见牙槽骨。在极罕见的病例中，甚至可以发现未发育完成的下颌骨，图5.5和图5.6展示的就是这种罕见病例，该畸胎瘤直径超过15厘米，内含14颗牙齿和未发育完成的下颌骨，总重量为1.8千克。

畸胎瘤中的牙齿由正常的牙体组织（牙釉质、牙本质、牙骨质和牙髓）构成，显微镜下观察其组织形态也和正常牙齿无异，甚至可以观察到釉质生长线。这说明，即便是在卵巢这一非正常的发育环境下，牙齿的生长发育仍受到机体周期节律的调控（详见第13章）。

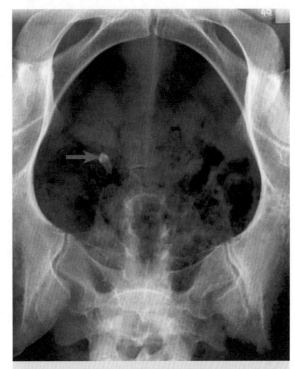

图5.2　X线片显示该患者畸胎瘤中仅可见1颗牙齿（箭头所示）
（资料来源：由Luker J博士提供）

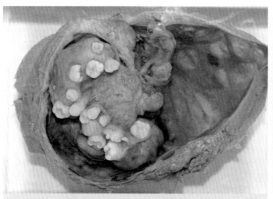

图 5.3　直径 10 厘米的巨大畸胎瘤，内含 18 颗
　　　　 牙齿

（资料来源：由伦敦大学国王学院戈登病理学博物馆提供）

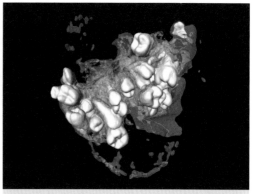

图 5.4　图 5.3 所示标本 CT 扫描三维重建
　　　　 后显示其内部牙齿外形

（资料来源：由伦敦大学国王学院戈登病理学博物馆提供）

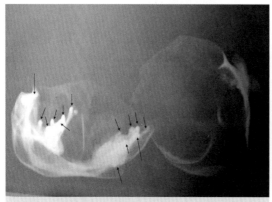

图 5.5　畸胎瘤中可见 14 颗牙齿（箭头所示）
　　　　 和未发育完成的下颌骨

（资料来源：由 Chavan SS 博士和 Yenni VV 博士提供）

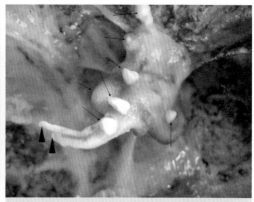

图 5.6　图 5.5 所示畸胎瘤标本局部照片，
　　　　 可见 7 颗牙齿（小箭头所示）和 2
　　　　 个角状突起（大箭头所示）

（资料来源：由 Chavan SS 博士和 Yenni VV 博士提供）

　　畸胎瘤中牙齿的外形，有的同正常萌出的牙齿一样，有的则只是简单的柱状结构，还有一些形状介于两者之间。畸胎瘤中的牙齿类型大多类似前磨牙或磨牙，少数类似切牙或尖牙，只有极少数类似乳牙（详见第 9 章）。至于牙齿类型为什么这样分配尚不得而知。

　　正常乳牙牙釉质的生长节律要比恒牙牙釉质快得多。畸胎瘤中的牙齿，即便外形类似乳牙，其牙釉质生长节律却非常缓慢，近似正常恒牙牙釉质的生长节律。这或许提示，畸胎瘤中的牙齿是在个体出生后与恒牙在同一时期开始发育，而不是像乳牙那样，在个体出生前便开始发育。

罕见病例 2

在一节眼科学的临床实习课上，临床教学医生要求医学生们仔细观察 2 位患者的左眼并写出检查报告。学生们检查了第一位患者的左眼，看起来一切正常，棕色的虹膜外由白色的巩膜围绕，正中心的黑色瞳孔对光反射正常（图 5.7）。

当学生们开始检查第二位患者的左眼时，他们对检查所见感到非常困惑：这位患者的巩膜为粉红色而非正常的白色，瞳孔周围没有虹膜，取而代之的是一个圆柱形的结构，微微凸出于眼球表面（图 5.8）。这个奇怪的"瞳孔"也没有对光反射。以上这些外观使患者的眼睛看起来像机器人的眼睛一样。学生们面面相觑，纷纷表示从来没有见过类似的病例。

有学生提出问题："是不是因为患者眼睛受过外伤，有异物留在眼睛中，最终导致患者眼睛出现以上变化呢？"

教学医生没有急着为学生解惑，而是接着问："这位患者还需要做哪些进一步检查呢？"

学生们回答："影像学检查。"

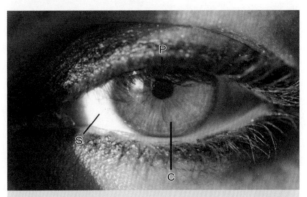

图 5.7　正常眼外观，可见白色的巩膜（S）、透明的角膜（C）、虹膜和瞳孔（P）

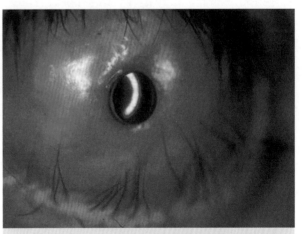

图 5.8　"异常"眼外观。与图 5.7 相比，"异常"眼睛呈粉红色，无白色的巩膜、虹膜和瞳孔。患者曾接受骨齿人工角膜移植术

随后，教学医生带领学生们一起分析患者的X线片（图5.9），并让学生们继续发表意见，学生们提出：与右侧正常眼睛影像不同的是，患者左眼中央可见一个白色影像。

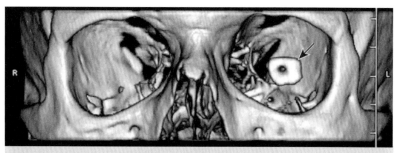

图5.9　X线片显示，在接受过"骨齿人工角膜移植术"患者的左眼中央可见一个白色的高密度影像（箭头所示），这一高密度区域即为眼中的"牙片"

（资料来源：由Liu CSC教授提供）

"这有可能是什么？"教学医生问。

"不透光白色影像提示这一物体极有可能是密度非常高的组织或者金属。"学生们回答道。

教学医生追问道："在人体中哪种组织可以达到类似密度？"

学生们异口同声地回答："骨。"

"还有哪种组织有类似的影像学表现，密度甚至比骨更高一点？"

学生们开玩笑一样地提到："牙齿？"

老师终于得到了想要的答案，继续解释道："患者左侧眼睛中央这个组织确实是牙齿的一部分，由一位外科医生植入，作为左眼人工晶状体的支架。这位专家的手术奇迹般地让失明近20年的患者重见光明，这一手术史无前例，是让这类患者重见光明的新方法。"

这一手术的全称是"骨齿人工角膜移植术"，缩写为OOKP，其更为大众所熟知的名字是"眼中牙手术"。

我们是如何看到这个世界的？

眼球壁由外、中、内三层膜构成（图5.10）：白色巩膜在最外层，血管层（脉络膜）居中，最内层为神经层（即视网膜）。光线在眼球中的传播途径：首先通过眼球最表浅的角膜（一层透明的、无血管的组织结构，与白色的巩膜相连），进而穿过虹膜中间的瞳孔。瞳孔的透光率由虹膜的肌肉群控制，肌群的收缩舒张可以调节瞳孔的大小，其工作原理类似照相机的镜头。光线继续穿过晶状体后，最终

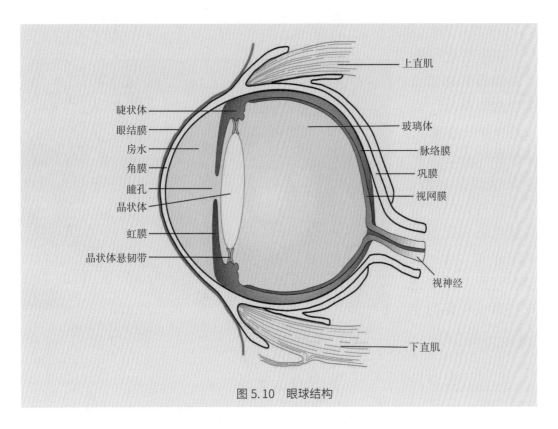

图 5.10　眼球结构

落在眼球后部中央的黄斑中心凹，这也是视网膜视觉最敏感的区域。晶状体通过晶状体悬韧带与睫状肌相连，睫状肌的收缩和舒张可以调节晶状体的弧度，这也就是眼睛在看远景和近物时可以自动调节的机制。

　　光线落在视网膜的光感细胞上后，光感细胞产生神经冲动并传递到大脑成像。晶状体前方被房水充满，后方被胶质样的玻璃体充满。这些被房水和玻璃体填满的组织空隙发挥了保护眼部结构的作用。

角膜盲

　　导致失明最常见的原因之一就是角膜层的透光性消失，阻挡了光线投射到视网膜的通路。另外，角膜屈光不正也会导致失明。但只要视网膜完好无损，医生就可以通过角膜移植来治疗失明。在角膜移植手术中，捐献者的角膜会被移植到失明患者眼中。这类手术基本上不会引起排异反应，也不会导致移植者像肾移植或心脏移植患者一样终生服用免疫抑制剂。因此，角膜移植术是一种成功率较高的常规手术，每年都有大量失明患者接受角膜移植（美国 50000 例 / 年，英国 3000 例 / 年）。

但并不是所有的失明病例都适合接受角膜移植。在一些特殊的病例中，角膜移植存在出现排异反应的风险，如外伤所致的严重角膜损伤、烧伤及干眼症等，这些因素会导致角膜不透光并形成较厚的疤痕组织（图 5.11）。

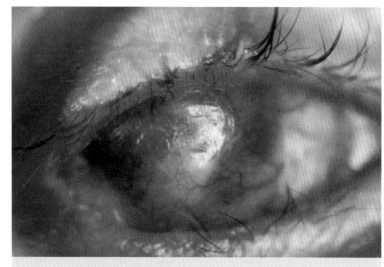

图 5.11　干眼症导致的角膜盲，患眼无法接受角膜移植手术

穿过牙齿看世界 ——"眼中牙"手术

在上述特殊病例中，一些患者双眼同时受累，完全失明。为了让这些患者重见光明，医生需要在患者一侧患眼疤痕化的角膜上制造一个人工光线通路，在通路中置入可透光的圆柱体（即光学圆柱），以便光线穿过并最终投射到视网膜上。同时，医生还需去除患眼原有的虹膜和晶状体。该手术最大的难题就是如何固定并支撑光线通路中的光学圆柱。迄今为止，最令人满意的解决方法就是利用牙根作为光学圆柱的支架，并将整个装置置入患眼中。目前，这一方法已被成功使用 50 年。这一了不起的手术最早由意大利的斯特兰佩利教授发明，后经数位眼外科医生不断完善。目前全世界只有为数不多的几所专科医院可以完成这种高难度的手术，如英国的萨塞克斯眼科医院。美国在 2010 年才完成了首例"眼中牙"手术。

整个"眼中牙"手术包括一系列相继在几个月内完成的独立手术。

由于角膜的保护层 —— 结膜缺失，患眼出现干涩症状。"眼中牙"手术的首要任务就是要重建新的角膜保护层，为受损的角膜提供足够的润滑液。为了达到这个目的，术者会首先用一层很薄的口腔黏膜覆盖受损角膜，因为口腔黏膜既没有毛发又富含唾液腺，是理想的供体组织。从口腔中取出的口腔黏膜组织会被修剪成合适的形状以覆盖受损的角膜和白色的巩膜区域，并与眼睛前部组织缝合，使眼睛呈现出粉红色（图5.12）。

接下来的手术需由2个团队合作：一个团队负责眼部手术，一个团队负责颌骨手术。颌骨手术团队通常会选择健康的单根牙（多为上颌尖牙）作为"供体"。

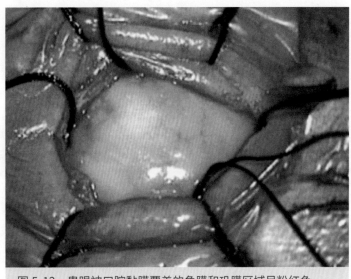

图5.12 患眼被口腔黏膜覆盖的角膜和巩膜区域呈粉红色

首先，同时取下上颌尖牙、牙周组织及其周围的牙槽骨（图5.13），沿着牙齿长轴剖成两半。然后，去除牙齿中间的牙髓组织，修整剩余部分成为"内层为牙本质，外层为牙槽骨，中间为牙周膜"样的牙根片段。在这个牙根片段中央，根据光学圆柱直径制备一个圆孔。至此，牙齿及周围组织被制备成一个中央有孔、厚3毫米、宽10毫米的矩形牙片（图5.14和图5.15）。最后，将光学圆柱镶嵌入牙片中央的孔中，即可得到"牙晶状体"（图5.16）。为了保证血供并维持其活性，"牙晶状体"一般会被暂时"寄养"在未受累侧眼睛的下眼睑等部位的皮下组织中。

几周之后，患者需接受第二次手术。此时被"寄养"在皮下组织中的"牙晶状体"已被富含血管的新生组织包裹，术者需清理掉其正、反面的新生组织，仅保留其边缘的新生组织用以和患眼角膜缝合。与此同时，从口腔移植的黏膜组织已经在患眼重建，形成了稳定的保护层。术者翻开移植的口腔黏膜组织，暴露出受损的角膜，然后在受损角膜中央准备一个容纳"牙晶状体"的空间，同时切除原虹膜和晶状体。接着，将"牙晶状体"置于这个空间中并固定在周围的角膜组织上，再将移植的口腔黏膜层复位覆盖在"牙晶状体"上，在"牙晶状体"光学圆柱对应的位置上切开一个小孔，以避免口腔黏膜过度生长，阻挡光学通路。由于"牙晶状体"的植入，患眼移植口腔黏膜表面可见一个圆柱样结构微微凸起（图5.17）。待手术确认成功后，患眼的外观还可以通过添加假体虹膜来改善。

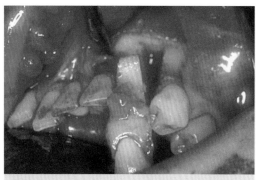

图 5.13　手术中取下的上颌尖牙及其周围的牙周膜和牙槽骨

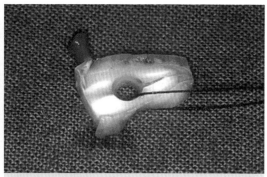

图 5.14　手术制备完成的矩形牙片，可见其中央容纳光学圆柱的小孔

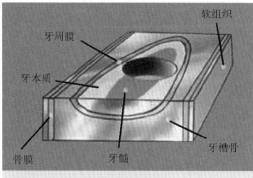

图 5.15　牙片中的各种组织

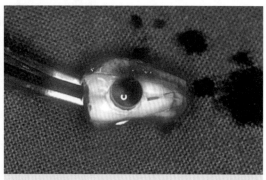

图 5.16　牙片中央小孔中安装的人工光学圆柱

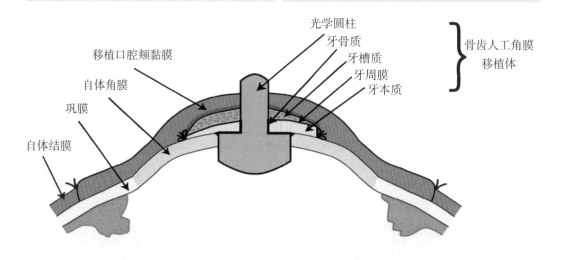

图 5.17　"眼中牙"手术结束后各部分结构示意

　　如果患者没有合适的供牙，可由血型配伍的近亲提供牙齿，但极有可能引起排异反应而导致手术失败。

　　目前，致力于"眼中牙"手术的学者们仍在努力继续寻找一种可以替代牙齿、更适合作为光学圆柱支架的材料，曾尝试过珊瑚等多种生物材料，但结果却都不尽如人意。

延伸阅读（原书照排）

1. Chavan SS，Yenni VV.Mandible like structure with fourteen teeth in a benign cystic teratoma. Indian J Pathol Microbiol，2009，52（4）：595-596.

2. Dean MC，Munro CF.Enamel growth and thickness in human teeth from ovarian teratomas （dermoid cysts）. In：Current trends in dental morphology research. ThirteenthInternational Symposium on Dental Morphology. Poland：Wydawnictwo Uniwersytetu Lodzkiego Lodz， 2005：371-382.

3. Falcinelli G，Falsini B，Taloni M，et al.Modified osteo-odonto-keratoprosthesis for treatment of corneal blindness：long-term anatomical and functional outcomes in 181 cases.Arch Ophthalmol，2005，123（10）：1319-1329.

4. Gomaa A，Comyn O，Liu C.Keratoprostheses in clinical practice - a review. Clin Exp Ophthalmol，2010，38（2）：211-224.

5. Liu C.The eyes have it：a personal view.Brighton：Book Guild Ltd，2012.

6. Liu C.Indications and technique of modern Osteo-odonto-keratoprosthesis（OOKP）surgery. Eye News，1998，5：17-22.

7. Liu C，Bobby Paul，Radhika Tandon，et al.The osteo-odonto-keratoprosthesis（OOKP）. Seminars in Ophthalmology，2005，20（2）：113-128.

8. Strampelli B.Keratoprosthesis with osteodontal tissue. American Journal of Ophthalmology， 1963，89（89）：1029-1039.

不忘初心，方得始终。

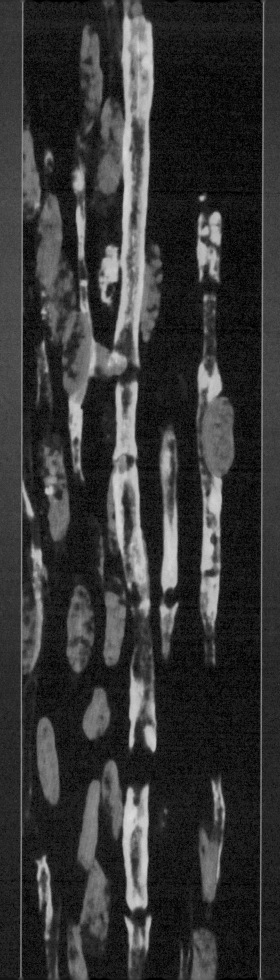

利用生长因子诱导干细胞归巢再生出的牙髓中可见神经组织，绿色的是神经纤维，蓝色的是神经细胞核（主译2019年发表于 *Nature* 杂志子刊 *Nature Materials* 上的研究结果）。

He L, Zhou J, Chen M, et al.Parenchymal and stromal tissue regeneration of tooth organ by pivotal signals reinstated in decellularized matrix.Nat Mater, 2019, 18（6）：627-637.

蛇、唾液和诺贝尔奖

科学家们的日常工作常常是埋头于繁琐的科学试验中，研究成果一般只展示在专业的学术会议上，参会者可能少至寥寥，或者多至上千。为了获得业界的肯定和同行的赞许，科学家们始终努力工作着。某一重大科学发现的第一发现人通常会得到社会各界极高的赞许，但第二名发现人所获得的关注和荣誉则与之相差千里。通常情况下，为普通百姓所熟知的科学家少之又少，大众耳熟能详的科学家一般都是因为上过电视，或是写过有关天文、物种进化、基因等方面的畅销书。尽管如此，每年仍有为数不多的科学家能够成功地从默默无闻的科学界一跃进入大众的视野，备受关注。给他们带来荣誉和光环就是诺贝尔奖。科学家获得诺贝尔奖后，往往会得到明星般的待遇，从此改变平淡的生活。

诺贝尔奖以瑞典科学家阿尔弗雷德·诺贝尔的名字命名。他曾将硝酸甘油用于制造可控炸药，这一发明给他带来了巨大财富。诺贝尔发明可控炸药的初衷是将其用于和平的工程项目。然而，当他发现他的发明被用于战争目的后，痛苦不堪。为了弥补自己心中的罪恶感，诺贝尔决定捐献出自己所有的财产设立一项年度奖金，用于奖励那些在不同领域为人类做出重大贡献的人。

诺贝尔奖首次颁发于1901年，最初设立的5个奖项分别是医学/生理学（由瑞典卡罗林斯卡医学院评定）、物理学（由瑞典皇家科学院评定）、化学（由瑞典皇家科学院评定）、文学（由瑞典文学院评定）、和平奖（由挪威国会评定）。第6个奖项——经济学奖则设立于1969年（由瑞典银行和瑞典中央银行委托瑞典皇家科学院评定）。

诺贝尔奖通常被认为是所颁奖领域内的最高荣誉，获奖者不仅可以得到证书，还可获得相当于120万美元的现金奖励，并可在斯德哥尔摩举办的盛大颁奖典礼上获得由瑞典国王亲自颁发的金质诺贝尔奖章。诺贝尔奖通常在重大发现（或发明）被首次报道以后的多年才被授予，目的是让时间证明这一重大发现的科学性与重要性。例如，DNA双螺旋结构于1953年被发现，当时的科学界普遍认为其具有重要意义，但直到1962年才被授予诺贝尔奖，获奖者是弗朗西斯·哈利·康普顿·克里克博士、詹姆斯·杜威·沃森博士和莫里斯·威尔金斯博士。当然也出现过特殊情况，如1923年班廷博士和麦克劳德博士被授予诺贝尔奖时，距离他们发现胰岛素仅仅1年。

由于诺贝尔奖不授予已经过世的人，这就要求那些有获奖可能的科学家必须足够长寿。裴顿·劳斯博士，1966年以87岁高龄获得了诺贝尔奖，获奖原因是他在1910年发现病毒参与特定类型癌症的传播。获奖时距这一现象被发现已经将近60年。与之相反，在发现 DNA 结构方面作出巨大贡献的罗莎琳德·富兰克林博士，37 岁就过世了，在她去世 4 年以后的 1957 年，她的研究伙伴才因这一重大发现获得诺贝尔医学奖。

在诺贝尔奖颁奖典礼上，每位获奖者都会应邀进行演讲，展示他们的获奖成果，讲述获奖的心路历程。对于一个曾经获得诺贝尔奖的医学发现来说，牙齿虽然在该发现过程中仅仅扮演了一个小角色，但是却发挥了举足轻重的作用。这就是下面我们将要讲述的故事，这个发现彻底刷新了人类对细胞如何发挥生物学功能的传统认知。在此之前，人们对于机体如何调控细胞的生长发育几乎一无所知。例如，为什么有些细胞可以发育成骨组织，而有些细胞却会发育成神经或肌肉组织呢？众所周知，内分泌激素，如垂体分泌的生长激素和甲状腺分泌的甲状腺素，由腺体分泌后会被释放到血液中进入机体循环系统，并影响其他部位细胞的生物学行为，但在当时尚不清楚其具体调控机制。

本故事的第一位关键人物是丽塔·列维-蒙多奇尼博士，1909 年出生于意大利（图 6.1），她的一生中，始终保持着锲而不舍的精神，勇于追求自己的目标。虽然列维-蒙多奇尼的医学生涯起步较晚，但她参与过一些重要的科学研究项目，并在 1936 年获得了都灵大学教职岗位。值得一提的是，当时与她同年留校任教的另外两名学生，后来也获得了诺贝尔医学奖，即萨尔瓦多·爱德华·卢里亚博士（1969 年诺贝尔奖获得者）和雷纳托·杜伯克博士（1975 年诺贝尔奖获得者）。

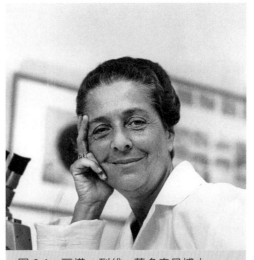

图 6.1　丽塔·列维-蒙多奇尼博士，照片拍摄于 1963 年
（资料来源：由华盛顿大学医学院贝克尔医学图书馆提供）

在当时，列维-蒙多奇尼科学研究工作的一部分就是研究鸡胚的神经系统发育。不幸的是，这个研究项目不久就被贝尼托·墨索里尼领导的法西斯政府缩减。作为犹太人的列维-蒙多奇尼，也被取消了继续进行相关科学研究的资格。在意大利成为德国在第二次世界大战期间的盟国、德国军队开进意大利之后，列维-蒙多奇尼和她家人的处境变得更为艰难，他们被迫隐姓埋名，东躲西藏。尽管条件艰苦，列维-蒙多奇尼还是竭尽所能地创造条件继续她的科学研究，甚至在自己的卧室中建立了简单的实验室。尽管只有最简陋的设备，

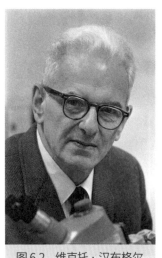

图 6.2　维克托·汉布格尔
博士
（资料来源：由华盛顿大学医学院
贝克尔医学图书馆提供）

列维 - 蒙多奇尼在这期间通过不懈的努力仍然发表了两篇学术论文，由于当局不允许犹太人在意大利的学术期刊上发表文章，这两篇论文被发表在比利时的学术期刊中。

1946 年，列维 - 蒙多奇尼受邀到美国密苏里州的圣路易斯与本故事的二号人物维克托·汉布格尔博士一起工作（图 6.2）。汉布格尔是一位著名的研究学者，在神经系统发育影响因素研究领域取得过一系列重要的研究成果。由于汉布格尔也是犹太人，于 1933 年被德国的大学解职后不得不逃离纳粹德国。他发现列维 - 蒙多奇尼的研究方向恰好与自己的部分研究方向有很多交集。

1948 年，汉布格尔研究团队的一名成员——邦克博士发表了一篇论文，描述了他将小鼠肿瘤组织切片移植到鸡胚（还在蛋壳中）正在发育的下肢后观察到的现象，肿瘤组织植入侧的鸡胚神经生长更加发达，并得出结论：快速生长的小鼠肿瘤细胞可能刺激了鸡胚的神经系统发育。

汉布格尔和列维 - 蒙多奇尼随即验证了这一发现并在后续的实验中进行深入研究。他们观察到鸡胚神经不仅能够长入小鼠肿瘤组织，而且在离小鼠肿瘤组织较远的地方，鸡胚神经也明显增殖。另外，一般情况下，鸡胚血管系统内仅有少量神经组织，但在该实验条件下，他们发现鸡胚神经组织增殖到了堵塞血管的程度。以上研究结果提示，小鼠肿瘤细胞可以释放一种"神经生长促进因子"，导致鸡胚神经发育异常增殖。

后来，列维 - 蒙多奇尼与一名擅长组织培养技术的研究人员合作，利用组织培养技术进一步证实该结论。组织培养技术的优势是，只要提供合适的营养成分，组织和细胞就可以在试管中生长。列维 - 蒙多奇尼将从鸡胚中分离的神经组织放到小鼠肿瘤细胞周围进行培养。结果发现，与单独培养的鸡胚神经组织相比，位于小鼠肿瘤细胞周围的鸡胚神经组织发育迅速。同时，她还注意到，鸡胚神经组织与小鼠肿瘤细胞的距离越近，这种促进神经组织生长的效果就越明显。该实验进一步证实小鼠肿瘤细胞释放的某种可扩散因子能够刺激神经组织的生长。

本故事的第三位重要人物是于 1951 年加入这个研究团队的斯坦利·科恩博士

（图 6.3），他的父母是来自俄罗斯的犹太难民。作为一名生物化学家，科恩的任务是从小鼠肿瘤组织中分离和纯化这些含量极低却可以刺激神经组织生长的活性化学成分。到 1954 年为止，科恩、列维 - 蒙多奇尼和汉布格尔已就该活性化学成分的分离和纯化发布了一系列研究成果。这种从小鼠肿瘤组织中分离出来的活性成分，后来被命名为神经生长因子（Nerve Growth Factor，NGF），它

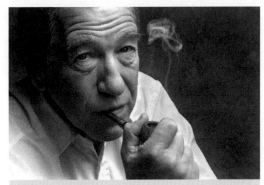

图 6.3　斯坦利·科恩博士，照片拍摄于 1986 年
（资料来源：由 Wile D 先生拍摄）

具有核蛋白的特性，即一种与核酸相结合的蛋白质。

接下来需要解决的科学问题是明确 NGF 发挥促进神经生长作用的成分是核酸还是蛋白质，解决这个问题需要找到分离核酸和蛋白质的有效方法。在与一位核酸研究专家的讨论中，科恩了解到蛇毒中的一种酶（磷酸二酯酶）可以降解并灭活核酸。他决定尝试在组织培养基中加入少量蛇毒：如果 NGF 促进神经生长的作用仍然很明显，就可以断定是 NGF 中的蛋白质成分发挥了促进神经生长的作用，因为核酸成分已被蛇毒降解；相反，如果加入蛇毒后 NGF 促进神经生长的作用消失，则证明是 NGF 的核酸成分在发挥促进神经生长的作用。

添加蛇毒后的实验结果完全出乎意料。第一个阳性实验结果是添加的蛇毒并没有降低 NGF 的促神经生长作用，这一结果提示：NGF 的蛋白质成分发挥促进神经生长的作用，而不是核酸成分。更重要的发现是，仅蛇毒本身就可以使神经组织的生长能力增加 1000 倍！研究小组在无意中获得了一个更重大的发现——蛇毒本身就含有高浓度的 NGF，是比小鼠肿瘤更加便捷的 NGF 来源。

在使用蛇毒进行后续实验的同时，科恩一直在试图寻找其他更易获得且更廉价的 NGF 来源。产生蛇毒的毒腺相当于哺乳动物的大唾液腺，科恩很快就发现雄性小鼠的三大唾液腺中之一——颌下腺富含 NGF[①]，利用这个 NGF 的丰富来源，他终于能够提取足量的 NGF 用于研究其化学成分，并进行活体动物体内注射实验。

小鼠肿瘤组织、蛇毒腺及雄性小鼠颌下腺，这 3 个器官看起来毫无相关性，所

① 作者注：在雌性小鼠颌下腺中 NGF 含量很少。

以，科学家在最初并没有意识到这种 NGF 核蛋白会在生物体内发挥重要生物学作用。然而，当研究人员在胚胎发育过程中阻断 NGF 的活性时，胚胎神经系统发育出现严重紊乱，这一结果提示 NGF 在神经系统早期发育过程中具有重要作用。

故事讲到最后还有更令人意想不到的情节。当科恩最终纯化出足够的 NGF 并注入新生小鼠体内时，正如预料的那样，他观察到小鼠的神经组织生长能力大大增强，进一步证实 NGF 是控制神经系统发育至关重要的生长因子之一。通过大量的观察，科恩还发现新生小鼠接受 NGF 注射后，出现了两个与神经系统发育无关的变化，这是本故事中的又一个"意外发现"：①小鼠眼睛睁开得更早。通常情况下小鼠出生后 12 ~ 14 天睁眼，注射 NGF 后，小鼠出生后 6 ~ 7 天即可睁眼；②小鼠中切牙萌出的时间更早。通常情况下小鼠出生后 8 ~ 10 天中切牙开始萌出，注射 NGF 后，小鼠出生后 5 ~ 6 天中切牙即可开始萌出。这两个变化看起来是如此微不足道，且与最初的实验目的完全无关，大多数科学家可能会忽略，甚至完全不会注意到这些变化，但科恩却继续深入研究。

为了确保这两个变化不是偶然发生的，科恩反复多次进行了实验，最后确定其具有高度可重复性。在冥思苦想之中，科恩灵感乍现，他把这两个变化产生的原因解释为：除 NGF 以外，雄性小鼠唾液腺还含有具有其他生物学功能的生长因子。由于这种生长因子对眼睑皮肤（表皮）的生长发育有显著促进作用，所以科恩将其命名为表皮生长因子（Epidermal Growth Factor，EGF）。1962 年，科恩将他发现的"第二种生长因子"——EGF 分离和纯化，并在《生物化学杂志》第 237 卷第 1555 ~ 1562 页发表了一篇题为《小鼠颌下腺蛋白提取物加速新生小鼠中切牙萌出和睁眼》的学术论文，报道这一研究结果。"言归正传"，新生小鼠中切牙的提前萌出是 EGF 得以发现的关键实验现象之一。

在此之后，列维 - 蒙多奇尼进一步研究 NGF，而科恩转而专注研究 EGF，他们的后续研究提供了大量实验数据，证明这两种生长因子对细胞的发育和生物学行为具有至关重要的作用。事实上，NGF 和 EGF 可以由多种细胞产生，在与目的细胞表面的受体结合后启动目的细胞内一连串复杂的生化反应，进而控制目的细胞的生长、发育和生物行为。

NGF 和 EGF 这两种生长因子的发现开启了一个崭新的研究领域。从那时起，科学家们相继鉴定出大量的其他生长因子。如果将炎症过程中白细胞分泌的生长因子也包括在内的话，生长因子的种类多达上百。现在，在互联网搜索"生长因子"

这个关键词，可以得到超过 5000 万个搜索结果。

自从生长因子被发现以来，人们逐渐认识到，这类物质在体内所有组织的正常生长和发育过程中发挥着举足轻重的作用。例如，NGF 与成年人神经系统的学习和记忆功能密切相关。任何一种生长因子的产生及功能失衡都与疾病的发生相关，对生长因子的进一步认识是理解和治疗多种疾病的基础。

因为在世界上首先发现并报道了生长因子这类物质，列维 - 蒙多奇尼和科恩于1986 年被共同授予诺贝尔医学奖。通常情况下，科学研究中一个"意外发现"就足以引出一项重大的科学突破，而 1986 年诺贝尔医学奖授予的重大科学发现却是由两个"意外"引出来的！

一些生长因子研究领域的科学家认为汉布格尔也应该分享 1986 年诺贝尔医学奖的荣誉，因为这些研究成果是在他的实验室中被发现的，他还是许多重要论文的共同作者，是他招募了列维 - 蒙多奇尼和科恩从事相关研究，还提供了资金和学术支持。更重要的是，正是他早期的开拓性工作促成了生长因子这一概念的提出。

最后，说一点题外话，本章中提到的 3 位科学家都很长寿，汉布格尔和列维 - 蒙多奇尼一直活到百岁以后，列维 - 蒙多奇尼在 102 岁时仍从事科学研究工作。在撰写本章的时候，斯坦利·科恩博士已经 89 岁。

延伸阅读（原书照排）

1. Moses V，Chao. A conversation with Rita Levi-Montalcini.Annual review of physiology，2010，72：1-13.

2. Cowan WM.Viktor Hamburger and Rita Levi-Montalcini：the path to the discovery of nerve growth factor.Annu Rev Neurosci，2001，24：551-600.

3. Cohen S.Isolation of a mouse submaxillary gland protein accelerating incisor eruption and eyelid opening in the new-born animal. J Biol Chem，1962，237：1555-1562.

4. Cohen S.Origins of growth factors：NGF and EGF.J Biol Chem，2008，283（49）：33793-33797.

5. Cohen S，Levi-Montalcini R.A nerve growth-stimulating factor isolated from snake venom.Proc Natl Acad Sci USA，1956，42（9）：571-574.

6. Levi-Montalcini R.The nerve growth factor：thirty-five years later.Science，1987，237：1154-1164.

7. Levi-Montalcini R.In praise of imperfection：my life and work.New York：Basic Books，1988.

见微知著，牙里乾坤。

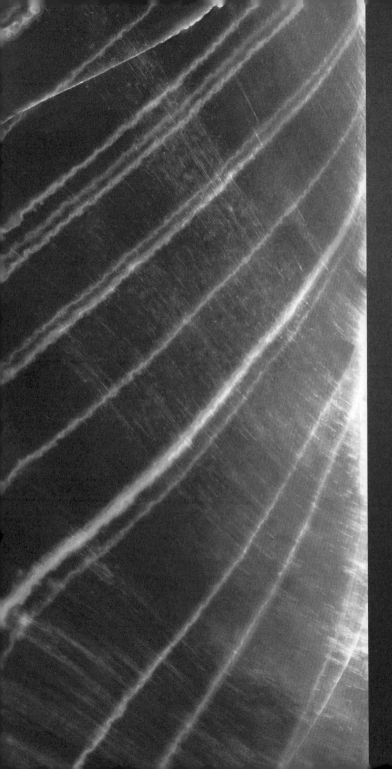

你的食物成就了今天的你：
牙齿如何记录你的生活经历，
吃过什么

人左下第一磨牙硬组织切片荧光显微镜下拍摄图像，牙冠部牙本质中可见多条荧光带，为该个体幼年服用四环素在牙本质中的记录（胡彬助理教授提供）。

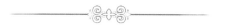

你是谁？从哪里来？

谜团 1

2009 年，英国多塞特郡的道路施工现场发现了一处令人毛骨悚然的墓葬遗址，从中挖掘出 54 具身首异处的年轻男性遗骸！研究人员在这些遗骸上没有发现任何搏斗的痕迹，说明这些年轻男性死者应该是被处死的。利用放射性碳年代测定法检测出死者死亡的时间大约在公元 1000 年，这些死者赤身裸体，也没有陪葬品，这让科学家们难以推测这些死者的真实身份 —— 然而，明确死者的身份信息对于了解这座墓葬的历史价值是至关重要的。

这些人是当地人吗？还是异乡人？如果是异乡人的话，他们又从哪里来？

谜团 2

新石器时代最重要的人类遗迹之一就是英国巨石阵，它坐落在英格兰南部威尔特郡与世隔绝的索尔斯堡平原上，由几十块巨石排列成一个圆圈（图 7.1）。巨石阵建于公元前 3100—公元前 1600 年，耗时超过 1500 年。建造的过程包括开凿、运输和搭建

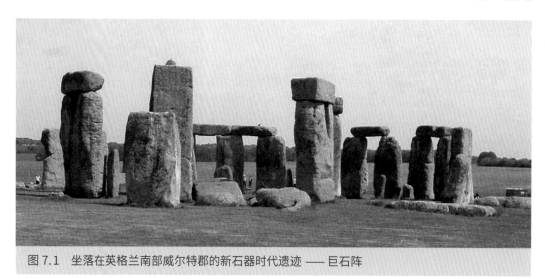

图 7.1　坐落在英格兰南部威尔特郡的新石器时代遗迹 —— 巨石阵

你的食物成就了今天的你：牙齿如何记录你的生活经历，吃过什么

巨石的工作，可谓是个奇迹。目前，对于巨石阵用途的解释众说纷纭：宗教用途？观察星象？推算季节的周期？患者朝圣的祈福之地？祭奠先人和举行葬礼之地？

在墓穴遗骸的发掘过程中总会有惊人的发现，特别是那些有陪葬品的墓穴，往往能揭示当时的社会文明程度和墓主的社会地位。

在距离巨石阵5公里的埃姆斯伯里出土了英国迄今为止陪葬品最丰富的墓葬。像多塞特郡墓穴一样，这座墓葬的发现也纯属偶然。工人们在为新建的学校打地基时发现了埃姆斯伯里墓葬，这个墓穴的建造年代是公元前2400—公元前2200年，墓葬中发现了一具年龄约40岁的男性遗骸。在众多价值连城的陪葬品中，有几样很特别：15枚精美的燧石箭头（因此墓葬主人也被称为"埃姆斯伯里弓箭手"）、野猪獠牙、铜制刀具、黄金头饰（因此墓葬主人的另一个名字是"巨石阵的国王"）。通过这些陪葬品，人们获得了许多关于那个时代的信息，例如，当时的人们已经能够在较广的地理范围内进行贸易往来。

除了这些奇珍异宝外，考古学家们最关心的莫过于这位"弓箭手"来自哪里。最简单的推测是他就是土生土长的当地首领；或许他是从威尔士来的，参与采集青石的工作，这种特殊的青石产自距巨石阵320千米（200英里）外的普瑞斯里山；或许他来自更遥远的地方。当然，每种推测都将会引出一个截然不同的故事。

另一个重要的墓葬位于巨石阵附近的博斯坎比，墓葬建造时间比"埃姆斯伯里弓箭手"的墓穴晚大约800年，墓主是一位14～15岁的男孩。陪葬品中有一条由90颗琥珀珠子串成的项链（因此墓葬的主人也被称为"戴着琥珀项链的男孩"），然而从陪葬品中找不到任何能确定男孩来自哪里的线索。

解密：谜团1和谜团2

由于年代久远，墓葬中的遗骸能够留下来的往往只有牙齿、骨骼等硬组织，只有在极少数情况下，墓葬遗骸的少量软组织也能被保存下来，如埋在冻土层中的猛犸象。至于像鲨鱼、鳐鱼这类软骨动物，其灭绝的祖先只有牙齿能遗留下来，科学家们只能通过研究现有的种群来推测这些物种的进化史。

通过检查牙齿和骨骼组织，可以获得关于该物种的许多信息，例如：年龄、性别、饮食习惯（判断该物种是食肉动物、食草动物还是食虫动物，详见第4章）。

在人类的牙齿上发现蛀牙，可提示高糖型饮食习惯。那么除了上述这些信息，牙齿和骨骼组织是否能够提供更多的信息呢？

牙齿和骨骼组织中是否有一种物质可以帮助解密谜团 1 和谜团 2，告诉人们这些墓主的生活经历呢？这种物质当然存在。出人意料的是，这种物质来自于人不能离开的饮用水。水中存在着一种如同人类指纹一样独一无二的物质，可以据此明确墓主生前生活的区域。如何能更好地通过水揭开这些秘密的科学本质呢？我们有必要先来复习一下水的化学结构，以及这些化学元素是如何整合到牙齿和骨骼组织中的。

水中的氧

众所周知，水由 1 个氧原子和 2 个氢原子构成，化学式为 H_2O。本章我们只需要关注氧原子。

所有化学元素的原子核中包括质子和中子，质子数等于中子数，两者相加为该元素的原子数。

自然界中 98.8% 的氧元素原子核结构为 8 个质子和 8 个中子，化学式为 ^{16}O。然而，氧元素还有另一种稳定但十分稀少的（0.2%）构成形式 —— ^{18}O（图 7.2），

A. 正常氧元素原子核 ^{16}O 由 8 个质子（黄色标记）和 8 个中子（蓝色标记）构成；B. ^{18}O 由 8 个质子（黄色标记）和 10 个中子（蓝色标记）构成。

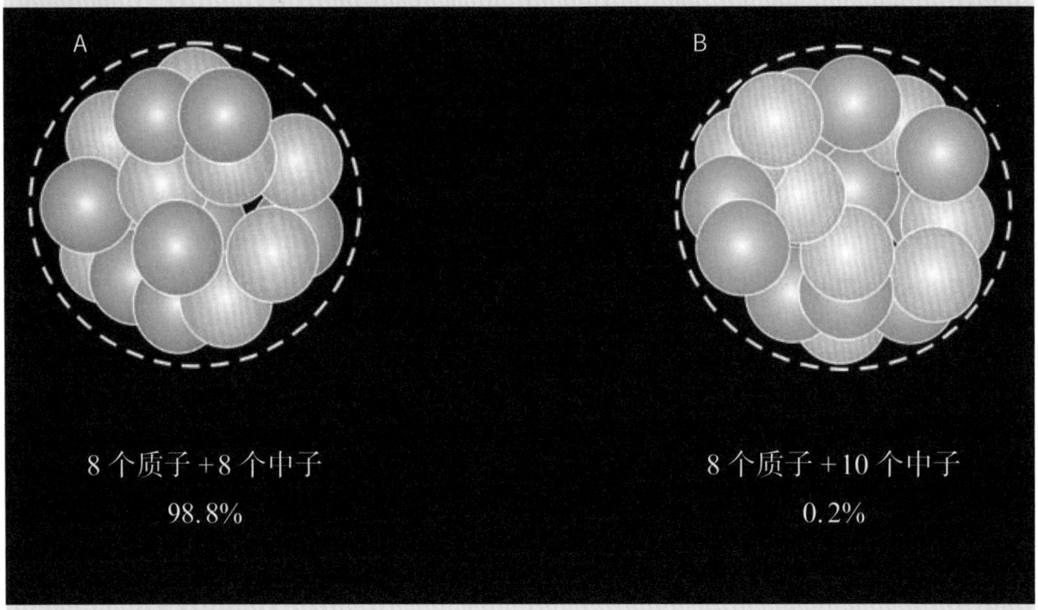

8 个质子 +8 个中子
98.8%

8 个质子 +10 个中子
0.2%

图 7.2 氧元素原子核

它比 ^{16}O 多了 2 个中子，也更重一些。我们将同一化学元素稳定的不同构成称为稳定同位素（有别于会发生放射性衰变的放射性同位素）。

水循环是人类得到饮用水的基础，从海洋蒸发的水蒸气被气流带到陆地上空，凝结为雨水落到地面。因为 ^{18}O 分子量比较大且较重，所以降落的速度更快，故而在海洋附近热带气候地区的饮用水中含有更多的 ^{18}O，而靠近两极的寒带气候地区的饮用水中含有更多较轻的 ^{16}O。饮用水中氧稳定同位素的含量根据其所处的纬度、水温、气候不同而变化。在人类生长发育过程中，饮用水中的氧稳定同位素会被整合到牙齿和骨骼组织中。目前，地球上大多数地区的氧稳定同位素含量已知，并且氧稳定同位素的含量随时间推移的变化相对稳定（当然需要考虑气候变化因素）。通过对比牙齿、骨骼组织和周围土壤中的氧稳定同位素含量，科学家就能推断出一个人在哪里出生，在哪里生活。如果一份硬组织样本（特别是牙釉质）中的氧稳定同位素含量与该样本发现地土壤中的氧稳定同位素含量不同，则提示样本主人应该是从其他地区迁徙而来。

牙齿和骨骼的组成

牙齿和骨骼均由两种成分组成：

1. 矿物质元素包括钙、氧、碳（及极微量的锶、铅等元素）。

2. 胶原蛋白构成柔软、坚韧的支架结构，包括氮元素和氧元素。牙釉质基本由矿物质构成，几乎不含蛋白质。

牙齿和骨骼中的所有构成元素均来自个体日常摄入的食物和水。

牙齿和骨骼中氧稳定同位素的分布

在牙齿和骨骼的发育过程中，氧同位素（^{16}O 和 ^{18}O）参与构成矿物晶体（磷酸盐 PO_4 和碳酸盐 CO_3）。酸溶液可以析出牙齿中的氧元素，用质谱仪分析牙齿中的氧同位素含量后，通过对比牙齿中氧同位素含量与目前已知的不同地域土壤中氧同位素的含量，可以推断出牙齿主人的长期居住地。

由于牙齿和骨骼在机体死亡后具有高度稳定性，科学家们可以通过几百万年前的牙齿或骨骼获得许多该机体存活时的有关信息。从牙釉质（图 4.2）更容易获得类似信息，其性质稳定，很少受成岩作用（包括脱矿、再结晶、胶原蛋白丧失等过程）的影响，这主要得益于牙釉质中矿物质含量高达 96%，几乎不含有机物（牙釉质中有机物含量约为 1%，牙本质有机物含量约为 20%，骨骼有机物含量约为 25%）。而牙本质和骨骼组织因结构的多孔性，且含有大量胶原蛋白，在机体死亡后更容易在土壤中发生变化。

揭开谜团 1

现在，再重新审视一下多塞特郡的 54 具遗骸。那个时代，适逢维京人血洗英格兰。对这些遗骸的牙齿进行氧同位素分析发现，这些遗骸并不是当地人，而是来自斯堪的纳维亚的维京战士。这一发现给整个墓穴遗址提供了更多背景信息。这就是：在维京人大获全胜的时代，这批维京战士不幸被全体擒获，并被当地的盎格鲁 - 撒克逊人处以死刑。

揭开谜团 2

研究人员在分析了"埃姆斯伯里弓箭手（巨石阵的国王）"的牙釉质后发现，他也不是当地人。他来自遥远的欧洲中部阿尔卑斯山脉地区，大概是现在的瑞士、德国和奥地利附近。弄清楚了他来自哪里的问题后，接踵而来的是一系列也许没人能够回答的疑问：他为什么要长途跋涉来到英格兰？又为什么会被埋葬在如此重要的历史遗迹旁边？2006 年墓穴遗迹旁边的学校正式成立时，被命名为"埃姆斯伯里弓箭手小学"。

与"埃姆斯伯里弓箭手"一样，通过分析牙釉质中氧同位素含量，研究人员得知"戴着琥珀项链的男孩"也非本地人。"埃姆斯伯里弓箭手"来自寒冷的山脉地区，而这个小男孩则来自温暖的地中海气候地区。这两个墓葬遗迹提示：那时的巨石阵就已经在全世界享有盛名，甚至有国际客人到访。

通过分析牙齿、骨骼组织并获得遗骸生前常用水源地这种独一无二的"指纹"信息，科学家们可以推断这些人（或动物）的迁徙路径。这种方法可以解开其他方法无法解答的考古学和进化史上的众多未解之谜。

是谁陪着哥伦布探险，航行美洲新大陆？

牙齿同位素信息分析还可以揭示某些重大历史事件背后不为人知的细节。研究人员利用牙齿同位素分析方法对 1492 年克里斯托弗·哥伦布发现美洲新大陆这一事件进行深入分析，获得了出乎意料的发现。

在多米尼加共和国的伊莎贝拉[1]曾经出土过 20 具遗骸。有充足的证据提示，这些遗骸生前是哥伦布第二次新大陆航行（1493—1496 年）时的部分船员。但是，有关这些船员的详细历史资料缺失，研究人员是否能通过分析牙齿的同位素来确定这些船员的出生地呢？众所周知，在发现美洲新大陆的探险之旅中，哥伦布曾带着他的私人非洲奴隶。

从牙釉质中获取的氧稳定同位素分析结果很有价值，再加上碳元素和锶元素的分析结果（详见本章后续内容），所揭示的细节远远超出预期。分析结果表明，在20 具遗骸中，有 3 人（对应 3 具遗骸）的出生地是非洲，而不是人们之前普遍认为的 1 人（对应 1 具遗骸）。随后，这些遗骸牙齿的特殊外形进一步佐证了研究人员的推断，因为非洲原住民，尤其是西非地区的原住民，他们的牙齿通常被修整成特殊的外形。这些新的发现说明，在哥伦布发现美洲新大陆的过程中，同行的非洲原住民大大超出了原来普遍认为的数量。

牙齿能提供大象、鲸、海牛进化史的哪些秘密？

牙齿和骨骼组织中氧同位素分析提供的信息与机体生活环境中的水息息相关，这种分析方法能否重新为遗骸赋予血肉之躯，提供更多关于机体生活环境的信息呢？例如，是否能区分某种动物是水生哺乳动物或是陆生哺乳动物？以鲸类哺乳动物为例，人们知道它们的祖先是陆生动物，牙齿氧同位素分析是否可以揭示鲸的祖先何时向水中迈出了第一步呢？

通过分析多个物种发现，水生动物（鲸）、半水生动物（河马）、陆生动物的牙釉质中氧稳定同位素含量不同。基于此发现，研究人员可以通过分析动物化石牙釉质中氧稳定同位素含量来确定该物种是水生动物、半水生动物，还是陆生动物。

大象一直被认为是陆生动物，在分析了 2 头生活在 3700 万年前的原始大象（始祖象和重兽）化石牙釉质中氧稳定同位素含量后，发现大象的祖先是半水生动物，它们会整天待在水里，以觅食淡水植物为生。

---

[1] 译者注：伊莎贝拉通常被认为是欧洲探险者在新大陆所建立的第一座城镇。

通过对现代鲸和海牛（儒艮）3000万～5000万年前祖先化石牙釉质中氧同位素含量进行分析，研究人员发现这两个物种进化模式殊途同归：鲸的早期祖先生活在淡水环境之中，随后迁徙到半咸水和咸水环境中；而海牛的祖先在很早就直接适应了咸水环境并没有经历淡水环境进化环节。

牙齿中同位素分析是否可以还原恐龙的一生？

如果有一种动物总是能引起人们的无限遐想，那非恐龙莫属。这些爬行动物2.3亿年前出现在地球上，6500万年前成为地球霸主，然后突然灭绝了（一些理论认为现代鸟类是躲过大灭绝的一种恐龙）。学术界普遍认为恐龙灭绝的原因与小行星撞击墨西哥尤卡坦半岛海域有关，印度中部的德干地盾超级火山爆发也起到了推波助澜的作用。

虽然研究人员已经从恐龙的遗骸中获得了许多信息，但更多关于恐龙生物学和行为学的谜团至今尚未解开，主要的谜团有以下3个：

1. 恐龙是冷血动物还是温血动物？

2. 为了得到充足的食物，大型食草恐龙是否需要进行一年一次的迁徙？像现代的牛羚一样，每年从肯尼亚的马赛马拉草原迁徙到坦桑尼亚的塞伦盖蒂平原。

3. 体型最大的两种恐龙——棘龙和霸王龙为何能在同一片领地中和平共处？

牙齿中氧同位素含量分析可以帮助回答以上疑问。

在研究恐龙到底是温血动物（恒温动物，如鸟类和哺乳动物）还是冷血动物（变温动物，如现代的鳄鱼）的时候，通过分析其形态学特点（如血供方式、骨骼结构等），学术界普遍认为恐龙是恒温动物，但这一结论缺乏更加确凿的证据支持。恐龙牙齿中氧同位素含量分析可以帮助研究人员揭示该物种生存环境的温度和自身的体温，通过分析大量食肉恐龙化石牙齿中氧同位素含量，并与生活在同一纬度鳄鱼化石牙齿中氧同位素含量进行对比，发现两组数据存在很大差异。由于鳄鱼是冷血动物，据此可以推断导致这种明显差异的唯一解释就是恐龙很有可能是恒温动物。

在提到体型巨大的长颈食草蜥脚类恐龙时，人们普遍认为它们每年都要为了生计而进行季节性迁徙觅食。为了验证这个假设，研究人员选取生活在距今1.5亿年前的大鼻龙类恐龙作为研究对象。它们身高18米，体重将近30吨（最新的研究认为它们的体重比之前想象的轻得多）。为了明确这类恐龙是否进行季节性迁徙，研究人员对其牙齿中氧同位素含量进行了分析。如果这类恐龙没有迁徙的习性，其牙齿釉质全层的氧同位素含量应保持一致。然而，研究结果发现这类恐龙牙釉质全层的氧同位素含量呈现规律性周期变化，提示这类恐龙为了获得充足的食物定期进行迁徙。以上研究结果是有史以来证明食草恐龙进行周期性迁徙的第一个强有力证据。

如果食草恐龙为了觅食需要进行周期性迁徙的话，以它们为食的食肉恐龙必定追随着它们一起迁徙。这一猜测同样可以通过分析食肉恐龙牙齿中氧同位素含量进行验证。

位于当时食物链顶端的两种最大型食肉恐龙 —— 棘龙和霸王龙为何能在同一片领地中作为顶级捕食者和平共处（毕竟"一山难容二虎"）呢？它们的颅骨和牙齿外形提供了研究线索：霸王龙的牙齿巨大且具有尖锐锯齿状的边缘，提示它们以食肉为主；棘龙长着像鳄鱼一样窄而长的吻，牙齿呈锥形，这些特点提示它们主要以鱼类为食。棘龙牙齿中氧同位素含量分析结果显示，其体内氧同位素含量与同时期的半水生动物，如鳄鱼、龟类接近，但远低于陆生恐龙。这一结果强有力地证明了棘龙是半水生动物，其大部分时间都在水中捕食鱼类，不会和陆生的霸王龙夺取食物。也正因为如此，"一山才能容得下二龙"。

冰人奥兹来自何处？

20世纪考古学的重大发现之一就是"冰人奥兹"。1991年，在阿尔卑斯山脉的厄兹塔尔① 发现了奥兹保存完好并且已经木乃伊化的遗体，这也是"冰人奥兹"名字的由来。据推测，奥兹死于5200年前，死因是箭伤。

"冰人奥兹"的重要性在于低温保存了其完整的遗体，包括一些人工制品，如衣服、工具、武器等，也被完整保存了下来。面对这个独一无二的发现，科学家动用了所有已知的科学技术手段来尽可能多地了解"冰人奥兹"的生平，最主要的研究焦点之一就是奥兹的出生地和葬身地是否为同一地点，以及他一生的迁徙轨迹。

———————————

① 作者注：厄兹塔尔位于意大利和奥地利边境地区，由于奥兹是在意奥两国边境地区被发现的，这导致在其归属权的问题上，意大利和奥地利各执一词。

对牙齿和骨骼的研究不仅能提供奥兹出生地的信息，还能揭示他一生迁徙的轨迹，而这些至关重要的信息是通过其他研究方法难以获得的。想要获得以上信息，除了需要进行牙齿和骨骼氧同位素含量分析外，还需要对牙齿和骨骼的形成过程有深入了解。

在人的一生中，骨骼组织不断发生吸收和再沉积（即骨改建）。骨表面的致密骨改建速度慢，其氧同位素含量对应的是个体幼年生活区域的氧同位素含量。而骨中心的松质骨部分改建速度快，其氧同位素含量对应的是个体成年后生活环境中的氧同位素含量。

人类每颗牙齿发育的时间都不相同，因此不同牙齿牙釉质中氧同位素含量可以反映个体不同生长时期的生活环境状况。人类第二恒磨牙牙釉质中氧同位素含量反映个体幼年的生活环境，人类第三恒磨牙牙釉质中氧同位素含量则反映个体青少年时期的生活环境。由于人类牙釉质的完全矿化需要 3 年时间，因此，牙釉质全层标本中的氧同位素含量变化反映个体幼年时期 3 年中生活环境的变化。另外，牙齿的牙本质在人的一生中不断缓慢沉积，牙本质中氧同位素含量可以提供个体 20 岁以后的生活环境信息。

厄兹塔尔地区南部与北部的水中氧同位素含量不同。南部氧同位素含量略高，通过分析"冰人奥兹"牙釉质和骨骼中的氧同位素含量（同时还对锶同位素进行了分析，详见本章后续内容），科学家确定了"冰人奥兹"的出生地：意大利南部地区，他童年生活在距其遗骸发现地约 60 公里的山谷中。其骨骼中氧同位素含量的变化提示，他成年后迁徙到了海拔更高的地区生活。

你靠吃什么为生？

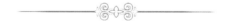

获取食物的难易程度和食物种类的变化是促进物种进化的原因之一。某一物种如果只以某种特定的食物为生的话，当这种食物来源丰富的时候，该物种就可以

顺利繁衍生息；如果环境改变导致特定食物匮乏，而该物种又难以快速适应另一种食物时，通常会导致该物种的灭绝。随着物种的不断进化，当代物种与其祖先的食谱截然不同。那么，牙齿和骨骼化石中是否存在某种可以揭示物种饮食习惯的物质呢？如下面提到的 2 个案例。

谜团 3

在物种进化的历史长河中，许多两足类动物的祖先（用两足直立行走的动物）向不同的方向进化，只有少数两足类动物进化成与人类亲缘关系最近的类人猿（详见第 13 章）。通过研究人类祖先的牙齿和骨骼遗骸，能否找到有关于他们饮食习惯的信息并解释为什么一些物种存活下来了，而另一些则销声匿迹了呢？他们的饮食习惯与当代类人猿有什么差别？在所有的南方古猿中体型最大的一族是鲍氏傍人（又称鲍氏东非人，详见第 13 章），因为他拥有像胡桃夹子一样巨大的磨牙，所以又被称为"胡桃夹子人"（图 7.3）。研究人员推测这些巨大磨牙的功能是研磨、咀嚼坚硬的食物，如坚果、水果和种子。这些推测是正确的吗？

A. 鲍氏傍人长着巨大磨牙的上颌骨；B. 现代人类上颌骨。

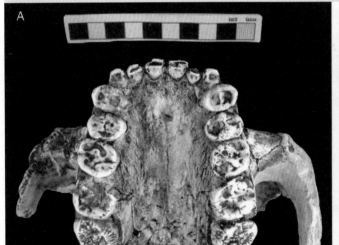
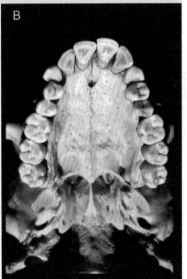

图 7.3　人类祖先的骨骼遗骸
（资料来源：由 C.Dean 教授提供，M.Farrell 摄影作品）

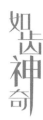

谜团 4

美洲早期文明建立的标志性事件是农业生产的出现，特别是耕种玉米。在这一时期的人类牙齿和骨骼遗骸是否能为证明当时人类的日常食物中包括玉米提供相关信息呢？

解密：谜团 3 和谜团 4

要获得当时人类个体日常食物的组成信息同样依赖于对牙齿和骨骼遗骸中各种化学元素同位素的分析，方法基本上与前文提到的氧同位素含量分析相同，然而在下面的例子中被分析的化学元素主要是碳元素（也包括氮元素，见本章后续内容）。首先，有必要了解一下碳元素是如何进到食物链中，又是如何被整合到牙齿和骨骼中的。

食物链中的碳元素

碳元素在大气中的存在形式是二氧化碳，每个二氧化碳分子（CO_2）包含了 1 个碳原子和 2 个氧原子。植物和藻类通过光合作用把二氧化碳和水转化为糖类用以提供能量。叶绿素是植物从阳光中吸收能量的物质基础，在光合作用过程中至关重要。植物和藻类处于食物链的最底端，一切生命的存在都依赖于它们所进行的光合作用。

碳的稳定同位素

碳元素（C）含有 6 个质子和 6 个中子，原子数为 12，记为 ^{12}C（图 7.4A），98.8% 的碳元素都是这种结构，却也有例外：大约有 1.1% 的碳元素在结构和化学特性上与 ^{12}C 非常接近，却因为多 1 个中子，质量稍重，这种碳的稳定同位素被称为 ^{13}C（图 7.4B）。通过光合作用被整合到植物中的 ^{13}C 含量可以被精确测定。

在植物进行光合作用时，被整合到植物中的 ^{12}C 含量占据绝对优势。动物或者人类采食植物后，经过一系列的消化过程，消化产物中的 ^{13}C 含量会增加并被整合到动物的牙齿和骨骼中。由于日常食物的不同，动物体内的这两种碳稳定同位素含量不同。研究人员利用特定的食物喂养活体动物发现，食草动物、食肉动物和杂食动物体内的碳稳定同位素含量分别有特定的值。

碳稳定同位素含量还可以提供海洋动物与陆生动物日常食物的信息。海洋植

A. 正常碳元素（^{12}C）由 6 个质子（黄色标记）和 6 个中子（蓝色标记）构成；B. 碳稳定同位素 ^{13}C 由 6 个质子（黄色标记）和 7 个中子（蓝色标记）构成；C. 放射性同位素 ^{14}C 含有 6 个质子（黄色标记）和 8 个中子（蓝色标记）。

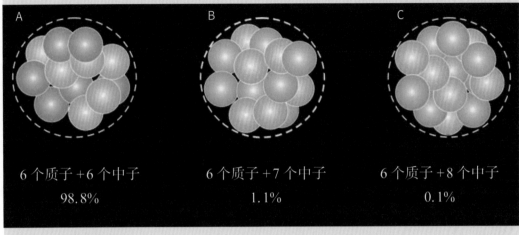

A	B	C
6 个质子 +6 个中子	6 个质子 +7 个中子	6 个质子 +8 个中子
98.8%	1.1%	0.1%

图 7.4 碳元素原子核

物和陆生植物中碳稳定同位素含量不同，造成了海洋食草动物（如海牛）与陆生食草动物体内的碳稳定同位素含量不同。同样，以海洋食草动物为食的食肉动物体内碳稳定同位素含量与以陆生食草动物为食的食肉动物体内碳稳定同位素含量也不同。

C3 和 C4 植物

通过对动物骨骼中的碳稳定同位素含量进行分析，不仅可以明确该动物是食草动物、食肉动物还是杂食动物，还可以明确其采食植物的种类和比例等信息。

根据光合作用方式的不同，植物可以被分为两大类：C3 植物和 C4 植物。大多数（95%）的植物是 C3 植物。这类植物在进行光合作用时，利用空气中的二氧化碳合成的有机化合物含有 3 个碳原子。C3 植物的代表有树、灌木、开花植物、水果、坚果、土豆、大麦、小麦和燕麦等喜欢生长在湿润凉爽环境中的植物；另一类是 C4 植物（5%），在进行光合作用时，其合成的有机化合物含有 4 个碳原子。C4 植物的代表有玉米、小米、甘蔗和大多数喜欢生长在干燥炎热环境中的热带草本植物。

当 C3 植物和 C4 植物均可作为食物来源的时候，食叶动物（主要采食高空植物）会选择 C3 植物，而食草动物（主要采食地面植物）则会选择 C4 植物。

C3 植物和 C4 植物的区别之一就是参与合成有机化合物的碳稳定同位素

^{13}C含量不同。主要采食C4植物的食草动物体内碳稳定同位素含量比以C3植物为主要食物的食草动物体内碳稳定同位素含量要高。而动物体内碳稳定同位素含量介于以上两者之间时，则提示该动物食谱中同时包括C3植物和C4植物。同理，以不同食草动物为食的食肉动物体内碳稳定同位素的含量也有所不同。除此之外，研究人员还可以断定以C4植物为主要食物来源的动物适应干燥炎热环境中的生活。

牙齿和骨骼中碳元素的分布

在牙齿和骨骼中，碳元素以两种形式存在，除了参与构成碳酸钙（$CaCO_3$），还参与构成牙本质和骨骼中的有机胶原蛋白。牙釉质是分析碳稳定同位素含量最有价值的标本，因为牙釉质几乎只含有矿物质。当机体死亡后，牙釉质是机体所有硬组织中最不易发生变化的结构。

揭秘谜团3

碳稳定同位素含量分析帮助研究人员揭开了谜团3。现存与人类亲缘关系最紧密的灵长类动物是黑猩猩和大猩猩，它们几乎只以C3植物（如水果和树叶）为食。作为人类非洲祖先之一的拉密达猿人，生活在距今440万年前，虽然他们的大脑很小，但却能够直立行走。在进化的过程中，他们保留了适合抓握的大脚趾，这提示他们善于攀爬，很有可能生活在树木繁茂的森林中。通过分析他们牙釉质中碳稳定同位素含量，研究人员发现，虽然该物种主要以C3植物为食，但却有着比类人猿更加复杂多样的饮食结构。除了C3植物，食物中有10%~25%为C4植物。碳稳定同位素含量分析还发现，大多数高等两足生物，如南方古猿，饮食结构中至少含有30%（比例变化很大，有的甚至高达80%）的C4植物。

学术界最初认为南方古猿中体型最大的一族——鲍氏傍人，用他们巨大的磨牙（图7.3）咀嚼坚硬的C3植物食物，如坚果、水果、种子等。在对20颗距今190万年到140万年的鲍氏傍人牙釉质标本进行碳稳定同位素含量分析后，研究人员惊奇地发现这些鲍氏傍人的食物以C4植物为主，也就是说鲍氏傍人巨大的牙齿和强有力的咀嚼系统是用来切割和磨碎坚韧且能量较低的食物，如草或莎草等。

包括不同种系的南方古猿在内的人类祖先遗骸不断被发现，使人类进化树图看起来枝繁叶茂。一个被命名为南方古猿源泉种的新物种，于 2008 年在南非的马拉帕被发现，是 2 具距今 200 万年左右、保存完好的人类祖先遗骸：其中一具是一名青少年男性的遗骸，另一具是一名年龄约 30 岁女性的遗骸。由于 2 具遗骸同时具有原始人类和现代人的面型特点，研究者认为该物种很有可能是介于非洲南方古猿和东非猿人或直立人之间的过渡物种。牙釉质碳稳定同位素含量分析发现，该物种的饮食结构与拉密达猿人或者鲍氏傍人完全不同，即在 C3 植物和 C4 植物都充裕的生存环境中，他们只采食 C3 植物。随后，人们对他们牙齿上牙结石的分析也证实了上述结论。从牙结石中可以分离并鉴定出植物岩（植物产生的二氧化硅晶体），并根据植物岩的不同性状，确定产生该植物岩的植物。牙结石中的植物岩分析，进一步证实该物种只采食 C3 植物，如水果、树叶、树枝、树皮。他们的饮食结构与黑猩猩更接近。

碳稳定同位素含量研究表明，在进化过程中，人类祖先更倾向于多元化的食物结构，探索更广阔的森林并采集食物。相比之下，某些南方古猿及现代的黑猩猩和大猩猩的饮食结构要单一得多。

揭秘谜团 4

大约在 1 万年前，人类开始在墨西哥种植玉米，经过多年的选种、栽培、耕种，终于把这种野生的植物改造成了营养丰富的粮食作物。人类社会模式从游牧狩猎模式转化为定居农业模式是美洲大陆人类史上的重要事件之一，农业生产模式的确立为人类社会提供了稳定的食物供应，人口得以增长，这也是社会文明形成的基础。墨西哥玛雅文化的建立就是例证之一。玉米是典型的 C4 植物，科学家们通过研究美洲大陆人类墓穴遗骸牙釉质中的碳稳定同位素含量明确了玉米在美洲大陆的种植起源和传播路线：玉米作为粮食作物以墨西哥为中心传遍了整个美洲大陆后，16 世纪初被第一次踏上美洲大陆的西班牙殖民者带回到欧洲大陆。另外，根据对墓葬陪葬品的研究和分析发现，玉米摄入量与个体所处的社会地位有很大相关性。

牙釉质中碳稳定同位素含量分析还帮助研究人员解答了许多其他科学方法不能回答的考古学和进化史上的问题，例如：

碳稳定同位素含量分析能为非洲大型食草动物进化史研究提供什么信息？

碳稳定同位素含量分析可以帮助研究人员区分 C3 植物和 C4 植物，这使非洲大型食草动物进化史研究更加精确。以往的研究已经明确，在 1500 万年到 1000 万年前，C4 植物开始在非洲大陆出现，而在此之前，非洲大陆的食草动物都以 C3 植物为生。通过分析不同食草动物遗骸牙釉质碳稳定同位素含量，研究人员可以得知该物种的饮食结构何时从 C3 植物转变成 C4 植物。例如，在距今 990 万年到 740 万年前，斑马的祖先是非洲草原上最早开始采食 C4 植物的大型食草动物，而疣猪的祖先在距今 650 万年到 420 万年前才开始采食 C4 植物。

恐龙是恒温动物吗？

在本章前面部分，已经提到过证明大多数恐龙属于恒温动物的研究，该研究发现恐龙牙齿中氧同位素含量与冷血动物不同，提示恐龙是恒温动物。除了以上证据外，是否还有更多化学元素同位素的研究结果支持这个观点呢？

通常情况下，对碳和氧的稳定同位素需分别进行分析，但一种新的实验方法可以同时对这两种元素的稳定同位素含量进行分析，这种方法的原理是牙齿矿物结晶中碳酸盐（CO_3）的 ^{13}C 可以直接和 ^{18}O 结合。在牙齿形成的过程中，温度越高，这两种元素的结合率越低，如在冷血动物鳄鱼的牙釉质中，^{13}C 和 ^{18}O 化合物的含量要比恒温动物（如大象或者犀牛）牙齿中该化合物的含量高很多。该方法可以用来确定生活在距今 1 亿年前的蜥脚类恐龙属于温血动物还是冷血动物。研究结果表明，这类长着细长脖颈恐龙的体温应为 36 ~ 38°C，与现代的哺乳动物体温接近。

曾在同一时期生活在地球上的尼安德特人和早期人类的饮食习惯相同吗？

大约 5 万年前，尼安德特人和早期人类曾在地球上同时存在过，但为什么人类存活下来了，而他们却灭绝了呢？拥有同样的食物来源，如水果、坚果、肉类，这两个物种都充分地利用这些食物资源了吗？是不是因为早期人类是更好的猎手呢？还是早期人类在食物短缺的日子里能够捕获更多的肉类食物？从这两个物种的遗骸中发现的线索能够回答以上问题吗？对两个物种牙齿碳稳定同位素含量的对比研究为解答以上问题提供了线索。同时，研究人员还发现，鱼类等海洋生物也是当时人类重要的食物来源之一。但要明确鱼类等海洋生物在食物谱中的重要性，需要对另一种化学元素——氮元素的稳定同位素进行分析。

氮的稳定同位素

氮元素记为 ^{14}N，占自然界氮元素的 99.6%，有 7 个质子和 7 个中子；氮的稳定同位素 ^{15}N 约占自然界氮元素的 0.4%，比 ^{14}N 多一个中子。

植物从土壤中吸收氮元素，食草动物又从植物中获取氮元素用于合成骨骼、牙本质和软组织中的胶原蛋白。与碳元素一样，$^{15}N/^{14}N$ 的比值随着动物在食物链中位置的上升而增高。研究显示，矿化组织胶原蛋白中氮稳定同位素含量在食草动物体内为固定值，在食肉动物（猎捕陆生食草动物）体内这一数值更高，杂食动物介于两者之间。氮元素的另一个重要作用是可以让我们区分陆生动物与海洋动物，因为海洋动物体内有更高浓度的 ^{15}N。

氮稳定同位素含量分析通常用于明确某物种饮食结构中是否含有鱼类。只猎食海洋动物的物种与只猎食陆生动物的物种相比，体内氮稳定同位素含量更高，食物中包括海洋动物与陆上动物的混食物种体内的氮稳定同位素含量介于两者之间。

用氮稳定同位素含量分析法对比生活在距今 12 万年到 2.7 万年前的尼安德特人和生活在距今 4 万年到 2.7 万年前的早期人类，结果发现，尼安德特人食物中的所有蛋白质几乎只来自于新鲜植物，而早期人类的食物来源更为多样化，包括鱼类和其他海洋生物。这种充分利用食物来源的能力是人类在进化过程中遭遇食物短缺时期得以生存下来的基础之一。

锶元素和碳的放射性同位素

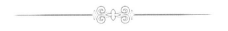

参与构成牙齿和骨骼的另外两种元素：锶元素和碳的放射性同位素，在考古学和进化史研究中也具有举足轻重的作用。

锶

化学元素锶（Sr）有两种同位素，与氧元素一样，也可以提供生物体出生地和成长环境的相关信息。锶的两种同位素分别为：^{86}Sr占自然界中锶元素总量的10%；^{87}Sr占自然界中锶元素总量的7%。其中^{87}Sr由化学元素Rb放射性衰变产生，因此，其含量随着时间推移而缓慢增加，在古老的岩石中（超过1亿年），^{87}Sr/^{86}Sr的比值较高；而在"年轻"的岩石中（小于1亿年），^{87}Sr/^{86}Sr的比值较低。

与碳元素和氮元素一样，锶被植物从土壤中吸收，并进入到食物链中。由于锶和钙的结构非常相似，并可以替代无机晶体中的钙，矿化组织中含有大量锶元素。目前全世界地理范围的锶同位素比值图谱已经明确，将生物体遗骸牙齿与骨骼中锶同位素的比值与该图谱进行对比，即可推断出该生物体生前的生活地域。

谜团 5

在秘鲁，印加帝国的统治者因用活人祭祀而被世人所知，他们甚至曾用儿童献祭，以安慰神灵。在近来发现的一个陪葬品丰富的墓穴中找到了7具3～12岁儿童的遗骸。研究者认为这些儿童是献祭的牺牲品，他们被从印加帝国不同的地区抓来集中到一起，最终被献祭给神灵。是否能通过这些儿童遗骸的牙齿分析获得相关证据支持这个观点呢？

揭秘谜团 5

通过分析这些儿童遗骸牙釉质中锶同位素的比值，研究者发现，其中5位儿童（对应5具遗骸）在墓穴发掘地出生并成长，而另外2位儿童（对应2具遗骸）则不是当地人，从而印证了之前的假设，即这些被用于祭祀的儿童来自印加帝国的不同地区。

与印加文化相似的墨西哥玛雅文化中也有活人祭祀仪式。特奥蒂瓦坎曾经是人类世界第一个千年里最繁荣的玛雅城市之一，在挖掘其境内最大的金字塔——月亮金字塔时，发现了很多具公元150—350年的人类遗骸。对这些遗骸牙齿的锶同位素比值分析发现，这些受害者不全是当地人，其中一些来自特奥蒂瓦坎周边的乡村。

谜团 6

许多奴隶的埋葬地相继在墨西哥的坎佩切（16 世纪中叶到 17 世纪末的墓葬）和巴西的里约热内卢（1760—1830 年的墓葬）被发现。当时奴隶贸易的文字记录寥寥无几，锶同位素比值分析是否能提供这些奴隶来源地的信息呢？他们是从非洲被抓到墨西哥和巴西的吗？或者他们本来就出生在墨西哥和巴西？

揭秘谜团 6

对 10 颗来自墨西哥墓穴中的恒牙牙釉质进行锶同位素比值分析，发现其中 6 人（对应 6 具遗骸）出生在本地，4 人（对应 4 具遗骸）则出生在非洲，于出生后被运到墨西哥。此外，这些奴隶遗骸牙齿外形也被做了人为修改，而这种人为对牙齿外形进行修改的习俗是非洲地区所特有的（详见第 16 章）。

迁徙移居与社会习俗的证据

锶同位素比值分析还可以提供人类迁徙移居与社会习俗的相关信息，以下 2 个例子就是证据。

2003 年，在英国巨石阵附近的博斯库姆，工人们挖掘水渠时意外地发现了本章中的第三个重要墓穴。虽然大多数新石器时代的墓穴只有一位墓主，而这个墓穴中却有 7 具人类遗骸：3 名成年男性、1 名青少年男性、3 名儿童。同时还发现大量陪葬品：陶器、1 颗野猪牙、5 枚燧石弓箭头。为了获取有关墓葬的更多信息，研究人员对这些成人遗骸的前磨牙和第三磨牙进行了锶和氧同位素分析。前磨牙中锶和氧同位素分析可以提供这些成人 3 ~ 6 岁生活环境的信息，而第三磨牙中锶和氧同位素分析则可以提供这些成人 9 ~ 13 岁生活环境的信息。结果发现：①前磨牙和第三磨牙中锶和氧同位素分析结果不同，说明这些成年人在 3 ~ 6 岁和 9 ~ 13 岁两个时期分别生活在不同的区域；②通过锶同位素比值匹配，发现这些成年人最可能的出生地是威尔士地区，即建造巨石阵的青石出产地；③这些成年人遗骸的锶同位素数值与墓穴所在地——巨石阵地区的锶同位素数值也不匹配，提示他们在一生中至少在 3 个地方生活过。对墓中 2 具儿童遗骸进行的锶和氧同位素分析发现，他们的出生地与这些成年人也不同。

锶同位素比值分析不仅可以提供个体出生地等信息，还能为研究其生活风俗等社会学研究提供线索。最近在德国的厄洛出土了 1 组距今 4600 年的遗骸，这批遗骸为研究那时的婚姻习俗提供了最好的样本。这组遗骸包括男人、女人和儿童，他们应该是同一家族的家庭成员，因遭受暴力而同时死亡。对他们磨牙锶同位素进行分析，发现男人和孩子均出生在厄洛。而女人们则来自他乡，最近的来自距离厄洛约 60 公里的地方。这些发现提示，在新石器时代早期，新娘是通过异族通婚远嫁而来，之后随其丈夫定居，生儿育女。

碳的放射性同位素

除了 2 种稳定的碳同位素——^{12}C、^{13}C 外，碳元素还有第三种形式，即放射性同位素 ^{14}C。其含有 6 个质子和 8 个中子（图 7.4C）。^{14}C 不稳定，最终会衰变成氮 14（^{14}N），虽然在自然界中含量极低，却可以被精密仪器检测到。因 ^{14}C 在有机物中的衰变率是已知的，所以被用来做放射性碳年代测定法。考古发现的距今 6 万年内的任何含有碳的物质都可以利用该方法被精确计年。

^{14}C 主要由宇宙射线作用于大气中的氮而生成，同时也是原子弹爆炸的副产物。在第二次世界大战后期的 1945 年，2 枚原子弹被投放在日本。在全面禁止核武器实验条约签订之前的 1955—1963 年，全世界范围内有多颗实验用原子弹被引爆，核试验产生的 ^{14}C 与碳的其他稳定同位素一样，以二氧化碳的形式被植物吸收，进而进入到采食者的体内，并参与人牙釉质的形成。因此人牙釉质中 ^{14}C 的含量反映了当时大气中 ^{14}C 的含量。基于此，如果一个人出生在 1953 年之后，通过检测牙釉质中 ^{14}C 的含量并与已知的大气中 ^{14}C 含量记录进行对比，就可以推断这个人的年龄，误差在 1.6 年之内。这种仅用一颗牙齿推测年龄的方法比其他年龄推测方法更加精确。如果牙釉质中检测不出 ^{14}C，则说明该个体出生在 1945 年之前。这一方法被曾应用于鉴定 2004 年东南亚海啸罹难者的身份。

总结

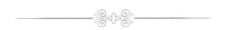

　　通过本章的这些例子可以看出，牙齿组成元素的精确分析具有出乎想象的科学意义，分析结果可以提供个体的出生地、迁徙史、饮食结构等信息，甚至可以判定一个物种是变温动物还是恒温动物，同时还可以为许多墓葬的发掘研究提供重要背景信息。

延伸阅读（原书照排）

1. Stanley H Ambrose, Jane Buikstra, Harold W Krueger.Status and Gender Differences in Diet at Mound 72, Cahokia, Revealed by Isotopic Analysis of Bone.Journal of Anthropological Archaeology, 2003, 22（3）：217-226.

2. Romain Amiot, Christophe Lécuyer, Eric Buffetaut, et al.Oxygen isotopes from biogenic apatites suggest widespread endothermy in Cretaceous dinosaurs.Earth and Planetary Science Letters, 2006, 246（1）：41-54.

3. Amiot R, Buffetaut E, Christophe Lécuyer, et al. Oxygen isotope evidence for semi-aquatic habits among spinosaurid theropods. Geology, 2010, 38（2）：139-142.

4. Andrushko VA, Buzon MR, Gibaja AM, et al.Investigating a child sacrifice event from the Inca heartland.Journal of Archaeological Science, 2011, 38（2）：323-333.

5. Cerling TE, Mbua E, Kirera FM, et al.Diet of Paranthropus boisei in the Early Pleistocene of East Africa. Proceedings of the National Academy of Sciences, 2011, 108, 9337-9341.

6. Clementz MT, Koch HPL.Identifying Aquatic Habits of Herbivorous Mammals through Stable Isotope Analysis. PALAIOS, 2008, 23（9-10）：574-585.

7. Clementz MT, Goswami A, Gingerich PD, et al.Isotopic records from early whales and sea cows：Contrasting patterns of ecological transition.Journal of Vertebrate Paleontology, 2006, 26（2）：355-370.

8. Eagle RA, Schauble EA, Tripati AK, et al.Body temperatures of modern and extinct vertebrates from ^{13}C-^{18}O bond abundances in bioapatite.Proc Natl Acad Sci USA, 2010, 107（23）: 10377-10382.

9. Eagle RA, Tütken T, Martin TS, et al.Dinosaur body temperatures determined from isotopic ^{13}C-^{18}O ordering in fossil biominerals.Science, 2011, 333（6041）: 443-445.

10. Brian Finucane, Patricia Maita, William H Isbell.Human and Animal Diet at Conchopata, Peru: Stable Isotope Evidence for Maize Agriculture and Animal Management Practices During the Middle Horizon.Journal of Archaeological Science, 2006, 33（12）: 1766-1776.

11. Andrew P Fitzpatrick.The Amesbury Archer and the Boscombe Bowmen : Bell Beaker burials at Boscombe Down, Amesbury, Wiltshire.Series: Wessex Archaeology report 27.Salisbury : Trust for Wessex Archaeology, 2011.

12. Fricke HC, Hencecroth J, Hoerner ME.Lowland-upland migration of sauropod dinosaurs during the Late Jurassic epoch.Nature, 2011, 480（7378）: 513-515.

13. Leng Melanie J.Isotopes in bones and teeth, developments in paleoenvironmental research. Volume 10.Springer, 2006: 117-145.

14. Henry AG, Ungar PS, Passey BH, et al.The diet of Australopithecus sediba.Nature, 2012, 487（7405）: 90-93.

15. Kathryn A Hoppe, Paul L Koch, Richard W Carlson.Tracking mammoths and mastodons: Reconstruction of migratory behavior using strontium isotope ratios.Geology, 1999, 27（5）: 439-422.

16. Price TD, Tiesler V, Burton JH.Early African Diaspora in colonial Campeche, Mexico: strontium isotopic evidence.Am J Phys Anthropol, 2006, 130（4）: 485-490.

17. Richards MP, Trinkaus E.Out of Africa: modern human origins special feature: isotopic evidence for the diets of European Neanderthals and early modern humans.Proc Natl Acad Sci USA, 2009, 106（38）: 16034-16039.

18. Schroeder H, O' Connell TC, Evans JA, et al.Trans-Atlantic slavery: isotopic evidence for forced migration to Barbados.Am J Phys Anthropol, 2009, 139（4）: 547-557.

19. Staller, Tykot JE, Benz RH, et al.Histories Of Maize.London: Elsevier, 2006.

20. Stringer C.The origin of our species.London: Allen Lane, 2011.

21. Uno KT，Cerling TE，Harris JM，et al.Late Miocene to Pliocene carbon isotope record of differential diet change among East African herbivores.Proc Natl Acad Sci USA，2011，108（16）：6509-6514.

22. White TD，Asfaw B，Beyene Y，et al.Ardipithecus ramidus and the paleobiology of early hominids.Archaeometry，2002，44：117-135.

鱼不可貌相。

动物王国里最不同寻常的牙齿
——揭秘攀岩虾虎鱼的牙齿

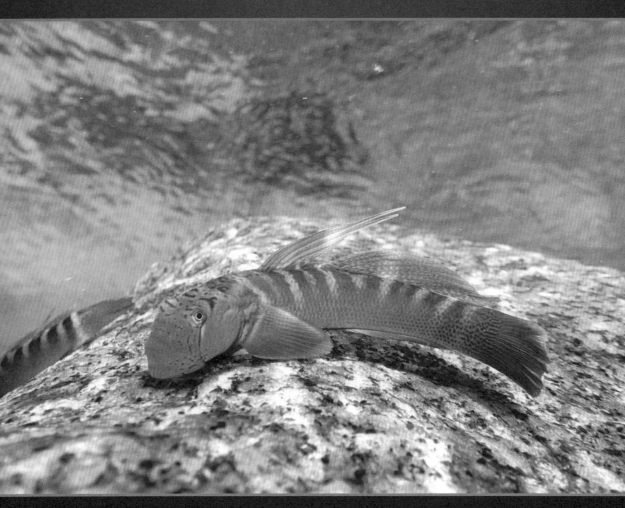

一条雄性虾虎鱼正在刮食岩石上的藻（http://ffish.asia）。

虾虎鱼是虾虎鱼科所有鱼类的统称，虽然它们看上去相貌平平，平均身长只有10厘米（图8.1），但却是鱼类世界中的"世家大族"。在虾虎鱼家族乃至整个动物王国中，攀岩虾虎鱼的牙齿足以击败本书第1章的主角——食人鱼的牙齿，荣膺"最不寻常牙齿"的第一名，其中又以攀岩僧虾虎鱼（双盘虾虎鱼亚科，包括日本瓢鳍虾虎鱼）的牙齿最为典型。

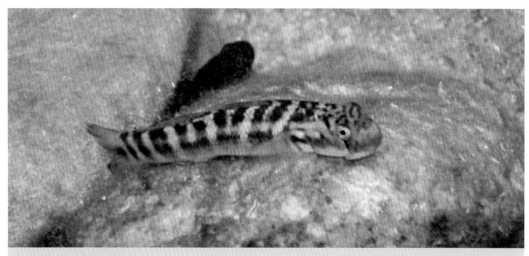

图 8.1　攀岩僧虾虎鱼
（资料来源：由 Sahara N 博士提供）

攀岩虾虎鱼通常会选择在水流湍急的淡水河流中产卵，新孵化的幼体顺着水流漂入大海。这个时期的攀岩虾虎鱼没有牙齿，它们以海洋中微小的浮游生物为食。仅仅几个月以后，稍大的幼体又会从大海逆流而上，返回淡水河流中生活。

在整个逆流而上的旅途中，除了身体上要应对从海洋环境到淡水环境的挑战，小小的攀岩虾虎鱼还必须克服另外两大难关：首先，在日本、印度尼西亚和夏威夷等国家和地区，攀岩虾虎鱼所栖息的河流水势湍急，它们经常需要在瀑布中攀岩而上；其次，攀岩虾虎鱼的食物结构发生了变化，它们不再以浮游生物为生，而要从河床中的岩石上刮食藻类食物。

当攀岩虾虎鱼从海洋洄游到河口时，为了对抗迎面而来的翻滚水流，攀岩虾虎鱼的两个腹鳍会融合形成一个具有强大吸力的吸盘。为了更有效地从河床中的岩石上刮取藻类，攀岩虾虎鱼的头部外形也会发生一系列变化：第一个变化，原来位于头部正前方的嘴巴会慢慢转移到头部下方，与鲨鱼嘴或鳐鱼嘴的位置类似。这样，当攀岩虾虎鱼依靠腹部的吸盘吸附在岩石上时，位于头部下方的嘴巴就可以直接从长满藻类的岩石上取食；第二个变化，攀岩虾虎鱼的上唇会逐渐变大，大到在头部前方形成另一个吸盘；第三个变化，也是最重要的变化，攀岩虾虎鱼的口腔内会出现牙齿，这些牙齿可以帮助它们刮食岩石上的藻类。这一系列复杂又精细的变化通常在几天内即可完成。

身体的一系列"变形"完成后，攀岩虾虎鱼便准备好迎接最困难的挑战——攀爬瀑布（图 8.2）。当遇到瀑布时，它们轮流使用头部和腹部的两个吸盘，不断伸缩身体（图 8.3），吸附在瀑布中的岩石上不断向上攀爬。

就牙齿而言，与其他动物相比，攀岩虾虎鱼最与众不同的是其上颌牙齿与下颌牙齿差异显著。其下颌上稀疏排列着少量圆

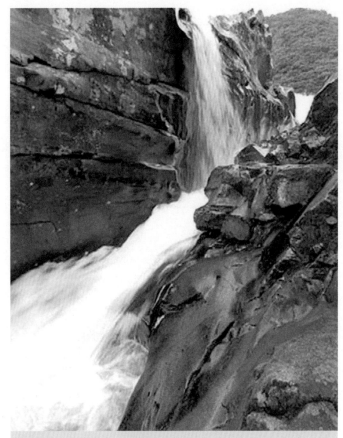

图 8.2　攀岩虾虎鱼攀爬的瀑布
（资料来源：由 Fukuchi N 先生提供）

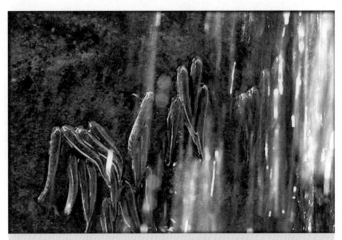

图 8.3　瀑布中岩石上正在向上攀爬的虾虎鱼
（资料来源：由 Fukuchi N 先生提供）

锥形的牙齿，其上颌的牙齿却又多又密，每一侧上颌牙齿连续排列，数目可达 60 颗，甚至更多（图 8.4）。上颌牙齿在刚萌出时牙冠形态复杂，有 3 个牙尖（图 8.5）。这些牙齿在颌骨上具有轻微的动度，从而方便攀岩虾虎鱼用牙齿刮取藻类为食。

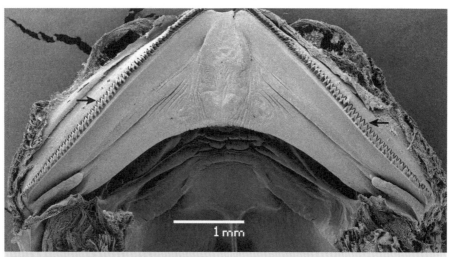

图 8.4　攀岩虾虎鱼的左侧和右侧上颌各有 50 ～ 60 颗牙齿，排成一列（箭头所示）
（资料来源：由 *Journal of Oral Biosciences* 编辑提供）

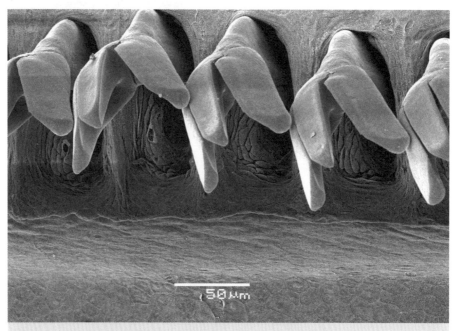

图 8.5　攀岩虾虎鱼新萌出的上颌牙齿牙冠可见 3 个牙尖
（资料来源：由 *Journal of Oral Biosciences* 编辑提供）

本书第9章中详细介绍了动物的牙齿替换模式，鱼类、两栖动物和爬行动物等非哺乳脊椎动物的牙齿终生都在不停地发生替换。无论年龄大小，这类动物的颌骨内总会存在一组或几组用于替换的牙齿。鲨鱼和鳐鱼更加特殊，在其生命的任一时间点，它们的颌骨中都有十几组用于替换的牙齿（图9.1），如此众多的替换牙齿提示学者，鲨鱼和鳐鱼的牙齿应该每隔几周就会替换一次。

鲨鱼和鳐鱼的颌骨内同时存在十几组用于替换的牙齿已经令人难以想象，更令人感到惊奇的是，身长不超过3厘米的攀岩虾虎鱼的颌骨中，最多可以同时存在多达25组用于替换的牙齿！一条身长约为10厘米的攀岩虾虎鱼的颌骨标本中，上颌骨上已经萌出的牙齿有60颗，每一颗萌出牙齿的下面还有多达45颗用于替换的牙齿，这样算下来，在攀岩虾虎鱼微小的上颌骨中，牙齿总数竟多达2625颗！

攀岩虾虎鱼每一组替换牙齿均排列成类似小写字母"n"的形状，每颗替换牙齿都要比它前面一颗牙齿发育稍晚。图8.6A和图8.6B是攀岩僧虾虎鱼一组替换牙齿的模式图：最晚发育的牙齿位于小写字母"n"的第一笔画末端，而已发育完成且萌出于口腔内的功能牙齿位于小写字母"n"的第二笔画末端。每当口腔内的功能牙齿脱落，所有"n"形队列上的替换牙齿便会自动向前移动一个位置，而在"n"的第一笔画末端位置，一颗新的替换牙齿开始发育。在图8.6B上可以看到，大部分替换牙齿的牙根发育相对较晚（第18号牙齿到第26号牙齿），只有当替换牙齿移动到"n"形第二笔画末端位置时，牙根才迅速形成并与颌骨相融合。这种替换牙齿的运动模式与商场中滚动扶梯的运行模式相似。

攀岩虾虎鱼的牙齿还有一个特点：当牙齿发生替换时，从颌骨上脱落的牙齿并不是完全落到河水中，而是大部分被口腔上皮吸收（图8.6，图8.7）。如此设计的原因可能是攀岩虾虎鱼可以从这些脱落的牙齿中再次吸收获取钙元素等营养物质。

攀岩虾虎鱼拥有如此数目惊人的替换牙齿表明其牙齿替换非常迅速：每颗牙齿从萌出到被替换平均仅需9天！几乎可以肯定，攀岩虾虎鱼牙齿替换的速度是动物王国中最快的！如此快速替换牙齿的原因是，攀岩虾虎鱼用牙齿从岩石表面刮食藻类，这一过程会导致其牙尖快速磨损，形状变平，与有着3个牙尖的新牙齿相比，

A. 攀岩僧虾虎鱼上颌骨切片显示，每颗功能牙齿下方有多颗替换牙齿；B. A 图的模式图，在这个仅 3 厘米的攀岩僧虾虎鱼颌骨标本中，共可见 26 颗替换牙齿：发育最晚的替换牙齿被标记为第 1 号，已经萌出于口腔内并与下颌骨相连的替换牙齿被标记为第 26 号。圆圈区域标记的是新发育的替换牙齿牙胚形成的位点。每颗替换牙齿都是一边发育，一边向前移动。图中还标出了第 10 号（图中标记为"10"）和第 20 号（图中标记为"20"）替换牙齿，可以看到第 25 号（图中标记为"25"）替换牙齿已经基本发育完成，位于第 26 号（图中标记为"26"）功能牙齿的下方，一旦第 26 号功能牙齿脱落，其下面的第 25 号牙齿便会萌出，成为功能牙齿，其余各替换牙齿会向前移动一个位置。新发育的替换牙齿牙胚会在第 1 号替换牙齿的下方形成，而第 1 号替换牙齿自动变为第 2 号替换牙齿。在攀岩僧虾虎鱼口腔上皮下还可见已脱落牙齿的遗迹（被标记为"27"）。

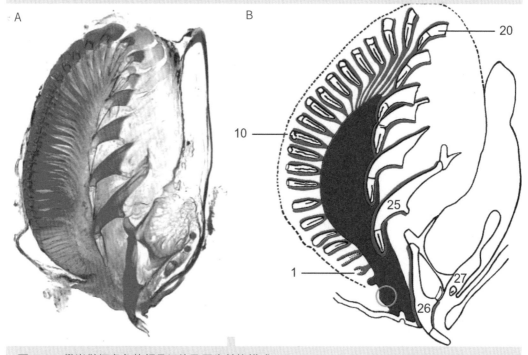

图 8.6　攀岩僧虾虎鱼的颌骨切片及牙齿替换模式

（资料来源：A 图由 *Journal of Oral Biosciences* 编辑提供；B 图由 *Cell Tissue Research* 编辑提供）

用磨损的功能牙齿刮食藻类的效率明显降低。因此，攀岩虾虎鱼的牙齿一旦出现磨损，就会被迅速替换。

如果你有机会看到一条攀岩虾虎鱼，可千万不要小瞧它：因为在它那只有 1 厘米长的小脑袋中，藏着的牙齿数目比海洋霸主大白鲨的还要多。

延伸阅读（原书照排）

1. Kakizawa Y，Kajiyama N，Nagai K，et al.The histological structure of the upper and lower

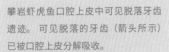
攀岩虾虎鱼口腔上皮中可见脱落牙齿遗迹。可见脱落的牙齿（箭头所示）已被口腔上皮分解吸收。

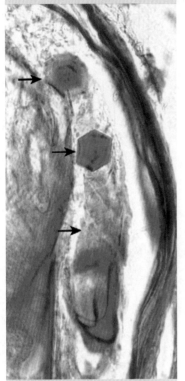

图8.7　高倍显微镜下，被
　　　　口腔上皮吸收的脱落
　　　　牙齿遗迹
（资料来源：由 Sahara N 博士提供）

jaw teeth in the gobiid fish, Sicyopterus japonicus.J Nihon Univ Sch Dent, 1986, 68: 626-632.

2. Philippe Keith, Thierry B Hoareau, Clara Lord, et al.Characterisation of post-larval to juvenile stages, metamorphosis and recruitment of an amphidromous goby, Sicyopterus lagocephalus（Pallas）（Teleostei : Gobiidae : Sicydiinae）.Marine and Freshwater Research, 2008, 59（10）: 876-889.

3. Mochizuki K, Fukui S.Development and replacement of upper jaw teeth in gobiid fish, Sicyopterus japonicus. Japanese Journal of Ichthyology, 1983, 30: 27-36.

4. Mochizuki K, Fukui S, Fulneh S.Development and replacement of teeth on thejaws and pharynx in a gobiid fish Sicydium plumieri from Puerto Rico, with comments on resorption of upper jaw teeth.Natural History Research, 1991, 1: 41-52.

5. Mochizuki K, Watanabe S, Iida M, et al.Morphological characteristics of upper jaw dentition in a gobiid fish（Sicyopterus japonicus）: amicro-computed tomography study.Journer of Oral Biosciences, 2009, 51: 81-90.

6. Moriyama K, Watanabe S, Iida M.Plate-like permanent dental laminae of upper jaw dentition in adult gobiid fish, Sicyopterus japonicus.Cell Tissue Res, 2010, 340（1）: 189-200.

7. Heiko Schoenfuss, Blanchard TA. Metamorphosis in the cranium of postlarval Sicyopterus stimpsoni, an endemic Hawaiian stream goby.Micronesica, 1997, 30: 93-104.

The more, the better？不一定！

为什么我不能和鲨鱼一样拥有多副牙齿？

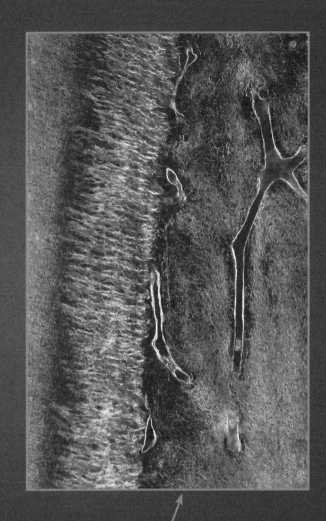

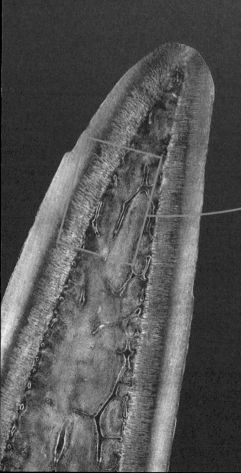

灰鲭鲨牙齿化石硬组织切片偏振光显微镜下拍摄图像，可见鲨鱼牙齿由外层的真性牙本质及中心的类牙本质构成，无牙釉质（胡彬助理教授提供）。

欧美国家的小朋友们在换牙的时候都会把脱落的牙齿放在枕头下面，等着"牙仙女"来买走。当然"牙仙女"其实是可怜的父母们，以"牙仙女"的名义花了不少银子。好在他们不是鲨鱼的家长，要不然估计会破产——鲨鱼终生都在不停地换牙。人类为什么不能像鲨鱼那样拥有许多副牙齿呢？如果有了多副牙齿，对于因龋齿或者牙周病而拔掉牙齿的患者来说是个福音啊，可实际上并不像我们想得这么简单。

鱼类、两栖动物、爬行动物终生都在替换牙齿的原因是这些动物一生都在不停地长大，牙齿的大小需要和它们不断长大的颌骨相匹配。小鲨鱼长小牙齿，大鲨鱼要是还只长小牙齿的话，那似乎没什么用。人类牙齿与以上动物牙齿的差别在第 4章已详细讲述过。人类牙齿的类型与外形复杂，磨牙的咬𬌗面更加宽大，方便相互咬𬌗并研磨食物，以利于机体更加快速地获取营养与能量，因此人类牙齿的排列位置必须精确，牙根也必须通过具有轻微移动性的纤维组织固定在颌骨内。看似简单的咀嚼研磨食物的动作实际上是通过一系列复杂而协调的肌肉与颌骨运动完成的，这比非哺乳脊椎动物单纯的开闭口动作要复杂多了。也正是由于这些特性，与鲨鱼单单是增大牙齿的尺寸相比，哺乳动物进化出了一套更加复杂的方法来解决牙齿大小与颌骨大小相匹配的问题。

鱼类、两栖动物和爬行动物牙齿的替换规律

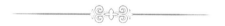

鲨鱼及非哺乳脊椎动物（鱼类、两栖动物和爬行动物）的牙齿外形单一，没有牙根，上颌牙齿与下颌牙齿在咀嚼时不接触，不能将食物切割研磨成小块。对于鲨鱼和非哺乳脊椎动物而言，牙齿的主要作用是在吞下猎物之前将其固定，防止其从口中逃脱。

鲨鱼和非哺乳脊椎动物的牙齿需要不停替换，以适应不断长大的颌骨，这种替换伴随这些动物终生。在牙齿替换过程中，随着动物的年龄增长，除了牙齿变大以

外，牙齿的数目也会增多。人类在 12 岁之后，颌骨中便不存在替换牙齿。鲨鱼是拥有多副牙齿动物的最典型代表。除了口腔中行使功能的牙齿外，其颌骨中往往藏着数十副发育中的替换牙齿（图 9.1）。

年轻鲨鱼一般 2 ~ 4 周替换一次牙齿。研究者们普遍认为鲨鱼换牙的原因是牙齿磨损变钝，其实不然，在如此短的时间内，鲨鱼牙齿不太可能发生磨损。为了证明以上观点是错误的，研究人员给鲨鱼进食软食，结果发现鲨鱼牙齿的替换仍然按照正常频率进行。

通过测量不同年龄阶段动物口腔中正在行使功能牙齿的宽度和其下方替换牙齿的宽度，研究人员可以根据数学公式来估算该动物一生中共需要替换多少副牙齿。如食人鱼（详见第 1 章）一生需要替换 30 副牙齿，尼罗鳄的替换牙齿多达 50 副。研究人员通过 3 年中每周不间断地观察护士鲨牙齿的替换情况发现，夏季护

图中上半部分显示的是铠鲨下颌骨的牙齿，可见牙齿如刀片般锋利，除口腔内的功能牙齿外，颌骨中还可见 4 ~ 5 副替换牙齿。在活体铠鲨颌骨内的替换牙齿应该更多，大多数未完全发育的替换牙齿在标本制作的过程中丢失；图片的下半部分显示的是铠鲨上颌骨的牙齿，可见牙齿呈尖锥状。

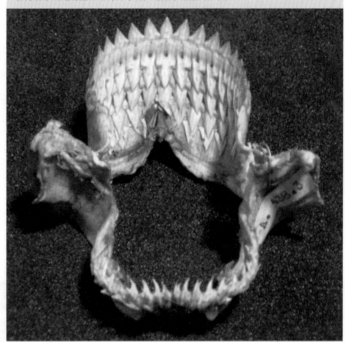

图 9.1　铠鲨颌骨
（资料来源：由英国皇家外科医学院亨特博物馆提供）

士鲨的牙齿每 10 ~ 20 天替换一次，冬季每 50 ~ 70 天替换一次。如果该替换频率一生维持不变，护士鲨一生中替换牙齿的数目要远远超过尼罗鳄。

鲨鱼的寿命一般为 10 ~ 15 年，这样算起来，鲨鱼一生中要替换上千颗牙齿，而且大多数被替换的牙齿几乎没有磨损的迹象。这看起来既浪费又低效，特别是对于地球上曾经出现的最大的鲨鱼——巨齿鲨来说，它的牙齿可长达 15 厘米（图 9.2，图 9.3）。然而我们不得不承认一个事实：鲨鱼这个物种已经在地球上

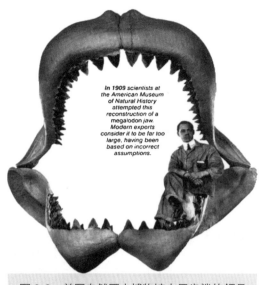

In 1909 scientists at the American Museum of Natural History attempted this reconstruction of a megalodon jaw. Modern experts consider it to be far too large, having been based on incorrect assumptions.

图 9.2　美国自然历史博物馆中巨齿鲨的颌骨复原模型照片，一个人坐在巨齿鲨颌骨复原模型上。这一早期复原模型现在被认为过度放大了巨齿鲨颌骨的真实大小（1923 年左右）

（资料来源：2009 年拍摄）

存在了几亿年，外形也没有什么重大改变，如此快速地替换牙齿必定有其存在的道理：目前发现，一些鲨鱼会吞掉自己替换下来的牙齿，这也许是一种对钙和磷等有用物质充分再利用的方式。

前文提及，非哺乳脊椎动物的替换牙齿随着年龄增加而尺寸变大，因此其行使功能的时间会相应变长，最终导致牙齿替换频率降低。年轻食人鱼、蜥蜴、鳄鱼等的牙齿在口腔内行使功能的时间约为几周，而这些动物变老以后，牙齿在口腔中行使功能的时间则为几个月。

鲨鱼相邻的牙齿可以同时脱落，但完全不会影响其捕猎进食，因为后续替换的牙齿萌出非常迅速。而大多数非哺乳脊椎动物，如蜥蜴，替换牙齿的萌出常常需要几周的时间。如图 9.4 所示的美洲鬣蜥，即在任何时间，其口腔内牙

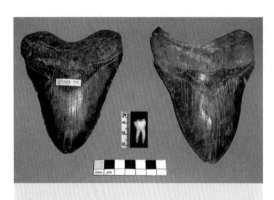

图 9.3　两颗巨齿鲨牙齿与人类牙齿对比
（资料来源：英国皇家外科医学院亨特博物馆提供）

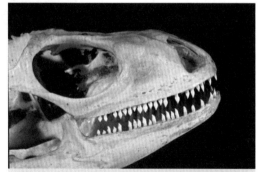

图 9.4　美洲鬣蜥颅骨，可见牙齿呈圆锥状，牙列中散在牙齿缺失导致的间隙，但请注意，在这个颅骨标本上，不存在任何两颗相邻牙齿同时脱落的现象

齿之间一定会存在缺失牙齿导致的间隙。如果口腔内多颗相邻牙齿同时脱落，那咀嚼效率必然会大打折扣，所幸这种情况很少出现。一般情况下，口腔内大多数牙齿都在发挥功能，只有少数几个相对独立的缺失牙间隙散布在牙列中，其下方替换牙齿正在萌出过程中，那么问题是，这种现象是偶然发生的呢？还是有某种机制在进行调控？

请看图9.5，这是一个显示蜥蜴牙齿替换过程的模型，可见已经在口腔中萌出的功能牙齿和其下方的替换牙齿。在整个牙列中共有24颗牙齿，只有3个缺失牙间隙，分别为7号牙齿间隙、14号牙齿间隙和19号牙齿间隙。替换牙齿分别处于发育的不同阶段：有些替换牙齿还很小，刚刚开始发育（6号牙齿、8号牙齿和15号牙齿下方的替换牙齿）；有些替换牙齿很大，发育基本完成，马上就要萌出（7号牙齿、14号牙齿、19号牙齿和22号牙齿下方的替换牙齿）。你发现这些牙齿萌出的规律和顺序了吗？

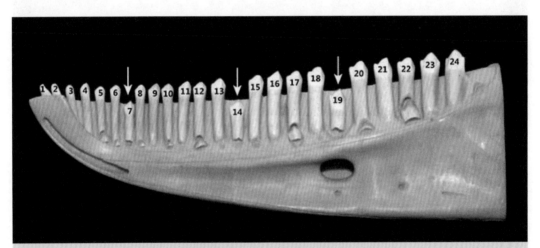

图9.5 绿蜥蜴的下颌模型，可见由于功能牙齿脱落、替换牙齿尚未萌出而导致的缺牙间隙，功能牙齿下方的替换牙齿处于发育的不同阶段

如果只观察缺牙间隙两侧的邻牙，很难看出有什么规律，如果将缺牙间隙之间的牙齿一起观察，就不难发现其中的奥秘了（图9.6）。

我们先来看16号牙齿（箭头所示），它刚刚萌出，下方的替换牙齿尚未开始发育；而14号牙齿、12号牙齿、10号牙齿、8号牙齿和6号牙齿下方的替换牙齿随着牙齿序号的变小而处于越早的发育阶段。据此可以推断，替换牙齿萌出的顺序特点是从后到前，即按照 14 号牙齿、12 号牙齿、10 号牙齿、8 号牙齿、6 号牙齿的顺序萌出（图 9.6，2 号萌出顺序线）。观察全部牙齿发现，牙列上的偶数位牙齿（图 9.6，2 号萌出顺序线和 4 号萌出顺序线）与奇数位牙齿（图 9.6，1 号萌出顺序线和 3 号萌出顺序线）的替换都遵循这一规律，即任何一条萌出顺序线上只有 1 颗牙齿脱落。同时，奇数位牙齿和偶数位牙齿的替换不同步进行。结果就是，一颗偶数位牙齿脱落导致的缺牙空隙，其两侧一定有奇数位牙齿在口腔内行使功能。这一规律保证在同一时间，蜥蜴颌骨上不会出现相邻牙齿的同时缺失。

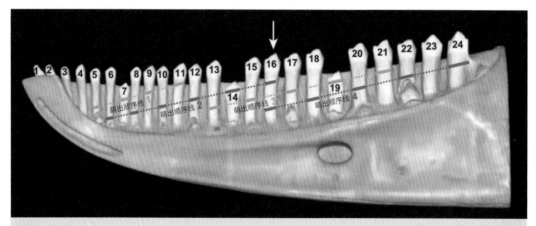

图 9.6　与图 9.5 为同一模型，箭头指示的是 16 号牙齿。每条萌出顺序线上牙齿的序号越小，发育阶段越早。1 号和 3 号萌出顺序线代表奇数位牙齿萌出顺序，2 号和 4 号萌出顺序线代表偶数位牙齿萌出顺序

　　也许你觉得这一规律仅仅是通过观察蜥蜴牙齿替换而总结得出的，证据不够充分。实际上，研究人员还对多种其他动物的牙齿替换进行了纵向研究。该研究利用取蜡印模（鳟鱼和蜥蜴）和拍摄 X 线片（短吻鳄）的方法，在 1 年内连续记录了以上动物口腔内牙齿的替换状况。研究结果再次证实，除鲨鱼以外的非哺乳脊椎动物牙齿替换在奇数位牙齿和偶数位牙齿上交替进行，任何两颗相邻的牙齿不会同时脱落。

　　这一替换规律保证相邻牙齿不会同时脱落，但其作用机制又是什么呢？牙齿发育启动后，其发育周期固定，只要相邻的替换牙齿不同时启动发育，这些牙齿便不会同时脱落。研究者通过观察鳟鱼、青蛙、蜥蜴、鳄鱼等动物发现：

当 1 颗替换牙齿启动发育时，它会阻止相邻替换牙齿发育的启动，也就是任何两相邻的替换牙齿不会同时启动发育，从而保证口腔内任何相邻两颗牙齿不可能同时脱落。

在某些动物，替换牙齿除尺寸变大以外，外形也在不断发生改变。以绿蜥蜴为例，最初的牙齿有 3 个牙尖，随着牙齿替换不断发生，替换的牙齿逐渐变成只有 2 个牙尖（图 9.7），这也许与绿蜥蜴的饮食结构和习惯改变相关。

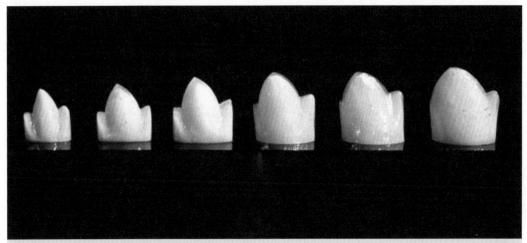

图 9.7　绿蜥蜴牙齿模型，随着牙齿替换的进行，牙齿外形从 3 个牙尖变成 2 个牙尖
（资料来源：J.S.Cooper 博士提供）

当然了，在浩瀚的动物王国中，总有那么几种动物不遵守一般规律：变色龙一生只有 1 副牙齿，随着牙齿逐渐被磨平，其下方的牙槽嵴就扮演了切碎并研磨食物的角色；还有本书第 1 章的食人鱼，其任何一侧颌骨上的整列牙齿同时脱落。

慈鲷牙齿的替换

至今为止发现的、最与众不同的、还没有任何理论可以解释的高度适应性牙齿替换现象发生在慈鲷科鱼类身上。奥氏溪丽鲷生活在东非的维多利亚湖水系。它们除了上颌骨长有牙齿外，在咽后部的骨性结构上也长有牙齿，即咽齿。咽齿的作用是辅助研磨食物，并且不断进行替换。神奇的是，当奥氏溪丽鲷进食软食时，咽齿就会变得数目众多且尖锐；当进食硬食时（如带硬壳的蜗牛），咽齿就变得数目少且圆钝。实验表明，当慈鲷的食物从硬变软，其咽齿也发生相应的变化。当用软食代替慈鲷常规食物（如蜗牛）的时候，它们的咽齿数量会明显增多且外形变得尖锐。外界环境的改变作用到基因并改变牙齿外形的机制目前仍不清楚，这相当于给霸王龙喂食素食，然后期待霸王龙长出的牙齿会变得圆钝一样！

无功能牙齿的替换

许多爬行动物的无功能退化牙在胚胎中便开始发育，但在行使功能前就被替换掉了。新孵化出来的鳄鱼在破壳出生时就已经有萌出的功能牙齿，因此，小鳄鱼一出生就可以独立进食。然而，这副功能牙齿并不是它们的第一副牙齿，在破壳之前，已经有4副牙齿完成了发育与替换。

哺乳动物牙齿的替换规律

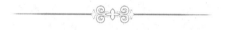

除了牙冠形状差异较大以外，哺乳动物和非哺乳脊椎动物牙齿的不同还在于，哺乳动物的牙齿有牙根并深深扎根于牙槽骨里（图4.1，图4.2），而且终生只有2副牙齿。哺乳动物成年后颌骨停止生长，牙齿的大小只需要适应成年后的颌骨即可，不需要不停地进行替换。唯一一副替换牙齿中每一颗牙齿的发育与萌出都与颌骨的生长发育协调一致，即在颌骨上有足够的空间时"才"萌出并发挥功能。

人类牙齿的替换规律

人类共有20颗乳牙，上颌和下颌各10颗。从每侧颌骨的中央向后部分别是2颗切牙（呈刀片状，用于切割食物）、1颗尖牙（"结实且尖锐"）和2颗磨牙（较宽并有多个牙尖，用于研磨食物）。随着颌骨的发育，乳牙适时相继萌出：大约在出生后6个月，第一颗乳切牙萌出；2岁半左右，第二乳磨牙最后萌出；乳牙列将维持3～4年（图9.8）。

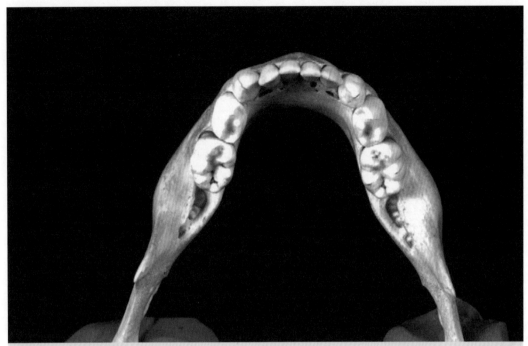

图9.8 3岁儿童的下颌骨。可见下颌乳中切牙位于下颌骨中线两旁，下颌骨第二乳磨牙位于下颌骨的后部

　　偶有婴儿出生时乳切牙已经萌出的情况，这种牙齿被称为诞生牙。关于生来就有牙齿的婴儿流传着许多民间传说，如汉尼拔、路易十四、拿破仑，这些人的诞生牙被认为是吉兆；而查理三世和伊凡四世的诞生牙，则被认为是恶魔的象征，长有诞生牙的婴儿往往成为杀婴的对象（即便在当今社会，一些地方仍有杀婴的习俗）。像伊凡四世还患有六指症，可谓是"火上浇油"。

　　在婴儿出生后的2～3年里，伴随着乳牙的萌出，婴儿身体会出现一系列不适症状，这些"长牙"导致的症状多种多样，包括婴幼儿牙龈红肿、脸颊潮红、烦躁不安、低热等。在18世纪和19世纪，乳牙萌出甚至被误认为是婴幼儿死亡的原因之一。图9.9记录了1703年伦敦婴儿死亡的原因，26720例婴儿死亡中有1305例死因被认为是乳牙萌出。当然了，真正导致这些婴儿死亡的原因并非乳牙萌出，而是当时糟糕的卫生状况、肮脏的居住环境、缺乏充足的食物及感染性疾病。

　　随着儿童的生长发育，颌骨逐渐变大，乳牙之间出现间隙，同时，儿童的食

DISEASES and CASUALTIES.

Disease	No.	Disease	No.	Disease	No.	Casualties	No.
AGED	1563	Gangrene	16	Rupture	23		
Ague	7	Gout	26	St Anthony's Fire	10		
Apoplexy	71	Green Sicknefs	1	Scald Head	1		
Afthma	3	Grief	6	Scarlet Fever	7	Abortive	111
Bedridden		Griping in the Guts	985	Scurvy	14	Bruifed	2
Black Catterick	1	Headmouldfhot	9	Small Pox	898	Burnt	3
Bleeding	4	Hectic Fever	1	Sores and Ulcers	45	Choaked	1
Bloody Flux	6	Hiccough	1	Spleen	3	Dead by Misfortune (fo reported)	1
Burften	3	Hooping Cough	5	Spotted Fever	74	Drowned	61
Cancer	77	Jaundies	102	Stone	39	Executed	6
Canker		Impofthume	49	Stoppage in the Stomach	333	Found dead in the Streets, &c.	19
Childbed	217	Infants	25	Strangury	9	Frighted	1
Chrifomes	51	Lethargy	5	Strongullion	3	Hang'd and made a-way themfelves	21
Colick	102	Livergrown	6	Suddenly	68	Killed by feveral Accidents	72
Confumption	2831	Lunatick	34	Surfeit	70		
Convulfion	5493	Meafles	51	Teeth	1305	Murdered	12
Cough	3	Mortification	14	Thrufh	41	Overlaid	69
Cut of the Stone	1	Pain in the Head	1	Tiffick	310	Scalded	1
Diabetes	4	Palfy	20	Twifting of the Guts	1	Stifled	3
Diftracted	2	Pleurify	23	Tympany	8	Stillborn	443
Dropfy	848	Purples	11	Vomiting	9	Suffocated with Charcoal	1
Evil	101	Quinfy	14	Water in the Head	11		
Fever	3162	Rafh	5	Wen	1		
Fiftula	27	Rheumatifm	26	Wind	1		
Flux	5	Rickets	381	Wolf	1		
French Pox	63	Rifing of the Lights	86	Worms	47		

CHRISTENED { Males — 7765 / Females — 7683 / In all — 15448 }

BURIED { Males — 10354 / Females — 10366 / In all — 20720 } Of the Plague 0

Increafed in the Burials this Year 1239

图 9.9　1703 年英国伦敦人口死亡原因统计记录
（资料来源：英国伦敦皇家医学院图书馆）

物种类也变得更加多样化，用于替换的恒牙通过两种改变来适应以上这些变化：第一，替换的恒牙尺寸变大；第二，替换的恒牙数目增多。图 9.10 为一个 5 岁半儿童的颅骨，研究者去除了部分下颌骨的骨板来展示乳牙下方的替换恒牙处于不同发育阶段，在图中可以看到第一磨牙即将在乳牙列的最远端萌出。

人类牙齿的替换会持续 12 年左右，6 岁开始，18 岁结束。3 颗乳前牙会被尺寸大一点的恒前牙所替代，乳磨牙则被恒前磨牙所替代。在替换的过程中，乳牙牙根被下方的替换恒牙压迫吸收后，乳牙松动。如果乳牙下方的替换恒牙没有发育，那么这颗乳牙也许会一直留在口腔内。

人类乳恒牙替换按照顺序进行：6 ~ 7 岁时，下颌恒切牙最先萌出；11 ~ 12 岁时，第二恒前磨牙（又称为双尖牙，有 2 个牙尖）最后萌出。在 6 ~ 12 岁这个

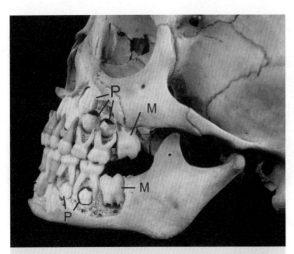

图 9.10　5 岁半儿童颅骨的左侧面观，可见口腔内有 5 颗已萌出的乳牙。下颌骨外板已被去除，可见乳牙下方处于不同发育阶段的恒牙（P）及即将在乳牙列最远端萌出的第一恒磨牙（M）

（资料来源：由英国皇家外科医学院亨特博物馆提供）

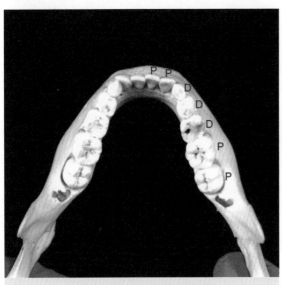

图 9.11　11 岁儿童的下颌骨，可见乳牙（D）和恒牙（P）同时存在的混合牙列

阶段，人类口腔内牙列中既有乳牙又有恒牙，故被称为混合牙列（图 9.11）。新萌出的恒牙需要大概 1 年的时间萌出到达在咀嚼时与对殆牙接触的位置。乳牙脱落后，恒牙尚未萌出时，混合牙列中会暂时出现缺牙间隙，但这些间隙并不影响儿童正常进食。

随着颌骨的生长，其长度增加，这就使乳牙列的远端有足够的空间容纳 3 颗恒磨牙。这些恒磨牙的上方没有乳牙，大概每隔 6 年萌出一颗：第一恒磨牙的萌出时间为 6 岁左右，从乳牙列的最远端萌出（图 9.10）；第二恒磨牙的萌出时间为 12 岁左右（图 9.11）；第三恒磨牙[①]的萌出时间在 18 岁左右。完整的恒牙列包括 32 颗恒牙，上颌和下颌分别有 16 颗恒牙，从每侧颌骨从中线向后依次排列着 2 颗切牙、1 颗尖牙、2 颗前磨牙和 3 颗磨牙。

恒磨牙刚刚萌出时牙冠形状圆钝，从未经过磨合的牙尖并不适合咀嚼食物，经过一段时间的磨合期才能更好地行使咀嚼功能。

现代人类中，有 25% 的人智齿先天缺失。即使智齿不缺失，25%

① 作者注：第三恒磨牙也被称为智齿，人类在该牙萌出时个体阅历有所增加，也更为聪明，因而得名。

每侧下颌骨上有 8 颗恒牙，由于是青年人，恒牙磨耗较轻，相邻牙齿之间邻接面较小（与图 9.15 比较）。

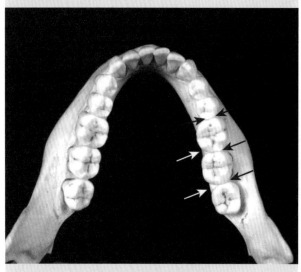

图 9.12　25 岁成人下颌骨上的恒牙列

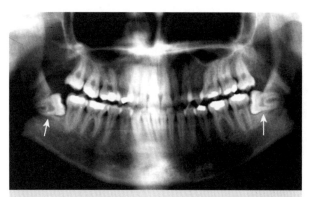

图 9.13　X 线片显示下颌骨内有 2 颗埋伏智齿（箭头所示）

的人智齿埋伏在下颌骨中，也就是说，即便下颌骨中有智齿，下颌骨上也没有足够的萌出空间（图 9.13）。如果智齿部分萌出，则会出现食物嵌塞，引起智齿周围的牙龈肿痛发炎，这也是智齿需要拔除的主要原因。

埋伏智齿高发的原因之一是现代人类饮食过于精细，特别是在一些发达国家。在原始社会，食物质地都很坚硬粗糙，从而要求早期人类有强有力的咀嚼功能，这也导致早期人类的磨牙表面被快速磨损，甚至会导致牙髓暴露引起根尖脓肿。图 9.14 为早期人类下颌骨，可见牙齿磨耗严重。牙齿在咀嚼过程中的动度虽然很小，但邻牙之间也会出现磨损。按常理推断，邻牙之间磨损后会出现小的间隙，然而在一种目前仍不十分清楚的机制作用下，所有牙齿都会向前移，向中线靠拢，使相邻牙齿之间由于磨损导致的小间隙自动闭合，最终，随着邻牙之间的磨损增加，邻接面变得越来越大（比较一下图 9.12 和图 9.15）。现代人类社会中的一些特定族群，如因纽特人和澳洲土著人，他们还保持着食用硬食的习惯，其相邻牙齿的邻接面磨损可达 3 ~ 4 毫米，而当所有的牙齿前移，关闭磨损导致的间隙时，下颌骨后部便空出了足够的智齿萌出空间，因此，在这些族群中几乎找不到阻生智齿的病例。

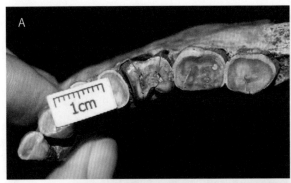

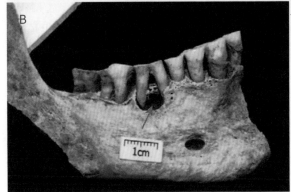

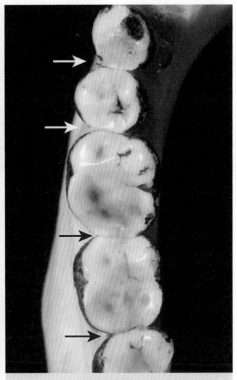

图 9.14 A.1200 年前的盎格鲁 - 撒克逊人牙列的
　　　 𬌗面观，可见牙齿𬌗面磨损严重，牙尖消
　　　 失，下颌第一恒磨牙牙髓暴露及骨脓肿形
　　　 成；B. 图 A 所示下颌骨的侧面观，可见下
　　　 颌第一恒磨牙牙根处有骨脓肿所导致的骨
　　　 缺损（箭头所示）

（资料来源：由英国皇家外科医学院亨特博物馆提供）

图 9.15 牙齿严重磨损导致相邻牙齿之
　　　 间的邻接面变宽（箭头所示），
　　　 可与图 9.12 中较小的邻接面
　　　 相比较

　　而现代北美地区和欧洲地区的大部分人已经适应了经过精细加工的柔软食物，继承自早期人类的强有力的咀嚼功能大幅下降，与之伴随的牙齿磨损大大减轻，牙齿前移不足，最终导致下颌骨后部没有足够的空间容纳智齿萌出（图 9.13），这也为口腔颌面外科医生带来了源源不断的患者。如果让现代人效仿早期人类，每天嚼半个小时的海豹皮，说不定阻生智齿将退出历史舞台！

　　人类（和哺乳动物）的恒牙列至少要维持到生育年龄，甚至更久。因此，人类和哺乳动物的牙齿进化出了适应较长使用时间的特征：第一，增大牙齿的尺寸（特别是一些体型庞大的食草动物，如马和牛，见第 4 章）；第二，牙釉质厚度增加，牙釉质是自然界中已知的最坚硬的物质之一，人类的牙釉质厚度可达 2.5 毫米，而非哺乳脊椎动物的牙釉质厚度仅为 0.2 毫米，并且结构简单；第三，牙根的出现及牙根通过牙周膜将牙齿固定在牙槽骨中，这样，牙齿可以有轻微的动度，当牙齿发生磨损后，相邻的牙齿仍可保持接触。

其他哺乳动物牙齿的替换规律

能高效切割研磨食物，并快速地获取食物中的能量对于恒温哺乳动物而言至关重要，而刚刚萌出的牙齿往往需要经过一段时间的磨合期才能完成如此重任。以河马为例，它们刚萌出的磨牙牙冠表面光滑，牙尖圆钝，这显然不适合咀嚼坚韧的植物（图 9.16A）。经过一段磨合期后，河马磨牙的牙尖逐渐被磨平，形成牙釉质构成的褶皱桥。在白色的牙釉质之间是棕色的牙本质和牙骨质。由于这 3 种牙齿结构硬度不同，进食过程中磨损速度也不相同，坚硬的牙釉质比较软一些的牙本质和牙骨质突出，从而使牙齿的研磨表面始终保持高低不平的状态（图 9.16B）。试想一下，刚刚调整好研磨表面的牙齿突然被替换掉了，新萌出的牙齿又要经历一遍磨合期，这种重复的无用功肯定不会在自然界出现，所以哺乳动物一生只需要 2 副牙齿。

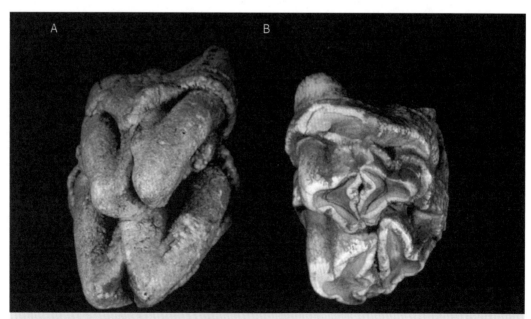

图 9.16　A. 牙冠表面未磨损的河马磨牙；B. 牙冠表面发生磨损的河马磨牙。注意牙釉质构成的褶皱桥高于周围的牙本质和牙骨质，使牙齿研磨表面保持高低不平，利于研磨食物

浩瀚无穷的自然王国里，总有那么几个特例不遵守一般规律。一些哺乳动物终生只有 1 副牙齿，如齿鲸（海豚、鼠海豚、抹香鲸、虎鲸）和啮齿动物（小鼠、大鼠等）。齿鲸的牙齿为简单的圆锥形，作用就是固定猎物，齿鲸通常将它们的猎物（一般是鱼类和鱿鱼）整个吞进肚子，而不是咀嚼后再咽下。

即使大鼠和小鼠只有 1 副牙齿，而且仅仅有 3 颗臼齿，但这并不妨碍它们成为进化史上的明星，这完全得益于它们高度特化的切牙，动画片中，这一切牙常常会被特意夸大，像兔八哥。啮齿动物的切牙可以终生不停地生长，切牙牙尖由于啃咬而被磨损掉的牙齿组织由颌骨深部牙根产生的牙齿组织不断补偿（图 9.17）。虽然切牙在不断地生长，但其长度却保持不变。这种牙齿磨损与补偿的机制类似于生活中常见的自动扶梯的工作原理。

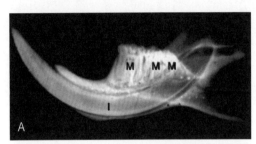
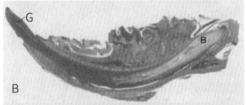

图 9.17　A. 大鼠下颌骨的 X 线片，可见持续生长的切牙（I）及 3 颗臼齿（M）；B. 大鼠下颌骨切片，切牙根部的组织（B）可以持续不断地产生牙齿组织，以补偿切牙牙尖（G）因啃咬而造成的磨损

大鼠的切牙每周会磨损掉约 3 毫米，其牙根部组织会产生出等量的新生牙齿组织来补偿这些磨损，大鼠切牙根部产生的新牙齿组织甚至可达每周 7 毫米！这为大鼠提供了安全的生物"冗余"，当切牙折断或者食物突然变得坚硬导致切牙磨耗增加时，大鼠们有能力产生更多的牙齿组织。这种牙齿不断生长的能力，不正是人类日思夜想、梦寐以求的吗？如果上颌和下颌的切牙一直在生长却无法互相咬殆磨耗时，又会发生什么情况？你猜测的没错，这种情况下，切牙会一直不停地生长，越过对殆牙继续生长，严重影响咀嚼功能，如不干预，甚至会导致动物死亡。图 9.18 为

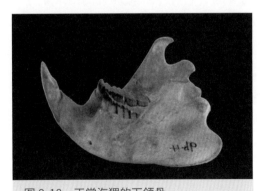

图 9.18　正常海狸的下颌骨
（资料来源：由英国皇家外科医学院亨特博物馆提供）

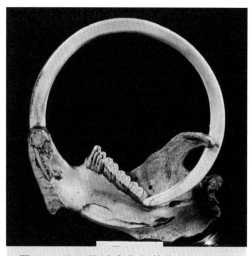

图 9.19 下切牙过度生长的海狸下颌骨，该切牙向后生长并刺穿皮肤，直抵下颌骨骨面
（资料来源：由英国皇家外科医学院亨特博物馆提供）

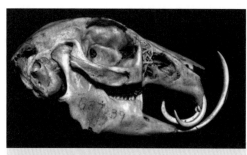

图 9.20 过度生长的兔子切牙
（资料来源：由英国皇家外科医学院亨特博物馆提供）

正常海狸的切牙；图 9.19 为一颗过度生长的海狸切牙，牙齿呈圆弧形，刺穿皮肤直抵下颌骨，这只海狸的生活实在是太不容易了！如果你饲养着仓鼠、兔子等啮齿类宠物，就要定期去拜访兽医，修整宠物的切牙，防止牙齿过度生长（图 9.20）。

动物的体型大小可影响牙齿的替换。鼩鼱称得上一类成功的物种，寿命很短，乳牙列简单无功能，恒牙在鼩鼱出生后几天就开始萌出，出生 18 个月之后，鼩鼱牙齿磨损殆尽，其生命就这样走到了尽头；再来看看正常寿命很长的大象，它们的食物非常粗糙，需要巨大的牙齿进行研磨。即使大象能够承受巨大牙齿的重量，它的颌骨也不可能同时容纳下 6 对巨大牙齿！大象在进化的过程中解决了这个难题：在其一生的任一时段，其口腔中只有一对牙齿行使功能，随着大象的生长发育，替换的牙齿也逐渐变大，最后的一颗磨牙可以重达 10 千克！当前一对牙齿严重磨损后，替换牙齿便从其下方萌出，替代被磨损的牙齿（图 2.4）。当大象颌骨内的第 6 对牙齿，也是最后一对萌出的牙齿被磨耗殆尽时，年老的大象也就走到了生命的终点。

总结

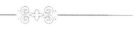

1. 鲨鱼等非哺乳脊椎动物的牙齿终生不停生长、替换，这一特点有优点，也有不足。

2. 哺乳动物在成熟后不再长大。因此，牙齿不需要不断替换以适应不断长大的颌骨。

3. 对哺乳动物而言，由于牙齿需要相互咬殆发挥咀嚼、研磨食物的作用，持续替换牙齿不经济也不高效。

4. 哺乳动物进化出了一套全新的策略以适应终生只有 2 副牙齿的事实。

5. 人类还可以寻求牙医的帮助，获得"第三副"牙齿。

延伸阅读（原书照排）

1. Bandali H，Buchtova M，Richman J，et al.Egg tooth development in the snake.European Cells and Materials，2007，14（SUPPL.2）：134.

2. Berkovitz BKB.Tooth replacement in non-mammalian vertebrates//Fincham AG，Weili Luo，Janet Moradian-Oldak，et al.Development，function and evolution of teeth.New York：Cambridge University Press，2000：186-200.

3. Berkovitz BKB，Holland GR，Moxham BJ.A colour atlas and textbook of oral anatomy，histology and embryology. Fourth edition.Edinburgh：Harcourt，2009：365-374.

4. GR de Beer.PRESIDENTIAL ADDRESS：Caruncles and Egg-teeth：some Aspects of the Concept of Homology. Proceedings of the Linnean Society of London，161（2）：218-224.

5. Edmond AG.Dentition//C. Gans, A. d'Bellairs, and T.S. Parsons（eds.）：Biology of the Reptilia.New York：Academic Press，1969：117-200.

6. Huysseune A.Developmental plasticity in the dentition of a heterodont polyphyodont fish species//Teaford MF，Smith MM，Ferguson MWJ（Eds.）.Development，function and evolutionofteeth.New York：Cambridge University Press，2000：231-241.

7. Carl A Luer，PC Blum，PW Gilbert.Rate of Tooth Replacement in the Nurse Shark，Ginglymostoma cirratum.Copeia，1990（1）：182-191.

8. Westergaard B，Ferguson MW.Development of the dentition in Alligator mississippiensis：upper jaw dental and craniofacial development in embryos, hatchlings, and young juveniles，with a comparison to lower jaw development.Am J Anat，1990，187（4）：393-421.

凡事都有偶然的凑巧，结果却又如宿命的必然。

——沈从文《边城》

无心插柳柳成荫：牙科种植体的发明故事

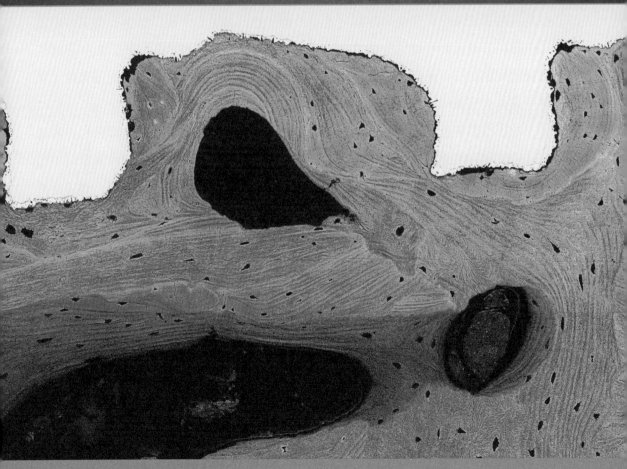

人颌骨种植体硬组织切片背反射电子显微镜下拍摄图像，可见钛种植体螺纹（图中白色部分）与骨组织（图中红色部分）形成骨结合，两者之间无纤维结缔组织（胡彬助理教授拍摄）。

重要的科学发现偶尔要靠运气和机遇。科学家们在专注于某一领域的研究时，可能会碰到一些意料之外的发现，有些人会忽视这些发现，而有些人则会从中获得灵感，从而开辟一个全新的研究领域。

科学史上，青霉素的发现就是广为人知的"偶然"。青霉素由英国微生物学家亚历山大·弗莱明博士发现，在发现青霉素之前，他曾经在人的眼泪中发现了一种可以杀灭细菌的酶，并将其命名为溶菌酶。1928年，弗莱明实验室的主要研究对象是一种能够感染人体的常见细菌——葡萄球菌。弗莱明有一次外出后，实验室一连几天没有人打扫，当他返回实验室继续工作时，无意中发现有几个旧的细菌培养皿没有被盖上盖子，直接暴露在空气中，他注意到其中一个培养皿中长出了一团青绿色霉菌，在远离青绿色霉菌的地方有菌落密集的白色葡萄球菌生长，而在青绿色霉菌的周围却没有葡萄球菌生长。弗莱明推测是这团青绿色霉菌向其周围释放了某种能够杀灭葡萄球菌的物质。

这次偶然的发现之后，弗莱明通过研究，分离鉴定出这种青绿色霉菌是青霉菌家族的成员，因此将其分泌的杀菌物质命名为青霉素。随后，他发现青霉素对引起肺炎、猩红热和脑膜炎等严重疾病的多种细菌都具有杀灭作用。1929年，弗莱明根据以上发现发表了一系列学术文章。遗憾的是，在当时的实验条件下，青霉菌不易培养，青霉素也极难提取。加之弗莱明认为青霉素一旦被注射到人体内后就会失去活性，导致他最终放弃了继续深入研究青霉素的临床应用。

直到19世纪30年代末期，两位英国的细菌学家霍华德·弗洛里和厄恩斯特·钱恩阅读了弗莱明关于青霉素的报道，在实验条件没有明显改善的情况下，他们依靠坚定的意志、在强大信念和精深专业知识的支撑下，分离提纯了足够量的青霉素并给少数患者试用，这些临床实验证实青霉素具有惊人的抗菌效力，展示出青霉素作为抗菌药物所拥有的巨大潜力。随之而来的问题是，青霉素的生产过程是否要申请专利？毕竟申请专利可以为他们二人带来丰厚的经济收益。尽管弗洛里和钱恩的研究团队对这个问题存在分歧，弗洛里最终还是决定放弃申请专利，他将这项技术无偿地向全世界公开。后来弗洛里和钱恩均被授予了爵位。值得一提的是，气体吸入麻醉的专利申请也经历了类似的专利权归属问题之争，详见本书第3章。

随着第二次世界大战的爆发，青霉素的主要生产地转移到北美地区，美国成为当时世界上唯一能够大规模、工业化生产青霉素的国家，这也为美国带来了巨大的经济效益。1953年，弗洛里、钱恩和弗莱明因发现青霉素而共同被授予诺贝尔医学奖。

本书第6章中讲述"意外发现"的生长因子成就了另一项诺贝尔医学奖。本章将介绍20世纪60年代的一个"意外发现"如何催生口腔领域中最重要的发明之一——现代牙科种植体的。

人类的牙根（图10.1A）通过纤维结缔组织（即牙周膜）锚定于牙槽骨上。人类终生只有一副恒牙（详见本书第4章），当牙齿因疾病或外伤而缺失时，牙科治疗的主要目标就是修复缺失牙齿。最理想的缺失牙齿修复方式是利用现代生物医学组织工程技术在试管中再生出一颗新牙，而这种修复方式获得成功的前提是我们的身体必须把这颗新牙齿当成是"自己人"，而不是"外来物"。不过，即使这项技术在实验室中得以实现，要想进行大范围的临床应用还要面对治疗周期长、费用高等问题。目前，临床上修复缺失牙齿的两种常用方法是可摘活动义齿修复和固定义齿修复。

可摘活动义齿包括局部义齿（用于修复部分牙齿缺失）和全口义齿（用于

A. 正常的牙根通过被称为牙周膜的特殊纤维结缔组织膜锚定在牙槽骨上；B. 非钛种植体与牙槽骨之间存在着一层纤维结缔组织；C. 钛种植体直接与骨结合，二者之间无纤维结缔组织层。

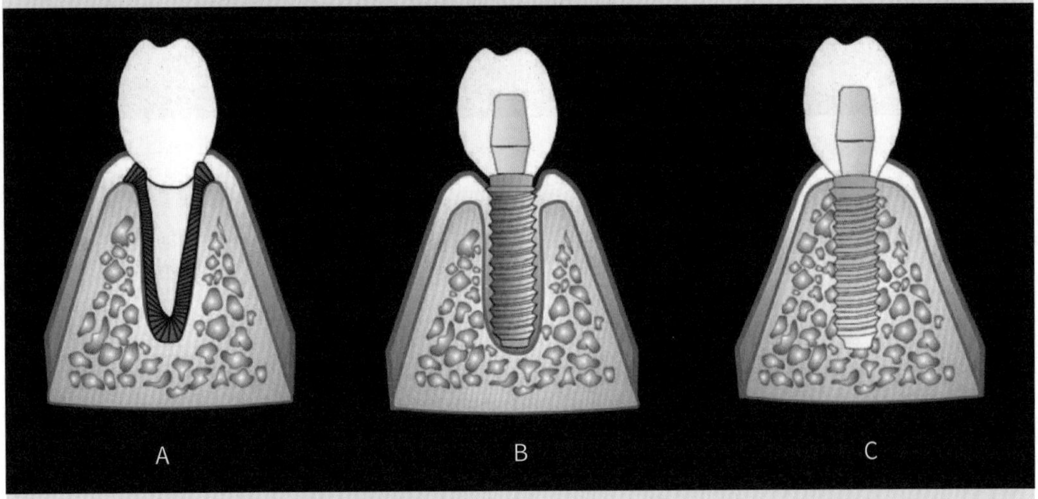

图 10.1　牙根、牙槽骨、牙周膜与种植体

修复全口牙齿缺失）。全口义齿依靠其下方的牙槽嵴获得稳固性。牙槽嵴骨量的不足，往往会导致全口义齿松动，进而影响患者的进食和语言功能。局部义齿修复也存在稳固性差的问题，因此需要在缺失牙齿邻近的牙齿上放置支托或卡环增强其稳固性。另外，活动义齿基托会覆盖相当大一部分口腔内的软组织，这会降低患者对味觉的敏感性，而且从美观的角度看，活动义齿往往看起来很"假"。

与可摘活动义齿相比，固定义齿更加稳固，但是存在损伤天然牙齿的缺点。固定义齿需要缺失牙齿两侧的天然牙齿提供支撑，所以在进行固定义齿修复时，必须要磨除缺失牙齿两侧天然牙齿的部分健康牙体组织（图 10.2）。

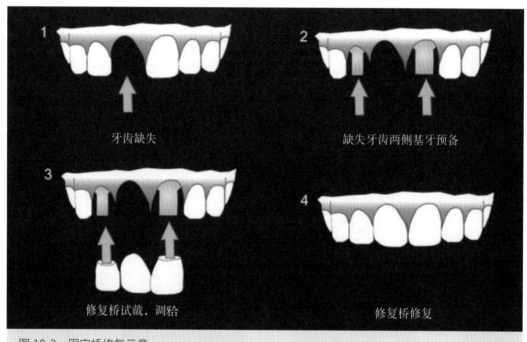

图 10.2　固定桥修复示意
（资料来源：根据 P.-I. 布伦马克等于 1977 年绘制的图片重新制作）

修复缺失牙齿的第三种方案是种植修复。这项技术是在缺失牙齿相应的牙槽骨上植入一颗"钉子（种植体）"来代替牙根，然后在种植体上安装人工牙冠。牙医们长期以来一直致力于寻找合适的材料，既能让种植体稳固地保留在牙槽骨内，又能让种植体不被机体所排斥。牙科种植体发展史上被应用过的材料包括金、不锈钢、象牙，甚至还有贝壳和珊瑚。由上述材料制成的种植体被植入牙槽骨后，种植体与牙槽骨之间往往会形成一层纤维组织膜（图 10.1B），而不会形成像牙周膜一样的可以稳固地连接牙根和牙槽骨的束状纤维结构（图 10.1A）。然而，这层纤维组织膜的存在往往会导致种植体在牙槽骨内发生持续的轻微移动，最终导致种植体松动，甚至脱落。目前使用的牙科种植体材料的发明纯属偶然，其发明地不是在拥有大量牙学院和研究机构的美国和英国，而是在瑞典；发明者所学专业甚至与牙医学完全不相关——他既不是牙医，也不是牙医学研究人员。

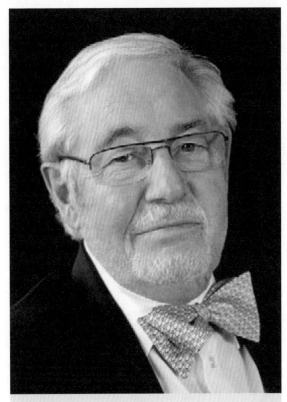

图 10.3　P-I·布伦马克
（资料来源：Johan Wingborg 摄影作品）

牙科种植体发明的故事发生在 20 世纪 50 年代的瑞典隆德大学。一位年轻的整形外科医生正在此地从事骨生物学方面的研究，这位医生名叫 P-I·布伦马克（图 10.3），为了更加深入地了解骨折的愈合过程，布伦马克医生从研究活体动物体内的骨髓细胞入手。为了观察活体动物体内的骨髓细胞，他根据早期研究的经验，研发了一个精巧的装置来观察活体兔子后肢骨髓腔内的细胞：这一装置由金属钽构成圆形支架，中间镶嵌玻璃。他在兔子后肢骨上钻出一个小孔并暴露骨髓腔，然后，中间镶嵌玻璃的金属钽支架被用钽金属钉固定在暴露骨髓腔的小孔中。这样，布伦马克医生就可以通过这个小玻璃窗，利用显微镜观察活体兔子体内的骨髓细胞。实验结束后，昂贵的金属钽钉和钽支架可以轻松地从骨组织上取下来被再次利用。

由于布伦马克无法确保自己每次都能获得昂贵的金属钽来制作小玻璃窗的支架，他决定换一种金属材料制作玻璃窗的支架。在当时，金属钛正逐渐被应用于军事工业和航空工业，这种金属于 1790 年由一位名叫威廉·格雷戈尔的牧师发现。尽管当时对金属钛处理和塑形的技术要求相当高，布伦马克还是成功地设计了一种用于支撑小玻璃窗的钛支架。当把钛支架植入兔子后肢骨内后，布伦马克惊喜地发现金属钛可以被机体完美耐受，钛支架周围的机体组织没有出现任何炎症反应和排斥反应。

几个月之后，当实验结束时，布伦马克惊讶地发现，与之前使用金属钽支架截然不同的是，金属钛支架紧密地与骨结合在一起，以至于他根本无法将它们取下并再次利用。这个至关重要的发现对他未来的人生和事业产生了巨大影响。

1960 年，布伦马克前往瑞典哥德堡大学解剖学系任职，在这里，他组建了一个由多学科研究人员参与的研究团队，继续从不同学科的角度研究骨生物学。当时，在他心目中最重要的研究项目就是关于金属钛的课题。因为，如果金属钛能够与骨组织很好地结合并能够负重，它极有可能成为第一种可以用于制造人体内赝复体 ① 的金属材料。通过一系列严谨的实验，布伦马克证实骨组织可以直接与金属钛的表面结合，两者之间不形成任何纤维组织层（图 10.1C），他将这一独特的现象命名为"骨结合"。这一现象产生的原因是金属钛的表面存在一层极薄的氧化层，当金属钛种植体植入骨组织后，大量重要的生物活性分子（如生长因子）可以聚集到种植体表面，诱导成骨细胞直接附着到金属钛表面，分泌形成新的骨组织。

在这一时期，布伦马克及其团队之所以能够克服面临的种种困难，成功发现并证实骨结合现象，完全依赖于整个团队具备以下卓越的能力：

1. 能够设计、制造出高质量、具有合理成分和形态的纯金属钛种植体。

2. 能够在尽量减小手术创伤的前提下，在骨组织上制备与种植体完美匹配的孔洞。

3. 能够在完全无菌的条件下进行手术操作。

作为一名整形外科医生，布伦马克倾向于在自己的专业领域内进行第一批金属钛种植体临床试验，如将钛种植体植入上肢骨或下肢骨内，但他很快就意识到患者这些部位的骨组织解剖位置较深，手术暴露骨组织表面，存在损伤肌肉、神经和血管的风险。幸运的是，他想到了牙医们所熟悉的牙槽骨。对于牙医来说，在牙槽骨上钻一个容纳金属钛种植体的洞不存在上述困难和风险。事实上，在牙槽骨上钻

———————————
① 作者注：赝复体，用于替代人体组织的人造装置。

个孔相当容易，只要翻开牙龈就能暴露出牙槽骨。

1969 年，《斯堪的纳维亚整形和重建外科杂志》刊登了世界上第一篇金属钛种植体修复缺失牙齿动物实验的文章，题目是《牙科修复体的骨内支抗》。文章介绍了利用狗牙槽骨进行金属钛种植体的体内研究。研究结果表明，90 颗金属钛种植体在狗牙槽骨内成功存留达 4 年。图 10.4 展示了该研究所采用的分期手术过程，这一手术流程一直沿用至今。牙齿缺失后（图 10.4A），一期手术将牙槽骨暴露并在牙槽骨上钻孔，然后将圆柱形带螺纹的金属钛种植体旋入牙槽骨内（图 10.4B），再将牙槽骨表面的牙龈复位缝合。植入牙槽骨的金属钛种植体需经历 3 个月的无负重愈合期。愈合期后，种植体可与周围的牙槽骨组织牢固地结合在一起，即发生骨结合（图 10.4C）。进行二期修复手术时，再次切开牙龈暴露种植体，在种植体的顶端旋入修复基台（图 10.4D），最后在修复基台上装上人工牙冠。至此，手术全部完成（图 10.4E）。以上所有操作均需在局部麻醉和完全无菌的条件下进行。图 10.5 展示的是患者接受 3 颗金属钛种植体植入后的 X 线片。

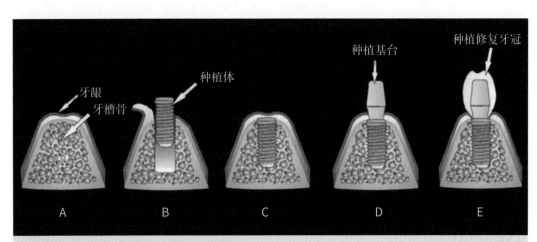

图 10.4　金属钛种植体植入手术流程示意
（资料来源：根据 P-I·布伦马克等在 1977 年绘制的图片重新制作）

布伦马克在最初的动物实验中就将金属钛种植体植入术修复缺失牙齿设计为：在单个颌骨上植入 4 ~ 6 颗金属钛种植体，并利用这些种植体支持、固定包括多颗人工牙冠的固定修复桥。

第一位接受布伦马克金属钛种植体植入术的患者名叫高斯塔·拉森，他的下颌

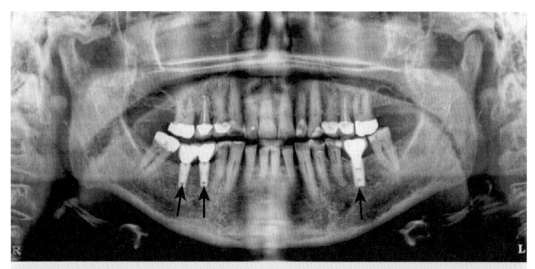

图 10.5　X 线片显示，3 颗金属钛种植体（箭头所示）与周围的骨组织形成骨结合
（资料来源：由 Doherty BJ 提供）

骨先天发育畸形，下颌牙齿全部缺失，还并发腭裂，因此无法充分咀嚼食物，身心承受巨大痛苦，生活质量极差。1965 年，在没有任何有效治疗方法、也别无其他选择的情况下，高斯塔·拉森欣然同意作为志愿者，接受金属钛种植体植入术。布伦马克在高斯塔·拉森的下颌骨内植入 4 颗金属钛种植体，数月后将一个有 12 颗人工牙齿的钛桥利用螺钉固定在种植体上。修复手术非常成功，拉森的生活质量得到极大改善。拉森随后又接受了腭裂手术治疗和上颌骨金属钛种植体植入术。拉森于 2006 年去世，享年 75 岁，在他去世时，口腔内的金属钛种植体已在他的颌骨内存留了 40 年。

　　布伦马克的第一批患者全部都是单颌或双颌牙齿全部缺失（即无牙颌）的病例，许多患者因佩戴和使用传统的可摘义齿存在困难而接受治疗。这些患者的基本治疗流程与前述的动物实验类似：首先，将 4 ~ 6 颗金属钛种植体植入患者单个颌骨或上、下颌骨内，待种植体与颌骨发生骨结合后再次将种植体暴露于口腔，并将一个有 12 颗人工牙齿的钛桥固定在种植体上（图 10.6）。布伦马克详细记录了第一批患者的病历资料，到 1977 年为止，病历资料的收集历时 10 年，统计结果显示，2000 多颗金属钛种植体的总成功率超过 90%。这一结果足以支持布伦马克发表最具说服力的临床病例报告。

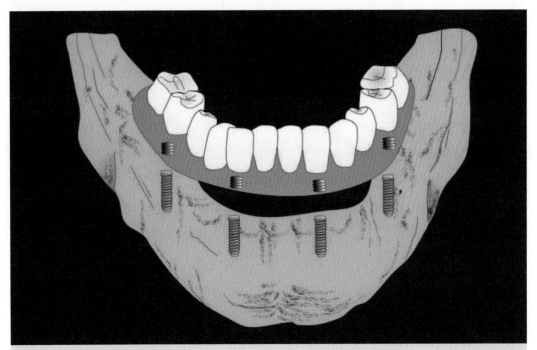

图 10.6　患者下颌包含 12 颗人工牙的固定桥示意：该固定桥通过颌骨上的 4 颗金属钛种植体
　　　　获得固位和支撑

（资料来源：根据 P-I·布伦马克等在 1977 年绘制的图片重新制作）

　　故事讲到这里，金属钛种植体的发明和临床应用过程看似一帆风顺，但事实远非如此。那时，民众对呈现在他们面前的证据还持怀疑态度，尤其是布伦马克的职业并不是一名牙医，这引起了许多质疑。尽管金属钛种植体研究和开发的项目一度很难获得基金资助，但其无可争辩的临床应用成功率却不容忽视。1975 年，金属钛种植体修复被瑞典卫生部批准成为合法的牙科治疗项目。

　　在全世界范围内，金属钛种植体拥有巨大的临床应用潜力，有数以百万计的患者等待接受金属钛种植体修复治疗。但是，要想获得较高的治疗成功率，术者必须严格执行布伦马克医生及其团队所制定的临床治疗程序。为了确保自己发明的金属钛种植体修复治疗不会因不当操作而最终声名狼藉，布伦马克坚持要求牙医必须参加他本人设计的、严格的培训课程并提交相关病历资料之后才可以使用他研发的金属钛种植体。在口腔种植体应用于临床的初期，大量的牙医接受相关培训，该培训首先在瑞典开展，随后被推广到加拿大和英国。

　　但是，直到第一例患者接受金属钛种植体修复的 15 年后，美国仍然没有开展金属钛种植体修复。或许是因为一名瑞典的整形外科医生提出了全新的缺失牙齿修复策略，而美国人没能提出，致使美国人心存疑虑；亦或是因为布伦马克的成果没有发表在被美国牙科专业人士广泛阅读的杂志上。无论是何种原因，直到1982年，首届牙科种植体与临床专题研讨会才在加拿大多伦多召开，会议结束时，金属钛种植体的病例报道被牙科学界广泛接受，这项技术开始向全世界推广。这次会议上没有任何人能够质疑这项资料齐全、拥有超过15年临床随访记录的新发明。

自从1965年第一例患者接受金属钛种植体修复以来，数以百万计的患者接受了类似的治疗，从单颗牙齿缺失到全牙列缺失的修复，金属钛种植体修复给牙科治疗带来了革命性的变化。金属钛种植体的设计和制造技术日新月异——今天，种植体修复通过一次就诊就能完成。除了固定桥修复外，全口义齿还可以通过球-帽的方式固定于金属钛种植体上，这样全口义齿很容易被摘下，便于牙医检查种植体和更换全口义齿。

一位整形外科医生研究骨髓细胞过程中的一个极其偶然的发现推动了牙医学领域的变革性发展。目前高质量金属钛种植体的造价仍然较高，我们可以期望的是，或许就在此刻，一位致力于完全不相关研究领域的科学家突然有了类似布伦马克医生的发现，可能正在发现一种成本更低却拥有金属钛种植体独一无二特性的新材料。

延伸阅读（原书照排）

1. Adell R，Lekholm U，Rockler B，et al.A 15-year study of osseointegrated implants in the treatment of the edentulous jaw.Int J Oral Surg，1981，10（6）：387-416.

2. Brånemark PI.Osseointegration and its experimental background.J Prosthet Dent，1983，50（3）：399-410.

3. Brånemark PI.The osseointegration book：from Calvaria to Calcaneus.Berlin：Quintessence Publishing，2005.

4. Brånemark PI，Adell R，Breine U，et al.Intra-osseous anchorage of dental prostheses. I. Experimental studies.Scand J Plast Reconstr Surg，1969，3（2）：81-100.

5. Brånemark PI，Zarb GA，Albrektsson T（Eds.）.Tissue-integrated prostheses：osseointe-

gration in clinical dentistry.Chicago：Quintessence Publishing，1985.

6. Brånemark PI，Hansson BO，Adell R.Osseointegrated implants in the treatment of the edentulous jaw. Experience from a 10-year period.Scand J Plast Reconstr Surg Suppl，1977，16：1-132.

7. MacFarlane G.Howard Florey：making of agreat scientist.Oxford：Oxford University press，1979.

8. McClarence E.Close to the edge：Branemark and the development of osseointegration.London：Quintessence Publishing，2003.

有些事情看似复杂，其实很简单。

鸡嘴里长牙并非"无中生有"

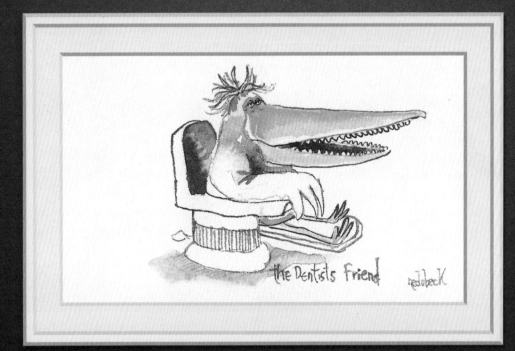

幽默卡通画——*The Dentists' Friend*（牙医的朋友），画中的鲸头鹳嘴中长满牙齿（主译提供）。

英语谚语中常用"少得像鸡的牙齿一样"来形容某种东西罕见到几乎不存在，因为包括鸡在内的现代鸟类，只能用硬喙啄取而不是通过牙齿来咬食物。在大约 1亿 3 千万年前，鸟类祖先还是有牙齿的（图 11.1），而出现在距今 8000 万年前的现代鸟类，它们的牙齿则已经消失了。

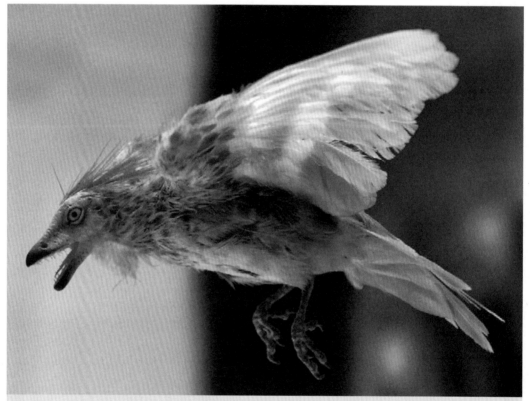

图 11.1　一种与鸟类有亲缘关系的灭绝物种 —— 伊比利亚鸟的复原图，它生活在 1 亿 3 千万年前，注意其下颌的牙齿

（资料来源：维基百科）

1983 年，已故的伟大科普作家斯蒂芬·杰·古尔德教授出版了一本名为《母鸡的牙齿和马的脚趾》的科学论文集，书名的前半部分"母鸡的牙齿"就是该书中一篇文章讨论的主题。在那篇文章中，古尔德记述了发育中的鸡胚口腔组织被人为干预的实验，实验结果证明鸡的口腔组织仍然具有形成牙齿的潜能。在之后的 30 年中，科学家们对这一科学问题进行了大量的研究，这也是本章将要讨论的主题。

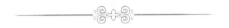

来自哺乳动物的数据：牙齿的正常发育过程

为了方便读者更好地理解本章的内容，先介绍一下哺乳动物牙齿发育的 5 个阶段，如图 11.2 所示：

第 1 阶段，在牙齿开始发育之前，可以看到两层不同的细胞在口腔黏膜中平行排列。上层较薄细胞层中的细胞被称为口腔上皮，下层较厚细胞层中的细胞被称为牙间充质。该时期两种细胞看起来差别不大。

在第 2 阶段，出现了牙齿发育的第一个标志性结构，即口腔上皮内陷进入下方的牙间充质，并在特定的位点扩大，界定出未来牙齿的位置和外形。

到第 3 阶段，两层细胞逐渐发生变化，形状和结构也更加复杂。口腔上皮内陷的部分被称为成釉器，由 3 层细胞[①]构成，此时口腔上皮下方的牙间充质也发生相应变化，被称为牙乳头，未来将形成牙本质和牙髓。

随着牙齿发育进入到第 4 阶段，成釉器开始分泌形成牙釉质，牙乳头细胞开始形成牙本质。牙釉质和牙本质在结构和颜色上的差异，提示这两种组织由两种截然不同的细胞分泌形成，并含有不同的组成成分（详见第 7 章）。

到牙齿发育的第 5 阶段，牙冠发育完成，牙根开始发育，牙齿在口腔萌出。

口腔上皮和牙间充质从牙齿发育早期结构单一的细胞层，经过一系列复杂的变化最终产生一颗牙齿，这一系列变化得以完成，有赖于众多复杂信号分子（如生长因子）的有序产生和释放。在牙齿发育过程中，这些信号分子在口腔上皮和牙间充质中往复传递，通过启动或关闭特定基因的功能（上皮 / 间充质相互作用）来发挥生物学作用，最终诱导产生分泌牙釉质和牙本质的细胞，这种信号分子的交互作用模式是所有脊椎动物成功完成发育的基础。一颗牙齿能够发育完成，口腔上皮和牙间充质必须同时存在，而且两者均须具有产生复杂且必需的信号分子的能力。实验证明，如果在牙齿发育的早期将这两层组织分离，牙齿发育停止。

---

① 作者注：暂时为 3 层细胞，稍晚还会出现第 4 层细胞覆盖在牙齿表面，参与分泌形成牙釉质。

第1阶段：两层简单的口腔细胞层。E为口腔上皮；M为牙间充质。

第2阶段：口腔上皮（E）膨胀内陷进入下方的牙间充质（M），这是牙齿开始发育的第一个标志。这一阶段两个细胞层仍然由简单相似的细胞组成。

第3阶段：口腔上皮出现更复杂的形状和更易于分辨的结构，即成釉器（E）和包绕其下方的牙间充质（M），即牙乳头。

第4阶段：上皮成釉器（E）出现更为复杂的形态，并开始在牙尖处分泌红色的釉质层（EN）。成釉器包绕着牙间充质来源的牙乳头（M），牙乳头则开始分泌牙釉质下方蓝色的牙本质层（DE）。

第5阶段：牙冠发育已经完成，牙根开始发育，最终牙齿萌出长入口腔。EN为牙釉质，DE为牙本质，M为牙髓，B为牙槽骨，R为牙根。

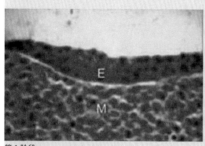
第1阶段
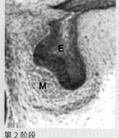
第2阶段
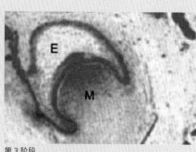
第3阶段

第4阶段

第5阶段

图11.2　牙齿发育5个阶段的组织学影像
（资料来源：BKB Berkovitz，GR Holland，BJ Moxham.Oral Anatomy，Histology and Embryology.4th Edition. Elsevier，2009.）

简要介绍了牙齿发育过程中口腔上皮和牙间充质相互作用的基本原理后，我们就可以通过研究鸡胚口腔的发育来解释鸡为什么不长牙齿。

为什么鸡的牙齿不能正常发育？

与其他哺乳动物一样，鸡的口腔内也有两个发育细胞层，即口腔上皮和牙间充质，却不能发育形成牙齿。就此，科学家提出3个科学假说来解释这一现象：

166

1. 口腔上皮和牙间充质同时丧失了形成牙齿的能力，即两层组织均缺乏能够产生适当信号分子的特异基因：双重无能。

2. 口腔上皮保留了形成牙齿的能力，但其下方的牙间充质没有形成牙齿的能力：牙间充质无能。

3. 牙间充质保留了形成牙齿的能力，但口腔上皮没有形成牙齿的能力：口腔上皮无能。

已有研究证明第一个假说是错误的。鸡胚的口腔上皮和牙间充质均可产生哺乳动物牙齿正常发育所必需的部分重要信号分子，如成纤维细胞生长因子、骨形态发生蛋白及被称为"音猬因子（*Sonic Hedge Hog*，*Shh*）"的信号分子。这也提示，第2种或第3种假说可能是正确的，即鸡胚口腔上皮或牙间充质仍然保留着形成完整牙齿或部分牙齿的能力。如果是这样的话，是否可以通过提供缺少的信号分子来恢复鸡胚启动、完成牙齿发育的能力呢？科学家们利用3个巧妙的实验来证实以上科学假说。

鸡嘴里长牙实验

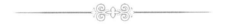

实验 1

鉴于鸡口腔上皮和牙间充质缺少某些牙齿发育的重要信号分子，第一个实验目的就是在鸡胚牙齿发育过程中重新引入这些信号分子。

早期的研究已知鸡胚牙间充质不能产生骨形态发生蛋白4，但是鸡胚皮肤间充质在发育期间却可以产生这种重要的生长因子。科学家们分别将鸡胚口腔与皮肤的上皮和间充质分离，再将口腔上皮与皮肤间充质重组（图11.3），他们发现重组的组织可以在试管中继续生长发育。这个实验等同于将鸡胚口腔上皮置于含有骨形态发生蛋白4生长因子的环境下继续生长。实验结果令人惊讶，口腔上皮与皮肤间充质重组后，形成了明显可被辨识的牙蕾（在正常牙齿发育的第2阶段出现）结构，但是牙蕾不能继续发育，也不能形成矿化组织。这是鸡可以长牙的第一个证据（图11.4）。

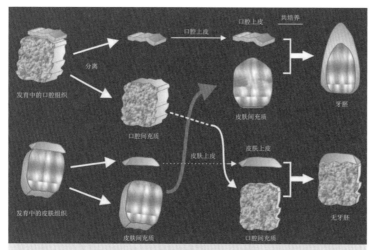

图 11.3　口腔上皮与皮肤间充质重组共同培养实验过程示意

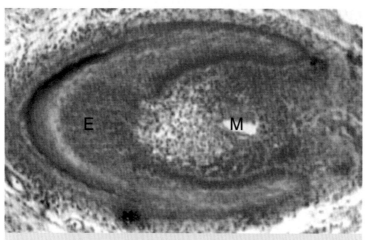

图 11.4　鸡胚口腔上皮（E）与鸡胚皮肤间充质（M）重组并培养 2
　　　　天后形成了牙蕾结构

（资料来源：Chen Y 等 2000 年发表在美国科学院院报的文章）

实验 2

　　有学者曾发现鸡胚组织与鼠胚组织重组并不会引起排异反应，所以在第二个实验中，鸡胚牙间充质被替换成鼠胚牙间充质，后者具有牙齿发育所必需的所有信号分子。这样就可以确定在鼠胚牙间充质所提供的信号分子的充分刺激下，鸡胚口腔上皮是否具有形成牙齿的能力。

　　用鼠胚牙间充质细胞替换鸡胚牙间充质细胞后（图 11.5），同时含有鸡和小鼠细胞的重组鸡胚可以继续发育，利用特殊染色，能够很容易地区分两个物种来源的细胞。结果发现，在这种鸡 / 小鼠嵌合体胚胎颌骨中形成了牙胚。特殊染色显示，牙胚的外层，即牙胚上皮成分来自鸡胚口腔上皮；而牙胚的内层，即牙胚间充质成分来自鼠胚牙间充质。本实验中鸡 / 小鼠嵌合体胚胎颌骨中形成的牙胚比实验 1 中形成的牙胚更加成熟，甚至可产生某些牙本质特异性蛋白（图 11.6）。

　　本实验结果再次证明鸡胚口腔上皮在与适合的牙间充质（本实验利用的是鼠胚牙间充质）相互作用时，仍然具有形成牙齿的能力。但本实验中形成的牙胚不能完全矿化并产生牙釉质，这是因为鸡胚口腔上皮不具备牙釉质形成所必需的基因。这是鸡可以长牙的第二个证据。

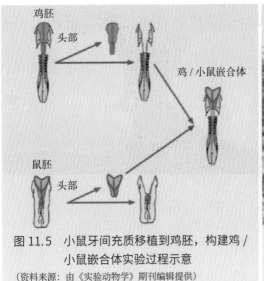

鸡胚
头部
鸡 / 小鼠嵌合体

鼠胚
头部

图 11.5　小鼠牙间充质移植到鸡胚，构建鸡 /
小鼠嵌合体实验过程示意

（资料来源：由《实验动物学》期刊编辑提供）

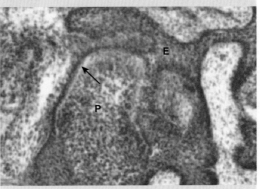

成釉器（E）来源于鸡胚，牙乳头（P）来源于鼠胚。蓝色
部分（箭头所示）代表发育早期的牙本质基质。

图 11.6　鸡 / 小鼠嵌合体颌骨中形成的牙胚，
蓝色染色区域为牙本质

（资料来源：由 Mitsiadis TA 博士提供）

自然长出的鸡牙齿

前两个实验是通过移植间充质成分让鸡长出牙齿。在鸡可以长牙的第三个证据中，牙齿发育在一种基因突变鸡胚体内自然启动，并发育形成牙胚。

基因突变可以在所有动物体内自然发生，是基因序列异常的结果。由于基因序列决定蛋白质的类型，所以基因突变可以导致相应蛋白质发生以下变化：①不产生相应蛋白质；②相应蛋白质严重不足；③相应蛋白质过量；④相应蛋白质在错误的时间产生；⑤相应蛋白质化学结构发生变化。基因突变导致的结果多种多样，可以不对动物体产生影响，也可以导致动物体出现严重的致死缺陷。对基因突变的研究使科学家们对动物体正常和异常发育过程的认识突飞猛进。

目前已经发现鸡的基因可出现多种突变。有些突变是自然发生的，有些则需要通过实验方法诱导产生。一种被称为 *talpid2*[①] 的突变可导致多种重要信号分子的破坏性变化，特别是 *Shh* 信号分子，该突变体鸡胚的肢体和头部发育畸形，并

---

① 作者注：*talpid2* 突变体鸡肢体发育异常，有铲状的外观，类似于鼹鼠的四肢。

在正常孵化前死亡，其喙部与正常鸡胚喙部相比明显变短（图11.7）。尽管这种突变体在50年前就已经被发现，但直到近期研究人员才开始关注更多细节：科学家们在该突变体的喙部发现了数个未矿化的圆锥形小牙胚（图11.7），对于这种突变体鸡胚来说，牙胚可以自主产生，只是不能发育到矿化组织形成阶段。

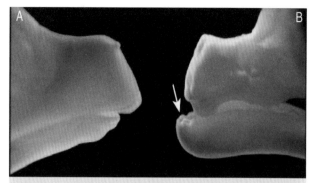

图11.7　A为正常鸡胚喙部，B为 *talpid 2* 突变体鸡胚喙部，可见该突变体鸡胚喙部变短，有类似牙状结构在喙部凸起（箭头所示）

（资料来源：Harris MP 博士提供）

鸡为什么在正常情况下不能长牙

如何解释 *talpid 2* 突变体鸡胚下颌骨内可以形成牙胚，而正常鸡胚不会呢？发现这一现象的科学家们分别对正常鸡胚和突变体鸡胚喙部的信号分子表达和分布情况进行了仔细研究。科学家们发现，正常鸡胚口腔上皮内的确存在能够启动牙齿发育的信号分子，只是其下方的牙间充质缺少启动牙齿发育的信号分子，牙间充质细胞旁边的其他组织间充质却具有启动牙齿发育的潜能，只是这些间充质距离口腔上皮较远，无法与其发生相互作用。因此，正常鸡胚颌骨内的牙齿发育无法启动（图11.8A）。而在突变体鸡胚，由于出现严重颅面部畸形（图11.7B），使具有成牙能力的间充质位置发生变化，并与口腔上皮组织直接接触（图11.8B）。在此特定条件下，启动牙齿发育所必需的两种组织得以直接相互作用，导致 *talpid 2* 突变体鸡胚"长牙"（图11.7B）。

"无中生有"：鸡可以拥有牙齿

本章总结了3个鸡胚"长牙"的证据，2个由实验诱导产生，1个是"自主"

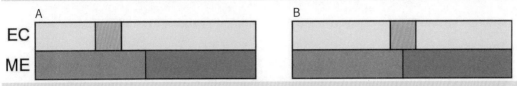

A. 正常鸡胚，口腔上皮（EC）信号中心以黄色显示。下方具有牙发育潜能的牙间充质（ME）以紫色显示，其不直接位于口腔上皮之下，而是偏向一侧；B.talpid2 突变体鸡胚，下颌骨的异常生长模式导致口腔上皮和牙间充质两层组织相对位置的变化，使上皮信号中心（黄色）和下方具有牙发育潜能的牙间充质（紫色）相互对应，从而启动牙齿发育过程。

图 11.8　正常鸡胚和 talpid2 突变体鸡胚下颌骨中具有成牙潜能的牙间充质位置改变，这种位置变化导致牙胚样结构在突变体鸡胚颌骨中产生

（资料来源：由《现代生物学》编辑提供）

发生（出现在 talpid2 突变体中），因此，"少得像鸡的牙齿一样"这个谚语在一定程度上已经不准确了，至少对于已经知道以上科学事实的人来说是这样的。更重要的是，以上研究还为解释进化机制提供了新的思路，例如，某一物种在进化上重要变化（如一个物种的牙齿消失）的机制可能并没有想象中的那样复杂，也许只是相互作用的上皮和间充质两种组织相对位置发生微小变化而导致的结果。

延伸阅读（原书照排）

1. Berkovitz BKB，Holland GR，Moxham BJ.A colour atlas and textbook of oral anatomy，histology and embryology.Fourth edition.Edinburgh：Harcourt，2009：299-310.

2. Chen Y，Zhang Y，Jiang TX，et al.Conservation of early odontogenic signaling pathways in Aves.Proc Natl Acad Sci USA，2000，97（18）：10044-10049.

3. Gould SJ.Hen's teeth and horse's toes.New York：W.W.Norton&Co，1983.

4. Harris MP，Hasso SM，Ferguson MW，et al.The development of archosaurian first-generation teeth in a chicken mutant.Curr Biol, 2006，16（4）：371-377.

5. Mitsiadis TA，Caton J，Cobourne M.Waking-up the sleeping beauty：recovery of the ancestral bird odontogenic program.J Exp Zool B Mol Dev Evol，2006，306（3）：227-233.

6. Mitsiadis TA，Chéraud Y，Sharpe P，et al.Development of teeth in chick embryos after mouse neural crest transplantations.Proc Natl Acad Sci USA，2003，100（11）：6541-6545.

7. Sharpe PT，Young CS.Test-tube teeth.Sci Am，2005，293（2）：34-41.

8. Thesleff I.Developmental biology and building a tooth.Quintessence Int，2003：117-128.

这是一位值得被铭记的伟大前辈，

感谢他愿为灯烛，为后世学者照亮前进的路。

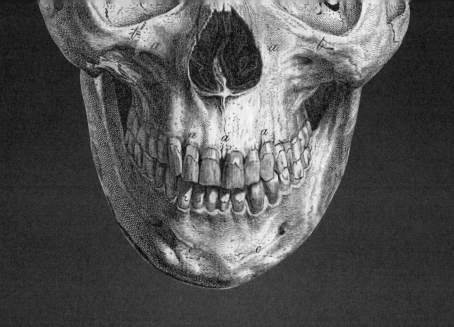

约翰·亨特与
伦敦牙博物馆

约翰·亨特著作《人类牙齿概述》（1771 年）中的手绘插图 3：上图为成年人上、下颌骨及牙列正面观，下图为同一标本侧面观（主译提供）。

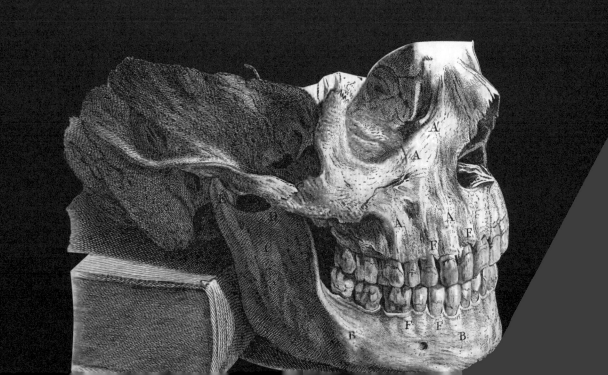

莱斯特广场和莱斯特公园位于英国伦敦西区心脏地带的步行区，在公园的中心有两座英格兰历史上最有名的演艺界名人的雕像：身着古代服装的剧作家威廉·莎士比亚和穿着现代的无声电影喜剧演员查理·卓别林。在公园四角入口处分别放置着4座半身像，同样是英国自18世纪以来的杰出人物，分别是：数学家和天文学家艾萨克·牛顿爵士（1643—1727年），肖像画家、皇家美术学院创建人和首任院长乔舒亚·雷诺兹爵士（1723—1792年），画家和讽刺剧作家威廉·霍加斯（1697—1764年），外科医生和科学家约翰·亨特（图12.1）。我们这一章的主角就是这位"名不见经传"的约翰·亨特。

约翰·亨特的生平及他对医学和科学的贡献

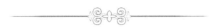

约翰·亨特1728年出生在苏格兰，在家排行第十，是最小的孩子。他在东基尔布莱德的一个小农场长大，在学校时并没有显示出与众不同的才能，职业前景也不被看好。1748年，20岁的约翰·亨特意识到，如果想有所成就，就必须改变现状，于是写信给他的哥哥威廉·亨特，寻求新的工作和帮助。

威廉·亨特比约翰·亨特大10岁，曾在爱丁堡学习医学，1741年，年轻的威廉·亨特搬到伦敦，成为一名外科实习医生。在那个年代，很少屈尊亲自为患者体检的内科医生享有很高的地位，而外科医生却没有这么高的地位，在麻醉术和消毒术发明之前的时代，做手术的外科医生对解剖知识也知之甚少，结果可想而知，只有极少数的小型外科手术可以成功，而放血或者拔牙这样的手术往往由基本没有受过相关培训的理发师操作，即所谓的"理发师—外科医生（庸医）"。

在下决心学习收入更加丰厚的产科治疗后，雄心勃勃的威廉·亨特意识到解剖学知识在医疗实践过程中及提高手术成功率方面具有举足轻重的作用。1746年，威廉·亨特在考文特花园建立了一所私立学校，教授解剖学，他的学校得以成功的关键是保证每一位学生都有机会亲手进行尸体标本解剖，这也意味着他必须解决一个问题——通过合法途径无法获得数量足够的尸体标本。

约翰·亨特抵达伦敦后，恰好赶上他哥哥新开张的解剖学校开始为新生讲授解剖课程，亟需可以指导学生解剖实习的助手，约翰·亨特顺理成章地成了解剖实习教师。当时尸体的保存技术尚处于起步阶段，人体解剖实习课程必须被安排在冬季寒冷的月份中讲授，以延缓尸体分解腐败的速度。约翰·亨特的工作条件很差，冰冷的屋子里满是尸体的腐臭味，若非身临其境简直难以想象，更糟糕的是，他自己对解剖知识也是一无所知。

很快，约翰·亨特在解剖学的卓越天赋就得以显现。他对科学充满好奇心，发明了用于保存和展示教学标本（特别是病变标本）的方法。为了获取更多的尸体标本，约翰·亨特不得不亲自参与盗墓掘尸，甚至还与那些贩卖来路不明尸体的"尸体贩子"打过交道。约翰·亨特在解剖学方面的所学所知很快就超过了他的哥哥，成为解剖课程的负责人。也就是从那时起，约翰·亨特找到了自己的人生目标，充分展现自己的潜能和才华——纵然是出身卑微，缺少良好教育，约翰·亨特最终成长为英国最著名的解剖学家和外科医生。

作为一名解剖学家，约翰·亨特很快声名鹊起，他娴熟的解剖技巧为众人所钦佩。当时人们对人体功能知之甚少，约翰·亨特还开展了人体功能的研究。为了得到约翰·亨特的指导，世界各地的医

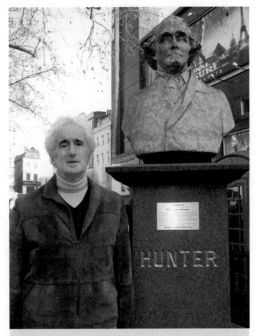

图 12.1　本书作者贝利·贝尔科维奇在莱斯特公园的约翰·亨特雕像旁，该园区当时正在重建中（2012 年 4 月）

（资料来源：G.Fox 先生拍摄）

学生慕名来到伦敦求学，参加他的解剖学课程。当这些学生学成而归时，他们带走的不仅仅是约翰·亨特的学术观点，更重要的是，他们学到了约翰·亨特一丝不苟的治学态度。

约翰·亨特早期的重大科学发现中，有两项非常值得一提，其中任何一项发现都足以奠定他在解剖学史上的重要地位：第一，证明了淋巴系统与血液系统相互独

立；第二，发现人类胎儿的血液循环系统与母体的血液循环系统相互独立，而在当时，人们普遍认为胎儿的血液循环系统与母体的血液循环系统直接相连。

那时，威廉·亨特正在酝酿出版一本书，书中会加入人类胎儿发育插图，希望借助此书的出版建立他在产科领域的声望。他原本是想要求他的弟弟约翰·亨特进行人类胎儿解剖工作，但当他注意到弟弟精湛的解剖技术后，他决定推迟该书的出版，目的是进行更大规模、更完整的系列标本解剖。这项工作一直持续了 25 年，直到 1774 年，《人类妊娠子宫解剖图谱》才得以出版面世（图 12.2），这本巨著被认为是医学史上最重要的著作之一。然而，约翰·亨特觉得他为该书出版所做出的贡献没有得到应有的认可，特别是他首次提出胎儿血液循环系统独立于母体循环系统这一学说，加之威廉·亨特对为该书绘制所有精彩插图的艺术家 Jan van Rymsdyk 所做出的贡献只字未提。最终，该书的出版导致了兄弟二人分道扬镳。

约翰·亨特很快意识到，即使他拥有当时最丰富的解剖学知识，单凭这一点也并不能帮助他实现事业上的提升，他随后

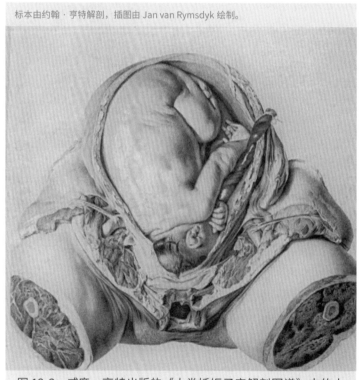

标本由约翰·亨特解剖，插图由 Jan van Rymsdyk 绘制。

图 12.2　威廉·亨特出版的《人类妊娠子宫解剖图谱》中的人类子宫插图

（资料来源：由英国皇家外科医学院亨特博物馆藏品复制）

选择外科医生作为新的职业，离开了他哥哥的解剖学校。当时成为军医的门槛不高，约翰·亨特先入伍做了 3 年外科军医。在随部队征战法国和葡萄牙的过程中，约翰·亨特救治了大量战争伤员，积累了丰富的外科经验。1763 年，约翰·亨特退伍回到伦敦，凭借在服役期间积累的丰富外科学经验成为了一名外科医生。在

度过最初几年略显拮据的生活后，约翰·亨特在外科学界和科学界已广为人知。1768 年，凭借娴熟的外科技术和丰富的外科经验，约翰·亨特成为当时外科学会的精英成员。

在那时，进行尸体解剖不仅可以帮助确定死亡原因，还可以帮助医学从业人员提高疾病诊断和治疗的水平，约翰·亨特被公认为英国最有经验的尸体解剖专家。

约翰·亨特在对众多感兴趣的课题进行动物研究的同时，还继续从事正常和异常人体标本的解剖与保存研究。他的目标是通过观察和实验阐明机体的运行原理。他不打算盲目接受当时那些被世代传颂的教条式医学理论、技术和治疗方法，特别是那些已被他自己的经验证明是不正确的理论、技术和方法。

当时，作为一名外科医生，想要在外科学界崭露头角，就得在伦敦的知名医院谋一个职位。1768 年，约翰·亨特实现了这一目标，成为圣·乔治医院的一名外科医生，这意味着他将在更具影响力的平台上开展工作。从那时起，除了为自己的私人患者诊疗外，约翰·亨特还可以在圣·乔治医院为患者进行手术。新的工作岗位带来新的责任，培养、训练年轻的外科医生也成了约翰·亨特的使命之一。凭借在外科学领域的杰出成就，约翰·亨特于 1776 年被任命为英王乔治三世的御用外科医生。

需要注意的是，在约翰·亨特生活的时代，医学仍然遵循希波克拉底（公元前 460—公元前 370 年）和盖伦（129—200 年）所创立的古代学说体系，这些学说认为机体的健康取决于 4 种基本体液（即胆液质、血液质、黏液质和黑胆质）的平衡，机体的不健康和疾病都是这些体液的不平衡导致的，而这些不平衡只能通过对患者进行灌肠通便或者放血来纠正。

约翰·亨特提出了解剖学研究方法，通过解剖动物，观察多种动物机体结构与功能的相互关系，研究人类机体运行的奥秘。约翰·亨特讲座的内容常常令人难以理解，加之他本人缺乏语言天赋，不善言辞，使他的讲座枯燥无味。但是约翰·亨特充分利用了他收集的涉猎广泛、无可比拟的医学标本来传播他的思想与发现，教育、启发海内外络绎不绝的求学者，这些学生将他对待科学与实验的严谨态度和缜密的思维方式传遍四方，即"耳听为虚，眼见为实（相信自己真实观察到的结果，而不是盲目相信别人的论断）的治学态度"，学术名词"亨特规范"所指的就是这一被沿用至今的治学态度。

约翰·亨特的众多学生中，有一位名叫爱德华·琴纳，在约翰·亨特的鼓励下，成功为患者接种牛痘，攻克了天花这一重大医学难题，开启了医学免疫学研究的大门。

约翰·亨特于 1767 年被选为英国皇家科学院院士，其科学成就得到广泛认可。他在厄尔斯考特建了一栋大别墅，用以解剖和保存他那些不断丰富的收藏标本，这些标本后来被移至莱斯特广场一座更大的建筑中。这栋别墅直到 19 世纪 80 年代都广为人知，也是作家罗伯特·路易斯·史蒂文森的小说《化身博士》中杰基尔博士配备有实验室的别墅的原型。

约翰·亨特不断收集罕见稀有的标本，希望通过研究这些标本来探索器官和个体的发育机制。他的收藏品包罗万象：第一只来到英国的长颈鹿的皮和部分骨骼；解剖过一只瓶鼻鲸用于展示的骨架；在库克船长发现澳大利亚后首次发现的有袋动物；还有一些从富豪的私人动物园（包括伦敦塔皇家动物园）里收集了大量珍稀动物的标本。

标本中间商们知道约翰·亨特醉心于收集标本，故而高价向他兜售各种珍奇标本。因为购买、保存和存放数量不断增长的收藏标本，所需的费用持续增长，伦敦知名外科医生的可观收入加上学生们缴纳的学费还是让约翰·亨特入不敷出。

有一个故事最能反映约翰·亨特收集珍奇标本的强烈欲望，故事的主人翁是人们口中的"爱尔兰巨人"——查尔斯·伯恩。1782 年，21 岁的伯恩身高便达到了约 2.3 米（7 英尺 8 英寸），他 1782 年在伦敦出现，引起了巨大轰动。现在，我们知道伯恩巨大的身材是脑垂体内的肿瘤导致生长激素过量而引起的症状之一。无法治疗的肿瘤导致伯恩的身体出现了严重的并发症。约翰·亨特和众多的竞争者得知伯恩健康状况每况愈下，将不久于人世的消息后，都希望得到伯恩的遗体用以解剖和收藏，他们为了达到目的，不惜一掷千金，这一切已是公开的"秘密"。害怕死后遗体被人解剖的伯恩把自己数额不菲的积蓄都投入到一个自认为"万无一失"的计划中，以防止在自己去世后遗体落入这些解剖学家手中。该计划是这样的：首先，承办人在伯恩忠实好友的见证下，将他的遗体入殓，放进一口厚重的棺材中；随后，他的朋友将这口棺材运到海边，再乘船将伯恩葬于深海。严格按照以上要求完成计划的承办人将得到伯恩的所有遗产。1783 年，刚满 22 岁的伯恩去世了。伯恩的遗体在众人的见证下按照"计划"被"埋葬"在深海中，但实际上，他的遗体在运送过程中就"消失了"（姑且认为伯恩的遗体确实被放进了棺材中），在海底棺材里深眠的当然不会是约翰·亨特创建的"伦敦牙博物馆"的第157号标本。5年后，也就是1788年，当约翰·亨特第一次向他的好友展示其标本收藏时，伯恩的骨架被置于最显眼的位置，供众人一睹真容，这副巨大的人类骨架立即引起了轰动。没人知道约翰·亨特究竟买通了谁或者做了什么，总之是他得到了伯恩的遗体，确信无疑的只有一点——"金钱是万能的"。

约翰·亨特一生中发表了一系列重要的科学论文，其中一项重要的研究就是阐明了骨骼是如何变长的。为了回答这个问题，他设计了一个简洁而精妙的实验：将2颗金属珠植入幼鸡腿骨骨干并记录2颗金属珠之间的距离。一段时间后，鸡腿骨已明显变长，但约翰·亨特发现2颗金属珠之间的距离却没有变化。这个简洁而精妙的实验证明了骨骼变长是骨骼两端生长的结果，而不是骨干生长变长（图12.3）。

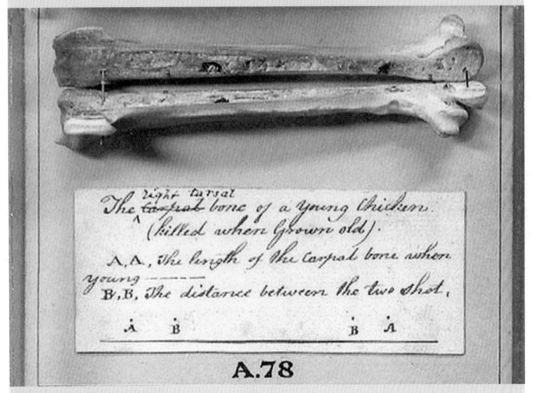

约翰·亨特在鸡腿长骨近两端的部位制备了2个烧灼孔，并将2颗金属珠填充在其中。一段时间后，将鸡处死并取出实验腿骨，测量发现2颗金属珠之间的距离没有变化，而腿骨的总长度却增加了。这个精妙的实验证明，骨骼的生长中心位于骨端（骨骺），而不是骨干。约翰·亨特的助手威廉·贝尔所做的原始实验纪录与标本一同陈列展出。

图 12.3　鸡腿长骨（跗跖骨）
（资料来源：由英国皇家外科医学院亨特博物馆授权转载）

为了进一步证实这一实验结果，他在动物饲料中加入了一种天然染料——茜草，这种染料可以使新形成的骨呈现红色。约翰·亨特从来不惧怕在自己身上做实验，他甚至食入了一些茜草，并发现他的尿液颜色发生了变化。

随后，约翰·亨特的两部重要著作进一步提高了他的学术地位与声誉，《性病论》（1786 年出版）和《论血液、炎症和枪弹伤》（1793 年出版）。《性病论》翔实地介绍了不同种类性病各个发展阶段的临床特点。在这部著作中，约翰·亨特还介绍了利用性病病变组织为自己的患者进行预防接种的方法。甚至有一种说法认为，在该书中，许多详细、精准的临床症状和体征就来自于他本人，他故意让自己染上性病，以便获得准确的信息。虽然未被证实，但其晚年的健康状况似乎可以佐证这个说法——约翰·亨特晚年被多种疾病困扰，于 1793 年辞世；《论血液、炎症和枪弹伤》则与约翰·亨特的军医生涯有关，书中详细论述了大量枪弹伤相关的临床问题。

1793 年 10 月 16 日，约翰·亨特在圣·乔治医院出席一场"火药味十足"的外科学会议时，突然倒地离世。他的遗体则遵照他的遗愿进行了尸检，由他的姐夫——埃弗拉·休谟完成尸检，发现他的心脏出了问题，这一发现与约翰·亨特多年一直被心绞痛所折磨的病症事实吻合，探清死因后，他的遗体被悄然安葬在伦敦圣马丁圣公会教堂。1859 年因该教堂重建，他的遗体被移出，此时他取得的杰出学术成就已被学界和公众所知，人们用极其隆重的仪式将他安葬在威斯敏斯特大教堂，他的墓碑上刻着墓志铭："约翰·亨特——科学外科学奠基人"。

约翰·亨特生前收入可观，但他把大部分的钱都用在收集稀有标本上，视这些标本为无价之宝，他的骤然离世让家人顿感经济拮据。1799 年，英国政府以国家名义从约翰·亨特的家人手中低价收购了他所有的藏品。1800 年，约翰·亨特曾为之毕生奋斗的外科学的重要性被公众广泛认可，伦敦皇家外科学院（即后来的英国皇家外科医学院）成立并被授予皇家特许状。随着林肯郡因菲尔德新大楼于 1806 年落成，以约翰·亨特一生收藏的标本为基础的英国皇家外科医学院亨特博物馆正式向公众开放。

英国皇家外科医学院的主要职责是维护、督导及不断提高英国的外科学水平并通过多种教学和考核机制来实现这一目标，一代又一代的外科医生们在英国皇家外科医学院亨特博物馆的各个展厅中流连忘返。多年来，英国皇家外科医学院亨特博物馆的藏品也从最初来自约翰·亨特的 13500 件标本扩大到超过 65000 件。理查德·欧文爵士（创造了"恐龙"一词）和亚瑟·凯斯爵士（研究皮尔当人而出名）都曾经担任博物馆馆长一职。直到今天，约翰·亨特在英国皇家外科医学院的影响力仍然深远强大。除了藏品丰富的英国皇家外科医学院亨特博物馆外，英国皇家外科医学院每年还会定期举办亨特学术讲座，新获得资质的外科医生和位于英国皇家外科医学院入口大厅处的约翰·亨特雕像（图 12.4）合影更成了一项传统。

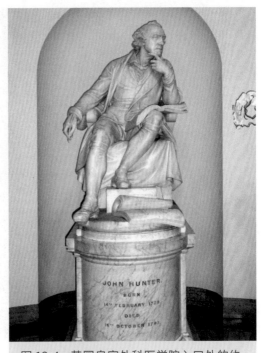

图 12.4 英国皇家外科医学院入口处的约翰·亨特雕像

（资料来源：由英国皇家外科医学院亨特博物馆提供）

令人惋惜的是，第二次世界大战期间，英国皇家外科医学院遭到轰炸，亨特博物馆约 2/3 的馆藏标本毁于一旦。

约翰·亨特对牙科学的贡献

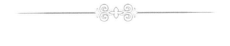

读者一定会感到奇怪，为什么这一本关于牙齿的书会在科学外科学奠基人——约翰·亨特的身上大下笔墨？为什么写到这里还没有介绍约翰·亨特是否有与牙科学相关的事迹呢？在收集动物标本时，约翰·亨特从未忽略对动物颅骨和牙齿的观察，因为这些解剖结构是研究机体结构与功能相关性最好的标本，而这也正是约翰·亨特潜心研究的核心。约翰·亨特最著名的画像由他的朋友约书亚·雷诺兹爵士创作，肖像描绘的是约翰·亨特构思书稿时陷入沉思的样子，他面前桌上的一本书正翻到有

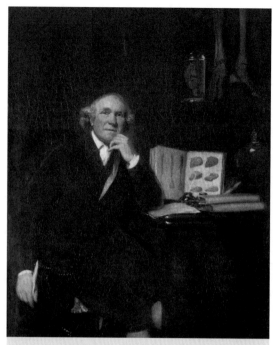

图12.5 由约书亚·雷诺兹爵士创作的约翰·亨特画像，画中的书上可见人类颅骨和牙齿插图

（资料来源：由英国皇家外科医学院亨特博物馆实物转载）

许多颅骨插图的一页（图12.5）。英国皇家外科医学院大厅入口处的约翰·亨特雕像（图12.4）基座上也雕刻有一本打开的书，书中插图颅骨上的牙齿清晰可见。

除了对动物牙齿进行深入研究以外，约翰·亨特的研究极大地丰富了人类牙齿专业知识，从而确立了他科学牙科学和科学外科学奠基人的地位。

虽然在18世纪，人们就已经开始尝试进行补牙治疗，但那时治疗牙齿疾患的主要方法仍然是拔牙。在当时，牙科治疗不被医学界所接纳。在医学界人士的眼中，牙科治疗是低等级的治疗，主要由没有经历过任何培训的"理发师—外科医生"完成。然而，那些有钱的患者亟需知识丰富且技术娴熟的牙医为他们治疗。别忘了，那时的牙科诊疗都是在无麻醉下进行的。当时，伦敦家喻户晓的牙医是詹姆斯·斯宾塞。传记作家詹姆斯·博斯韦尔曾在他的日记中写道："牙痛就找斯宾塞。拔了两个烂牙根，顺便还清洁了其他牙齿——满意搞定。"

约翰·亨特为了弥补不再去部队服役而导致的收入来源减少，曾与牙医詹姆斯·斯宾塞合作，担任其医学顾问。亨特非常清楚自己的牙科基础医学知识严重缺乏，他很快便着手解决这一问题，花费了大量时间和精力来学习牙科知识，同时，不计其数的健康人和患者的牙齿标本也加入到他的收藏中。

约翰·亨特曾做过不少牙齿相关的实验，其中一个实验在当时可谓极具前瞻性。在那时，有钱人嘴里的牙齿被拔掉时，牙医会立刻从他仆人的嘴里拔一颗牙齿，移植到有钱人的嘴里，这种"牙移植术"曾一度广为应用。这颗移植过来的牙齿被捆绑固定在拔牙的部位，但是也待不了多久，愈后很差。这种治疗方法引起了约翰·亨特研究"牙移植术"的兴趣。约翰·亨特首先将鸡的爪尖移植到富含血管组织的鸡冠上，他兴奋地发现，鸡爪尖在鸡冠上可以存活并长到相当大的尺

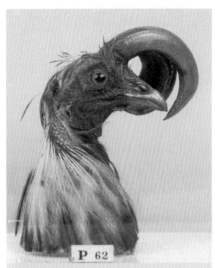

图 12.6　鸡头标本上可见鸡爪尖被从脚上移植到鸡冠上，继续生长

（资料来源：由英国皇家外科医学院亨特博物馆提供）

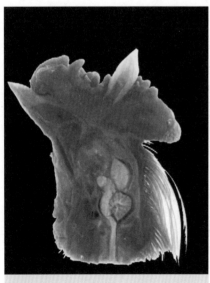

图 12.7　鸡头标本：1 颗人类牙齿被移植到鸡冠上

（资料来源：由英国皇家外科医学院亨特博物馆实物转载）

寸（图 12.6）。兴奋之余，约翰·亨特又将一颗人的牙齿移植到鸡冠上，观察这颗牙齿是否能够存活下来。如果该实验成功的话，可以为当时的"牙移植术"提供源源不断的鲜活牙齿。图 12.7 展示的就是该实验的标本。虽然看起来人牙齿"长在"了鸡冠上，像存活了一样，但仔细观察发现，人牙齿并没有移植成活，最终被鸡冠组织排斥。

约翰·亨特所做的大量牙科相关研究为他出版两部牙科相关著作奠定了基础，这两部著作的出版不仅提高了他作为科学家的声誉，更将牙科学确立为一门科学学科，这两部书就是《人类牙齿概述》（1771 年出版）和《牙齿疾病治疗方法》（1778 年出版）。两部著作涵盖了当时所有已知的牙齿结构和发育、牙齿疾病与临床治疗知识。与他的哥哥威廉·亨特不同，约翰·亨特肯定了画家 Jan van Rymsdyk 创作的刻版画插图在这两部著作中的作用。约翰·亨特的两部著作和法国的皮埃尔·费查于 1728 年出版的著作《外科 - 牙科学》一同，被认为对牙科学的后续发展产生了深远而重大的影响。这两部著作中提到的标本至今仍能在英国皇家外科医学院亨特博物馆中被很便捷地找到。

约翰·亨特最初的牙科标本收藏加上牙科学会（Odontological Series）博物馆捐赠的大量牙科标本使英国皇家外科医学院亨特博物馆拥有世界上最丰富的牙科标本收藏，藏品总数超过 11000 件，这些藏品曾被世界范围内的学者用于学术研究。目前这些藏品被详细分类，人们可以通过互联网浏览这些珍贵的藏品。

英国皇家外科医学院亨特博物馆的牙科标本收藏

除了爱尔兰巨人，亨特博物馆内还藏有被称为"西西里仙女"的卡罗琳·克拉查米（图 12.8）的骨架。她曾经是世界上个子最小的人。卡罗琳·克拉查米出生和婴儿期的资料不详，被认为在 9 岁时身高仅为 53 厘米（21 英寸）。1824 年，卡罗琳·克拉查米在伦敦首次出现时就引起了轰动，甚至被带到宫廷展示给国王乔治四世。不幸的是，卡罗琳·克拉查米在抵达伦敦的几个星期后便死于结核病，但她当时的知名度却已经高到让《泰晤士报》发出讣告。卡罗琳·克拉查米死后，她的"守护者"，一个名叫吉利根的冒牌医生潜逃消失，留下了一大笔债务。卡罗琳·克拉查米的骨架和一些她的个人物品（包括一个小指环和一双鞋等）曾被用于展览。最终，卡罗琳·克拉查米被诊断为患有罕见疾病——小头畸形 - 骨发育不良 - 原基性侏儒症Ⅲ型，这一类型还以她的名字命名，即卡罗琳·克拉查米型。

新近对卡罗琳·克拉查米牙齿进行的详细检查发现，

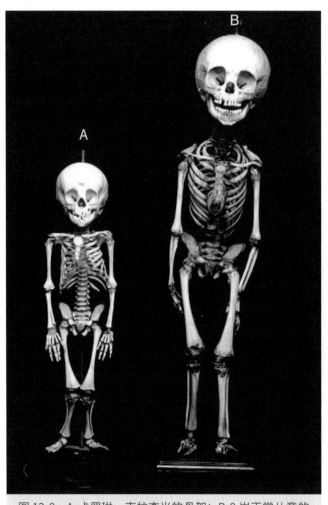

图 12.8　A.卡罗琳·克拉查米的骨架；B.9 岁正常儿童的
骨架

（资料来源：由英国皇家外科医学院亨特博物馆提供）

她的死亡时间并不是人们一直认为的9岁，而是接近3岁。夸大她的年龄想必是出于商业目的，比起9岁的侏儒，人们可不愿意付钱去看一个3岁的矮子。但即使是3岁，她的个头也小得让人难以置信。她的个别牙齿患有龋病，并伴有骨病损，这一定给她带来了许多痛苦。卡罗琳·克拉查米一直是医学研究的热点，在2004年的爱丁堡艺术节上，曾上演以卡罗琳·克拉查米为原型的舞台剧《最袖珍的人》。

英国皇家外科医学院亨特博物馆还藏有一系列不同年龄的儿童颅骨标本，通过解剖方法展示了牙齿在颌骨内是如何发育并萌出到口腔的；博物馆还藏有数量庞大的动物颅骨及牙齿标本：从肉食性鱼类为数众多、不断更换的尖锐牙齿（图4.10）到老年大象颌骨内仅存的最后一对臼齿；博物馆藏品还包括大量牙齿化石，其中包括有史以来最大的鲨鱼——巨齿鲨的牙齿化石。

伟大的探险家亨利·莫顿·斯坦利在1871—1889年期间曾多次前往非洲探险，并从刚果为英国皇家外科医学院亨特博物馆带回了一串用37颗人类牙齿制成的项链（图12.9）。

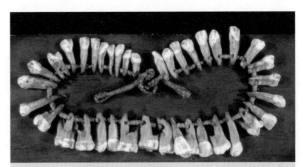

图12.9　探险家亨利·莫顿·斯坦利带给英国皇家外科医学院亨特博物馆的人类牙齿项链

（资料来源：由英国皇家外科医学院亨特博物馆提供）

在19世纪，许多义齿由象牙制成的基托加上从活人或者死人（战争阵亡士兵遗体）嘴里拔下的人类牙齿组成，这样制作的义齿看起来更加自然、逼真。这种做法现在听起来让人毛骨悚然，但是见证这一方法的实物现在就藏于英国皇家外科医学院亨特博物馆——1815年，从滑铁卢战场阵亡士兵遗体嘴里拔下的牙齿（图12.10）。

英国皇家外科医学院亨特博物馆还藏有大量异常及病理状态的牙

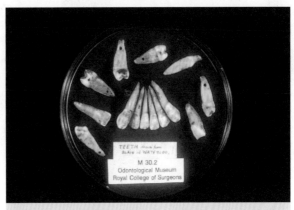

图12.10　部分从滑铁卢战场阵亡士兵遗体嘴里拔下的牙齿

（资料来源：由英国皇家外科医学院亨特博物馆提供）

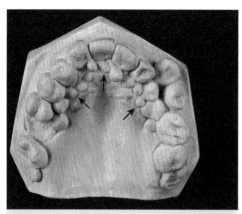

图 12.11　患者上颌牙齿石膏模型，可见 11 颗较小的多生牙（箭头所示）

（资料来源：由英国皇家外科医学院亨特博物馆提供）

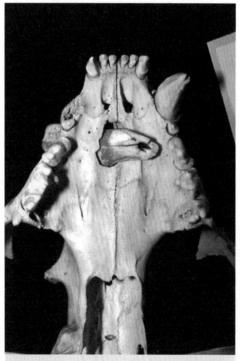

图 12.12　虎的上颌骨中可见一颗巨大的异位犬齿，这种异位牙齿在人的口腔中也可见到

（资料来源：由英国皇家外科医学院亨特博物馆提供）

科标本。例如：多生牙和异位牙标本：图 12.11 是一位成年人的上颌牙齿石膏模型，可见上颌有 11 颗多生牙；图 12.12 展示的是虎的上颌骨，可见其右侧犬齿在上腭中部异位萌出，类似的异位牙齿在人类口腔中也可见。

19 世纪火柴厂工人的工作条件差且不受监管，英国皇家外科医学院亨特博物馆存有这一阶段历史的见证物——"磷毒性颌骨坏死"的标本（图 12.13）。从 19 世纪的后半叶到 20 世纪初，火柴头上涂着的是含有白磷或者黄磷的易燃化学品。当时人们还不清楚磷对人体的危害性，收入微薄的火柴厂工人（主要是女性）吸入了大量含磷烟雾，这些磷沉积于骨骼中，特别是下颌骨，造成骨坏死和皮肤溃烂，患者出现严重的颌骨慢性疼痛、脓肿、牙龈肿痛、牙齿脱落，

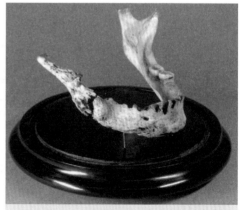

图 12.13　患"磷毒性颌骨坏死"火柴厂工人下颌骨，右侧下颌骨已明显被破坏，可与图 13.2B 中正常下颌骨进行比较

（资料来源：由英国皇家外科医学院亨特博物馆提供）

甚至毁容，患者的下颌会在黑暗中发出青白色的微光，随之而来的就是死亡。直到 20 世纪初，白磷和黄磷被无害的红磷替代后，火柴厂工人罹患"磷毒性颌骨坏死"才停止。出人意料的是，磷毒性骨坏死今天仍有发生，与火柴制作无关，是由含有磷类化合物的药物导致，如目前常用的二膦酸盐，虽然可以有效治疗骨肿瘤，但也可导致骨坏死等并发症的发生。二膦酸盐导致的骨坏死通常发生在颌骨，但具体作用机制目前仍不清楚。

英国皇家外科医学院亨特博物馆藏有一件颇具历史意义的标本 —— 看起来毫不起眼的一只大猩猩的颅骨，目录编号为"G.165·2"。要真实还原当时的情况，故事必须回到 1912 年 12 月。

那时，在英国地质学会大会上正在交流一篇论文，论文的作者是在英国自然历史博物馆专门从事鱼类化石研究的亚瑟·史密斯·伍德沃德博士和律师兼业余考古学家查尔斯·道森。

论文中写道：

道森在萨塞克斯的皮尔当一个古老的采石场里，偶然发现了论文中所提到的化石标本，然后他将找到的颅骨和下颌骨碎片展示给伍德沃德，伍德沃德对此产生了极大的兴趣，并与道森一起返回发现地继续发掘。随后，他们发现了更多的标本，包括散落的动物牙齿化石及燧石石器工具。在后来的发掘过程中，他们还得到了一名叫皮埃尔·德日进的法国耶稣会教士学生[1]的帮助。

他们在皮尔当发现的颅骨碎片显然属于脑容量较大的人类物种；下颌骨片段包含 2 颗磨损的磨牙，应属于类人猿物种（图 12.14）。因为颅骨碎片和下颌骨片段的发现位置紧紧相邻，伍德沃德

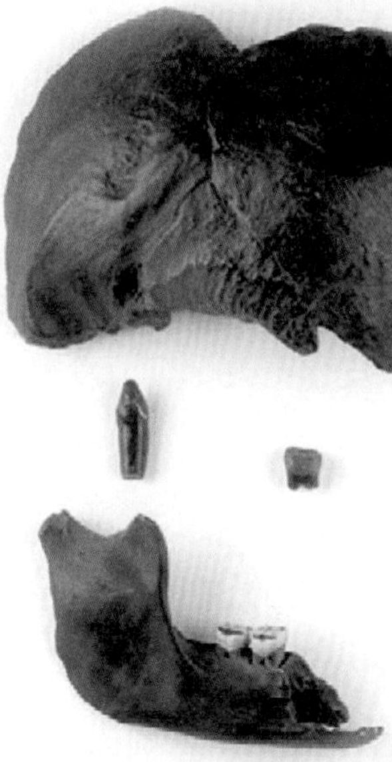

图 12.14　查尔斯·道森和亚瑟·史密斯·伍德沃德发掘的颅骨碎片和下颌骨片段的铸型标本

（资料来源：由英国皇家外科医学院亨特博物馆提供）

---

[1] 作者注：后来成为国际公认的著名古生物学家和神学家。

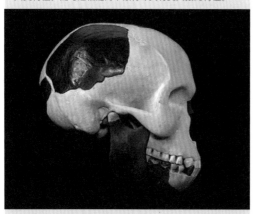

铸型标本上真实标本用黑色表示，其余白色的部分是根据推测重建的。重建铸型标本的上颌骨和颅骨具有明确的人类特征，而与之相配的下颌骨却具有类人猿的特征。

图 12.15 1912 年，查尔斯·道森和亚瑟·史密斯·伍德沃德重建的皮尔当人颅骨铸型标本

（资料来源：英国自然历史博物馆）

和道森认为这些标本来自同一个体。尽管挖掘出的标本量非常少，他们还是根据手中仅有的化石标本重建了该个体的整个颅骨，并声称这是早期人类（图 12.15）的一个新品种，并根据发现者的名字，将其命名为"道森曙人"。

这个发现在当时引起了世界性轰动，你可能会觉得困惑，为什么一个骗局能够让那么多的人相信呢？在这里有必要解释一下人类进化的知识背景。当时，人们普遍认为现代人类是从原始的类人猿进化而来，那时，在欧洲和亚洲地区被发现的人类祖先化石，如尼安德特人与爪哇猿人，已具有人类的主要特征，如脑容量足够大的颅骨、与人类类似的牙齿和直立行走的能力。

当时的考古挖掘目标之一就是能够找到一种更早的过渡状态的人类祖先，或者称之为"缺失的一环"，这个过渡的祖先要兼具人类和类人猿的特征。在 1912 年会议上被报道的皮尔当人，似乎满足了所有这些标准：颅骨肯定是人类的，而下颌骨则明显属于类人猿，在挖掘现场还发现了其他化石，以及这些标本的着色情况统统提示——皮尔当人比以前发现的任何人类祖先化石都早。更重要的是，它是在英国被发现的！这表明早期人类的进化发生在"上帝的伟大国家"，而不是在非洲。因此，皮尔当人的发现让当时的媒体沸腾了。

从一开始，就不是所有的科学家都认为皮尔当人的颅骨和下颌骨来自同一个体，如果能够提供更多的标本，如参与构成颞下颌关节的下颌骨颏突、下颌骨中部及更多的牙齿都有助于明确标本的来源。不幸的是，亦或"幸运"的是，这些部分的标本全部缺失。在对皮尔当人发现地后续的发掘中，一片带有一颗严重磨损犬齿的颅骨残片被发现。这一发现在某种程度上说服了一些质疑的人，并且进一步证明皮尔当人的颅骨重建不存在问题。在后来的 40 年中，皮尔当人得到了英国主流科

学家们（如亚瑟·凯斯爵士，时任英国皇家外科医学院亨特博物馆馆长）的支持，皮尔当人在相当一段时间的人类进化研究领域占据了重要地位。

1925年，当南非解剖学家雷蒙德·达特报道了他在南非西北汤恩省的考古发现：一块近乎完整的幼儿颅骨化石（详见第13章）后，皮尔当人的麻烦随之开始。雷蒙德·达特认为他发现的化石才是人类祖先的化石，并将这块化石命名为"非洲南方古猿"。这块颅骨化石具有脑容量小、与类人猿更加接近、但牙齿更像人类的特征。以上特征恰恰与皮尔当人颅骨的特征完全相反。显然，皮尔当人与在汤恩发现的人类祖先不可能都是现代人的祖先。然而，皮尔当人拥有来自以亚瑟·凯斯爵士为代表的主流科学界的有力支持，这使汤恩幼儿颅骨在人类进化史上的重要性在被发现的初期没有得到学术界的广泛认可。

其后的许多年，科学家们一直致力于找到与皮尔当人类似的化石，但始终一无所获。更重要的是，许多新发现的化石都在不断质疑着皮尔当人存在的真实性。科学家们一直有机会接触到皮尔当人的遗骸，但从未想过认真去研究它。W·S·韦纳博士、K·P·奥克利博士和W·E·Le格罗斯·克拉克博士发表于1953年的研究结果证实皮尔当人的化石是伪造的。骨骼年龄氟水平测量等技术检测发现，皮尔当人的上颌骨来自于人类，但时代可不如科学界认为的那样"古老"：该上颌骨来自大约620年前的中世纪时期，下颌骨的碎片则是来自于大约500年前的猩猩；牙齿磨耗并非自然造成的，而是通过打磨工具人为制作的。此外，由于口腔内靠前的牙齿萌出早于靠后的牙齿，每颗牙齿的磨耗程度应该不同，但皮尔当人化石2颗牙齿的磨耗程度却是相同的。

皮尔当人的犬齿来自一只黑猩猩，被人为伪造成牙齿被大量磨损的样子，这样，这颗犬齿看起来更像是一只年老动物的犬齿。然而，X线片显示，这颗犬齿的牙髓腔较大，提示这颗牙齿一定来自年轻动物。

与皮尔当人在同一地点被挖掘出土的大量化石是真正的化石，只不过大象磨牙化石来自突尼斯，河马牙化石来自西西里或者马耳他。这些化石被人为染色做旧，以便让它们看起来更加古旧且来自于同一年代。总之，在皮尔当砾石坑中发现的化石标本没有一件是真的。

随着皮尔当人是一个巨大骗局的消息被披露，各种检查结果也不断被公开，确认这一骗局始作俑者身份的要求也被提上日程。 对于喜欢侦探小说的人来说，这个故事比阿加莎·克里斯蒂的侦探小说还要曲折，更何况这个骗局是真实发生的，而非是在虚构的小说中！那些有机会、有技能和有动机参与其中的人员名单随着新信息不断披露而逐渐浮出水面，越列越长。 除了发现化石标本的著名学者名字外，还包括英国自然历史博物馆和英国皇家外科医学院等重要研究机构的许多学者和技术人员的名字。 据最后统计，有 20 多人曾参与整个造假事件。

大多数人认定查尔斯·道森是最大的嫌疑人，因为皮尔当骗局的所有资料都

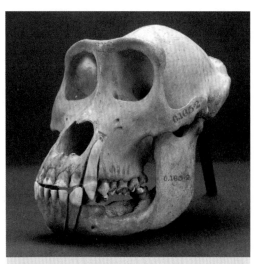

图 12.16　目录编号为 "G.165·2" 的大猩猩颅骨

（资料来源：由英国皇家外科医学院亨特博物馆提供）

和他有关，在此之前，他就被发现参与过许多化石造假案件，虽然到目前为止，仍未找到道森参与皮尔当骗局的直接证据。 英国皇家外科医学院博物馆馆长卡罗琳·格里格森博士的研究证实道森就是皮尔当骗局的始作俑者。 证据来自于道森送给伍德沃德的一幅大猩猩（gorilla）颅骨手绘图，图中大猩猩的前牙可见明显磨耗。 此图的实物标本现在仍在英国皇家外科医学院亨特博物馆展出，目录编号 G.165·2（图 12.16）。 道森的确因为某种"特殊"的目的造访过英国皇家外科医学院亨特博物馆，并且在该大猩猩颅骨犬齿区域复制了蜡印模，留在该标本上的印模蜡残迹在 100 年后的今天依然清晰可见。 道森很可能就是根据对这颗大猩猩颅骨的观察，而对用于伪造皮尔当人的黑猩猩牙齿化石进行了相应的磨改。 这里补充一点知识，大猩猩的前牙发生磨耗非常少见，但是这颗颅骨标本由于未知原因右下颌两颗磨牙缺失，前牙出现异常磨耗。

特殊的义齿

英国皇家外科医学院亨特博物馆目录编号为 "RCSOM/K 20.9" 的藏品看上去并不太引人注意。 这是一副有 6 颗牙齿的上颌局部义齿，由 4 颗前牙和 2 颗左侧

后牙组成（图 12.17）。有 3 点细节提示这件藏品可能很特殊：第一，这副义齿的基托由黄金制作，卡环由白金制作，以增强其稳固性；第二，该义齿由英国最著名的牙医之一威尔弗雷德·费什爵士设计；第三，制作这副义齿的牙科技师是德里克·卡德利普先生，他提交参加第二次世界大战的入伍申请书被当时的英国首相亲手撕掉，该首相声称卡德利普为其制作义齿比直接参加战斗所做的贡献更大。

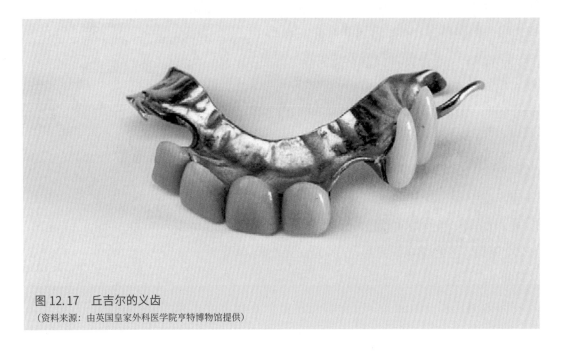

图 12.17　丘吉尔的义齿
（资料来源：由英国皇家外科医学院亨特博物馆提供）

这副义齿最大的历史意义是它曾属于温斯顿·丘吉尔爵士，他于 1940 年担任英国首相，在第二次世界大战最黑暗的岁月里领导英国于 1945 年取得了最终胜利。

无从知晓丘吉尔是什么时候、因何原因，失去他的上前牙的。但对公众发表演说是他最重要的工作之一。每次发表重要演说时，他都格外注意嘴里的义齿，以防止讲话时义齿脱落。他是否对自己露齿笑的形象不满意呢？丘吉尔露齿大笑的照片似乎从未出现过，整个战时，他嘴里总是叼着一根雪茄烟。也许这是用以分散人们关注他微笑的方法，我们无从得知丘吉尔下颌牙齿的情况。

丘吉尔是一位能够鼓舞人心的领导者和演说家，英国人民总是如饥似渴地倾听他的战时广播讲话，无论是演讲内容和演讲方式都令人难忘，他在演讲中很少使用手势，更没有拍过桌子，他的演讲听起来缓慢、用心、内敛而庄严。他讲话时有点"咬舌"，也就意味着他发出的"s"音被加重了。威尔弗雷德·费什设计的义齿可以让丘吉尔的咬舌音减轻到正常水平。为了达到这一目的，丘吉尔义齿后部与硬腭接触的部分未完全封闭。由于丘吉尔有将不合他心意的东西扔出房间的习惯，人们为他准备了3副一样的义齿，方便轮流佩戴及送去修理。为了表彰费什为战争作出的"重大贡献"，1954年其被授予骑士称号，丘吉尔亲自写信给费什报喜，并在信中要求费什将同信一起寄过去的1副义齿稍微紧一下（图12.18）。最近，温斯顿·丘吉尔的1副义齿拍卖成交价为15200英镑（约合24000美元，17万元人民币）。

图12.18　温斯顿·丘吉尔爵士写给他的牙医威尔弗雷德·费什的信
（资料来源：发表于2008年《英国牙科杂志》，204期286页）

作为演说家，阿道夫·希特勒与丘吉尔不相上下。希特勒的演讲不仅鼓动人心，而且经过精心打造，演讲通常设置在剧场化的场景中，将他描绘成为德国人民的拯救者。希特勒总是精心准备和练习他的演讲，他深知演讲中手势的重要性，可以给他的讲话增光添彩，让演讲气氛变得异常热烈，在运用手势的同时，他的声音也会达到高潮。与丘吉尔相反，他的牙齿在照片和电影上经常可见，是因为他的牙齿比丘吉尔的更好吗？

事实上希特勒的牙比丘吉尔的要好一点，上颌有4颗前牙是自己的，下颌则有10颗牙是自己的，包括所有前牙。然而，与丘吉尔所用的可摘局部义齿（图12.17）不同，希特勒的缺失牙齿通过固定义齿修复，也许正是因为自己选用的固定义齿，希特勒才信心满满地在演讲时竭尽全力。1945年，他在柏林的元首地堡自杀以后，遗体未能完全火化，俄罗斯军队收集了他遗骸的颅骨和牙齿，并根据其口内的固定义齿确定该遗骸就是希特勒本人（图12.19）。

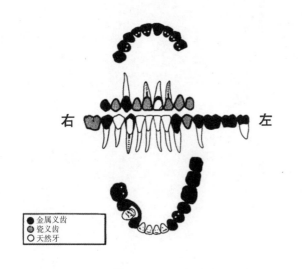

图 12.19　希特勒上颌和下颌的固定义齿示意
（资料来源：来自于 1973 年《斯堪的纳维亚牙科学报》

【笔者 ① 的话】

笔者对约翰·亨特十分感兴趣，非常荣幸地担任英国皇家外科医学院亨特博物馆牙科收藏部分的名誉馆长。博物馆藏有闻名全世界的普通外科学与病理学发展史标本，以及大量印刷品和绘画作品。博物馆近期正在翻修，以期让参观公众更好地感知并缅怀伟大的约翰·亨特。博物馆每周二至周六免费对公众开放，前来参观一定不虚此行！

延伸阅读（原书照排）

1. Berkovitz BKB，Grigson C，Dean C.Caroline Crachami，the Sicilian dwarf（1815-1824）：was she really nine years old at death?American Journal of Medical Genetics，1998，76：343-348.

2. Bondeson J.Caroline Crachami，the Sicilian Fairy：a case of bird-headed dwarfism.Am J Med Genet，1992，44（2）：210-219.

3. Hunter W.Anatomia uteri umani gravidi tabulis. Salisbury：Baskerville Press，1774.

4. Mantel H.The giant，O'Brien.London：Harper Collins，2010.

5. Moore W.The knife man.London：Bantam Press，2005.

6. Sognnaes RF，Ström F.The odontological identification of Adolf Hitler. Definitive documentation by x-rays，interrogations and autopsy findings.Acta Odontol Scand，1973，31（1）：43-69.

7. Wright DJM.John Hunter and venereal disease.Annals of the Royal College of surgeons of England，1981，61：198-202.

---

① 译者注：笔者指原作者贝利·K.B.贝尔科维奇。

给我一颗牙齿，算出你的年龄。

为何人类祖先牙齿发育的时间长短那么重要？

主译右上第三磨牙硬组织切片偏振光显微镜
下拍摄图像。牙冠部牙釉质中可见清晰的
釉质生长线（胡彬助理教授拍摄）。

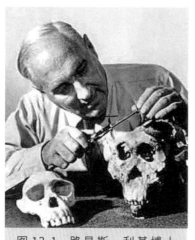

图 13.1　路易斯·利基博士正在检查鲍氏傍人的颅骨化石

（资料来源：维基百科）

笔者[1]1966 年在英国布里斯托尔大学接受第一个教职任命后不久，便决定参加由路易斯·利基博士（图 13.1）主讲的"人类进化"晚间讲座。笔者当时不认识利基，只知道演讲厅能容纳 400 多人，觉得空座位会很充足，没必要早到，于是只提前了 5 分钟到达会场。出乎意料的是，会场已经座无虚席，笔者不得不和很多人一起挤着坐在长过道的地板上。可想而知，那一定很不舒服。

笔者被讲座幻灯片中肯尼亚和坦桑尼亚境内著名的东非大裂谷中奥杜威峡谷的美景深深迷住了，随后利基博士绘声绘色地讲述了早期人类的进化最早如何在非洲发生的。更令人兴奋的是，利基博士展示了他和妻子玛丽最近发掘出土的 2 颗颅骨化石的照片，这可是从未发现过的人类祖先新人种。其中一个看起来更加原始和粗壮的颅骨上因具有宽大的磨牙，被称为"胡桃夹子人"（图 7.3A），其科学名称是鲍氏傍人[2]。当时学术界普遍以为鲍氏傍人的巨大牙齿是为了咀嚼类似于坚果、种子这类较硬的食物（详见第 7 章）；另外 1 颗看起来相对"纤细"的颅骨化石，有相对较大的头盖骨，牙齿更接近现代人类，被命名为能人，原因是在其发掘地的附近同时发现了燧石工具，故被认为是最早能够制造工具的人类祖先。这 2 颗 200 万年前颅骨化石的发现引起了世界范围的轰动。在讲座的最后，利基博士向大家展示了这 2 颗颅骨化石的铸型标本，此时讲座达到高潮！

人类的进化

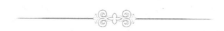

人类属于一个名为人科的动物家族。该家族成员还包括现在的类人猿（红毛猩

---

[1]　译者注：此处"笔者"，为本书英文原著作者贝利·K.B.贝尔科维奇。

[2]　作者注：鲍氏傍人英文名 Zinjanthropus boisei，其中：Zinj 表示东非地区，anthropus 表示猿或类人猿，boisei 为探险资助人查尔斯·鲍伊斯的姓。

猩、黑猩猩和大猩猩)。在这个大家族里有一个分支,可以双足行走,现代人类及所有双足动物的化石种类(如直立人、古猿,甚至更早的种群)都属于这个分支,被统称为人族。

在路易斯·利基的发现之前,人们已经发现了一些早期的人类化石,这些人类祖先生活在约 50 万年以前,和现代人类的关系非常近,包括在欧洲发现的尼安德特人、在中国发现的北京猿人及爪哇人等。在 1953 年,这些重要的标本中还包括皮尔当人(详见第 12 章)。利基发掘出土的标本则更为古老,并有更多类猿的特征。随后,路易斯·利基、他的妻子玛丽和家族其他成员,特别是他们的儿子理查德·利基和儿媳米薇·利基相继发现了一系列早期人类化石,最早可追溯至 400 万年前。这些重要发现彻底颠覆了当时人们关于人类进化的认识。

路易斯·利基的讲座给笔者印象最深的是,对牙齿相关知识的深刻理解与掌握是研究人类进化所必备的。牙齿由最坚硬的矿化组织构成,是最有可能被保留下来的化石标本(详见第 7 章)。事实上,一些古人类化石常常就只是几颗孤立的牙齿而已。在研究过程中,除了牙齿的外形以外,牙釉质的细微结构特点也可以提供许多进化信息。例如,牙釉质的厚度和结构具有物种特异性。由此可见,牙相关专业知识对人类进化研究不可或缺。

研究表明,现代人类与现存类人猿由非洲的共同祖先进化而来。红毛猩猩大约在 1200 万年前分支出去,而大猩猩和黑猩猩则在大约在 1000 万年前和 700 万年前分别分支出去。有一个事实反映出人与黑猩猩的接近程度,两个物种的遗传物质仅有 2% 不同。人与类人猿的主要区别是在两者进化分离后的上百万年间逐渐形成的。在六七百万年前,黑猩猩和人类共同的祖先兼具这两个物种的共有特征。现代人类这支进化线在接下来的 600 万年中出现了以下变化,包括牙列变得更像现代人、尖牙变小、双足行走和脑容量变大。有一段时间,人们认为人类的演化沿着一个方向进行,很少出现其他过渡形式。根据这种观点,人类的演化过程被认为是非洲南方古猿 - 能人 - 直立人 - 智人(现代人类)。然而,最近的发现表明,人类的演化过程比想象的要复杂得多,出现过许多过渡物种,演化的过程中衍生出许多分支。举一个例子,在印度尼西亚弗洛里斯岛发现了一种身材和脑容量都很小的人类祖先遗骸,他们被命名为弗洛里斯人,其身高刚刚超过 1 米,脑容量只有 400 毫升左右(现代人类约为 1300 毫升),该物种生活在 1.2 万年前。因体型较小而有了

"霍比特人"这个绰号，他们与现代人类的关系尚不清楚。一些科学家认为，"霍比特人"较小的体型是一种遗传性疾病在封闭种群内扩散的结果。还有学者认为封闭环境的食物来源少，为了与之相适应，个体体型趋于变小，这样的例子还包括小型猛犸象（详见第2章）。

目前，很难确定在近期被发现的大量化石中，哪些属于现代人类衍化过程中的家谱成员，哪些不是。这很大程度上取决于我们对人类祖先所必须具备特征的归类。有些特征可以根据化石上留下的印迹辨识，如脑容量的大小、牙齿的形状和有无直立行走的能力等。但对于其他特性，如语言和交流能力、社会组织、宗教信仰等，不可能仅凭化石就进行评价：有些学者认为可以通过颅骨内表面对应大脑功能区的凹陷印迹进行分析，如大脑语言处理功能区的印迹，从而进行相应功能的评价。

现代人类（智人）与现代大猩猩相比有以下几点特征。最重要的是现代人类可以直立行走并且双手拇指具有对掌功能，可以制作并使用工具；现代人类的父母依赖期（即婴幼儿无法离开父母亲独立生存的时期）较长，在这一时期，婴幼儿由父母保护，并向父母学习生存知识；现代人类的颅骨不像大猩猩的那样粗壮，无突出的眉脊及其他骨脊；现代人类的脑容量明显增大（现代人类脑容量约为1300毫升，大猩猩约为300毫升），有明显的颏部；就牙齿而言，现代人类与大猩猩在牙齿大小、形状、牙尖角度及牙根数量等方面存在巨大差异，其中差异最显著的是，大猩猩的巨大犬齿明显突出于其相邻的牙齿，上颌存在一个犬齿间隙以容纳下颌犬齿。人类颅骨上不存在类似的间隙（图13.2）。

以南方古猿属的人类祖先为例。他们生活在距今500万年到150万年，由至少5个品种组成，具有多个猿类特征（如脑容量小、猿类的身型比例、突出的面部及下颌），但他们可以双足直立行走，只是不如现代人类熟练高效。直立行走的能力可以体现在骨盆的形状上，然而，找到完整骨盆化石的机会实在是微乎其微。直立行走能力的另一个证据是颅骨基底部开口（即枕骨大孔，大脑与脊髓的上部在这个位置连接）的位置。直立行走的现代人类枕骨大孔开口位置偏前，而不用双腿行走的类人猿，其枕骨大孔位置位于颅骨后部。

南方古猿可以直立行走的最直接证据来自于坦桑尼亚的莱托里，在这里发现了约350万年前保存在潮湿火山灰上的双足行走脚印。

A. 大猩猩颅骨上可见容纳下颌犬齿的犬齿间隙（箭头所示）；B. 人类颅骨脑容量大，无眉脊，有颏部，尖牙较小。

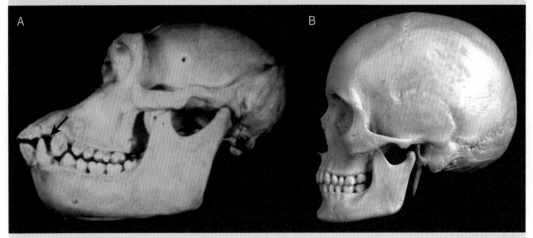

图 13.2　黑猩猩和人类的颅骨侧面像

根据对南方古猿属人类祖先遗骸的研究，大脑容量的增大与直立行走在人类进化过程中哪一个更早出现的问题得到了回答。答案是直立行走更早出现。可以直立行走的南方古猿的脑容量大约是 450 毫升，与现代类人猿类似。在直立行走出现后的 200 万 ~ 300 万年间，早期人类祖先的脑容量才开始显著增大（相对于身体大小而言）。

现代人类的父母依赖期有多长？

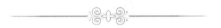

现代人类进化最重要的一个特点是较大容量的大脑，就能量需求和食物摄入而言，这种进化非常"昂贵"。现代人类用很长的时间来完成较大脑容量的进化及与之相匹配的各种技能，所有以上这一切都只能通过父母用更长的时间哺育婴幼儿才能实现。大多数动物的寿命比较短，耗费额外精力和注意力照顾下一代根本不值得。但是，在死亡率较低和寿命更长的动物中，如人类，所有哺育后代的付出都会得到回报，因为后代能更好地生存并繁殖更多的后代。在被哺育和保护期间，婴

幼儿可以了解家庭组成的方式，获得更多的生存机会，我们称这个延长的父母依赖期为"童年"，大致从婴幼儿最后一颗乳磨牙萌出的3岁到第一恒磨牙萌出的6岁（详见第4章）。此外，人类大脑随着童年的延长而发育得更充分。在人类婴儿第一恒磨牙萌出时大脑才基本发育完成。

　　黑猩猩是人类的现存近亲，黑猩猩的第一恒磨牙大约在3岁半时萌出，童年阶段很短，甚至没有。据此推断，能够鉴定出古人类化石标本第一恒磨牙萌出的年龄，就能够判断其更接近现代人类还是现代类人猿。

汤恩幼儿

　　"汤恩幼儿"是人类进化史上的重要化石之一，得名原因是其于1924年在南非汤恩附近被发现。这是一个近乎完整的颅骨化石，据估计约有200万年的历史（图13.3），被命名为非洲南方古猿（非洲南部猿人），其发现者是雷蒙德·达特博士。

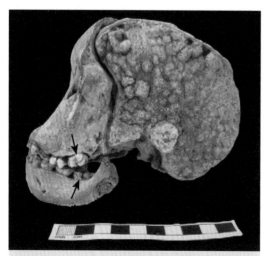

图13.3　汤恩幼儿颅骨复制品侧面像，箭头所示为其萌出的第一恒磨牙

（资料来源：MC Dean 教授提供）

虽然最初被欧洲人类学家认定它非常类似猿而被学术界忽视，但最终被认定为是具有重大意义的人类祖先化石。汤恩幼儿拥有类似猿的牙齿，但犬齿较小，其脑容量与猿相比轻微增大等。因此，达特博士认为"汤恩幼儿"是人类的早期祖先。

　　汤恩幼儿拥有完整的乳牙列，第一恒磨牙刚刚萌出（图13.4A）。第一个需要被回答的问题就是"汤恩幼儿"有几岁？人类第一恒磨牙萌出的时间是6～7岁（图13.4B，详见第4章）。

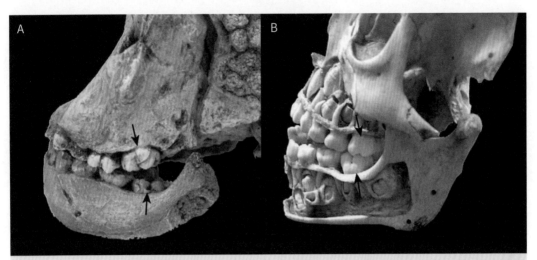

图 13.4 汤恩幼儿颅骨的复制品（A）牙列与 6～7 岁现代人（B）牙列的对比。两者处于牙列发育的同一个阶段，即下颌第一恒磨牙刚萌出（箭头所示）

（资料来源：A. 由 MC Dean 教授提供；B. 由英国皇家外科医学院亨特博物馆提供。M·Farrell 摄影作品）

具有类似牙列的类人猿相对年轻，应为 3～4 岁。这种差异的意义相当深远，代表了区分这两个群体的基本特征，即父母依赖期的长短。如果汤恩幼儿第一恒磨牙在 6～7 岁萌出，则表明他拥有类似人类的父母依赖期；如果第一恒磨牙在 3～4 岁萌出，那汤恩幼儿则更像猿类，父母依赖期非常短。汤恩幼儿在发现之初被认为具有更多与人类相似的特征，应该是 6 岁左右。

牙齿结构与年龄推断

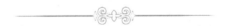

观察活体动物的牙列，再与已知年龄动物的牙列做比较，这个方法可以用来判断动物年龄，但是对于已经灭绝的动物，研究人员无法获得已知确定年龄的牙列标本。所以明确第一恒磨牙萌出的时间是至关重要的，因为第一恒牙萌出时间可以界定父母依赖期的长短及确定大脑完成发育的时间。

儿童的颅骨上是否存在某些能提示其年龄的特征呢？所幸答案是肯定的。与树木一样，牙齿内有可见的生长线，分别代表每天（短周期线）和每周（长周期线）的牙齿生长周期，研究人员可以根据这些生长线估算牙齿主人的年龄。为了更好地理解这一点，有必要先了解一些牙齿微观结构基本知识。

牙釉质是人体最坚硬的组织，覆盖在牙冠的牙本质上（图 4.2）。牙釉质与岩石类似，由微小的磷酸钙晶体构成，96% 是矿化物，只有约 1% 为蛋白，其余 3% 为水。在显微镜下观察牙釉质的薄切片，可发现其与岩石不同，牙釉质的结构整齐有序，可见不断重复的线条样图案，被称为釉柱（图 4.2C，图 13.5）。釉柱从牙釉质与牙本质交界处向牙齿外表面走行，一直延伸到达牙釉质的最表面。每个釉柱宽约 5 微米（1 毫米 = 1000 微米），所以 1 颗牙齿中的釉柱数量庞大。釉柱是牙釉质晶体的晶格方向陡然变化产生的。牙釉质晶体晶格方向的突然改变可以增强釉质结构，而岩石中不会出现类似的釉柱结构，因为牙釉质是由活细胞（成釉细胞）分泌产生的。

釉柱横纹

牙釉质形成过程会受到机体 24 小时昼夜循环节律的影响，导致牙釉质的结构发生细微变化，在釉柱上形成光学显微镜下可见的阶梯状横纹，被称为釉柱横纹（短周期线，图 13.5），横纹之间的距离为 4 微米，也就是牙釉质每天形成的量。从牙釉质最底部至最顶部全层中的釉柱横纹都可

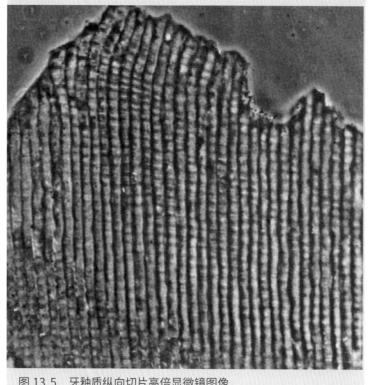

垂直线代表釉柱，每个釉柱上可见数目众多的短横条带，这些条带即为每日生长线（釉柱横纹）。这些横纹的存在使釉柱呈阶梯状外观，相邻釉柱横纹之间的距离约为 4 微米。

图 13.5　牙釉质纵向切片高倍显微镜图像

以被计数，这一计数也就代表牙冠上牙釉质完全形成所需要的天数。已知年龄儿童牙齿釉柱横纹计数验证了用其推测年龄的可靠性。

釉质生长线

釉柱横纹数目测量技术非常难以掌握且费时费力，还需要用部分牙齿化石标本制备切片，很显然这一方法作为研究稀有牙齿化石标本的常规方法并不现实。幸运的是，牙釉质中还有另一套周期线（长周期线）可以用于年龄的推测。

这种长周期线与釉柱斜行交叉，易于观察，被称为釉质生长线（图4.2C和图13.6）。牙釉质是逐层分泌形成的，始于牙尖部位，一层分泌累积于前一层上，每层之间可见清晰的分隔线（即釉质生长线）。每两条相邻的釉质生长线出现的时间间隔是1周左右。其间通常可见7条釉柱横纹（图13.8）。因此，每两条釉质生长线之间的距离大约是30微米（4微米/天×7天）。当牙尖部位的釉质完全形成后，釉质生长线可到达釉质表面，并向牙颈部方向排列（图13.6，图13.7）。目前对于人体昼夜节律的研究较为清楚，但是对于每周节律却知之甚少。

比起计数每日的釉柱横纹那么费时费力的技术，计数每周的釉质生长线数目显然更加简单。牙尖至牙颈部的牙釉质全层中釉质生长线的总数即为牙冠部牙釉质形成所需的周数。

在牙齿标本切片上计数釉质生

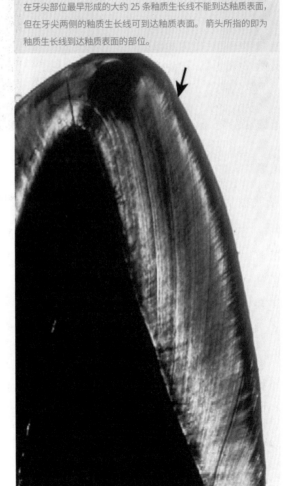

在牙尖部位最早形成的大约25条釉质生长线不能到达釉质表面，但在牙尖两侧的釉质生长线可到达釉质表面。箭头所指的即为釉质生长线到达釉质表面的部位。

图13.6 牙纵向切片上可见釉质生长线垂直向上到达釉质表面

（资料来源：由R.J.Hillier和G.T.Craig博士提供）

图中所示的是具有代表性的釉质生长线。最早形成的25条釉质生长线逐层叠加，但不能到达釉质表面。箭头所示的是釉质生长线到达釉质表面并形成釉面横纹的部位。

任何两条釉质生长线（大箭头所示）之间可见垂直分布的釉柱横纹（每日生长线，小箭头所示）。每两条釉质生长线之间通常可见7条釉柱横纹，证明釉质生长线代表的是釉质每周的生长周期。

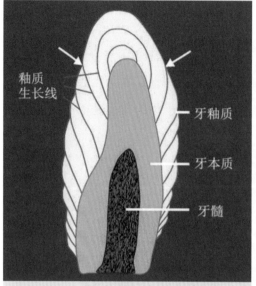

图 13.7　釉质生长线的分布示意

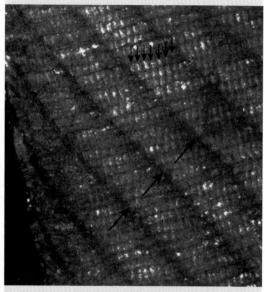

图 13.8　釉质生长线高倍显微镜下图像
（来源：由 D.Beynon 博士提供）

长线数目仍然是具有破坏性的研究方法，不能用于稀有的牙齿化石标本。然而，釉质生长线的另一个重要特性解决了这个难题。在釉质生长线到达牙齿表面的地方，将形成一系列互相平行排列的浅沟，被称为釉面横纹（图13.9）。这些牙齿表面的浅沟在显微镜下即可观察并计数，不会对牙齿造成任何损害。由于每条釉面横纹代表1周，人们可以沿着牙齿表面从上到下计数釉面横纹的总数，再加上最初25条左右在牙冠内部未到达牙齿表面的釉质生长线（即约6个月时间），就能够非常准确地估计牙冠形成所需时间。

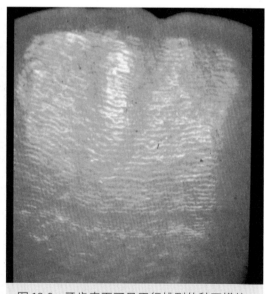

图 13.9　牙齿表面可见平行排列的釉面横纹，每两条釉面横纹之间的牙釉质需要约1周时间形成
（资料来源：由 A.G.S. 拉姆斯登教授提供）

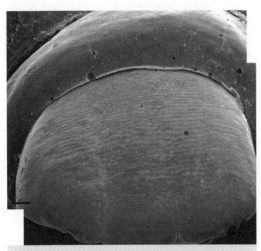

图 13.10 由橡胶印模材料复制的现代人牙表面结构，可见釉面横纹环绕牙齿表面

（资料来源：由 MC Dean 教授提供）

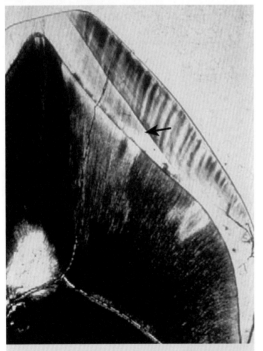

图 13.11 乳牙牙釉质中可见新生线（箭头所示），出生前形成的牙釉质与出生后形成的牙釉质分别位于新生线的内侧和外侧

（资料来源：R.J.Hillier 和 G.T.Craig 博士提供）

除了使用显微镜直接在牙齿表面计数釉面横纹外，还可以利用高品质橡胶或者硅胶材料获取牙齿表面的精确印模，再翻铸出牙齿表面的铸型标本用于计数釉面横纹（图 13.10）。牙齿表面铸型标本还可以被送到世界各地供其他学者研究。

新生线

牙齿中的一些特征结构可以用于推测个体出生时间。这是因为在出生时，婴儿的血液循环系统发生剧烈变化。一直滋养婴儿的母体胎盘血液循环系统突然中断，转而完全由婴儿自身血液循环维持生命，在婴儿出生后的最初几天，这种代谢上的变化会导致牙釉质（牙本质）结构的轻微变化，而且这些变化在牙齿切片上可以很清楚地被辨识出来，被称为新生线（图 13.11）。新生线存在于所有出生时已矿化的牙齿上，包括所有的乳牙和第一恒磨牙的一个牙尖，出生前形成的牙釉质位于该线内侧，出生后形成的牙釉质则在线外侧（图 13.11）。

新生线因其独特性被广泛应用于法医学。当婴儿的颅骨被发现时，新生线可以辅助判断婴儿是死胎，还是在死亡之前短期存活过。乳牙上存在新生线表明该婴儿在出生后存活过一段时间。

其他恒牙的矿化开始于婴儿出生以

后，所以无新生线。人类第一恒切牙大约在出生后 4 个月开始矿化，而第二恒磨牙约在 3 岁时开始矿化。

要推测儿童颅骨化石的年龄，必须具有以下基本信息：牙齿何时开始矿化；牙冠形成需要的时间（通过计数牙釉质生长线得出）。

汤恩幼儿颅骨年龄推测

用于推测现代人年龄的牙齿特征性结构（釉柱横纹、牙釉质生长线及釉面横纹）在上百万年的牙齿化石标本中也可以被观察到（图 13.12）。对于一些牙齿化石标本充足的遗骸而言，甚至可以制备牙齿化石标本切片用于年龄推测研究。随着更加先进显微镜的发明与应用，科学家们可以在不破坏牙齿的前提下，获取牙釉质表面下的清晰图像。

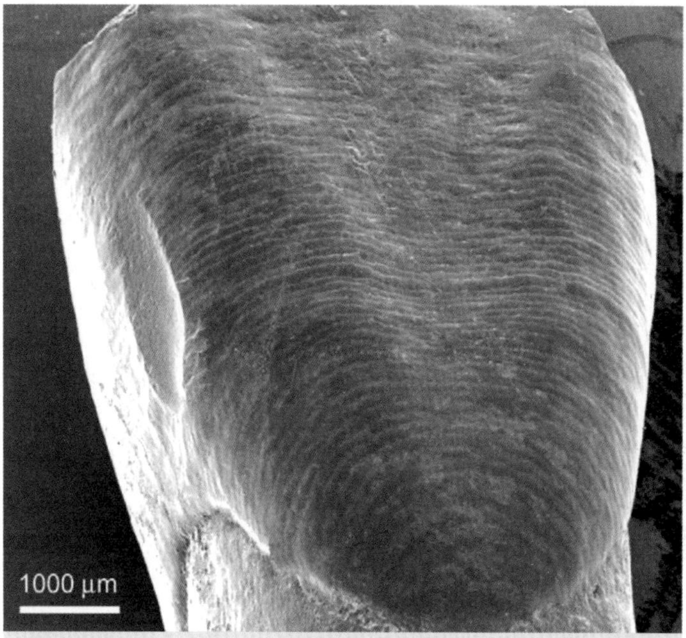

对汤恩幼儿颅骨化石上牙齿所有生长相关结构进行测量分析发现（图 13.3），即使汤恩幼儿的下颌第一恒磨牙已经萌出，但其死亡年龄只有 3 ~ 4 岁，而不是过去一直认为的 6 岁左右。这一发现证实，汤恩幼儿的牙殆系统发育过程与现代类人猿相似，但与现代人差别较大。因此，汤恩幼儿这一早期南方古猿并不具备现代人类所特有的牙殆

图 13.12　一颗约 200 万年前的南方古猿下切牙化石的树脂压膜复制品，可见牙齿表面沟槽样的釉面横纹

（资料来源：由 MC Dean 教授提供）

系统发育较晚，以及父母依赖期较长的特点。研究人员对其他生活在距今 400 万年到 200 万年前的早期人类化石进行了类似的分析，包括前面提到的路易斯·利基发现的能人（该物种现在被认为属于南方古猿，而不是智人）。结果发现，这些早期人类与类人猿一样，发育成熟较快，下颌第一恒磨牙的萌出明显早于现代人类。

图尔卡纳男孩的年龄推测

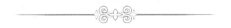

牙齿生长相关结构的测量与分析同样被用于人类另一祖先——直立人年龄的推测。直立人大约距今 180 万年前在非洲出现，随后迁移到亚洲，再到欧洲，后来在与其他进化程度更高的人类祖先的竞争过程中，于 50 万年前灭绝。直立人是第一种现代人类，脑容量接近 1000 毫升，并懂得使用火。

直立人最重要的标本之一是一具距今约 150 万年的近乎完整的男孩骨架遗骸，于肯尼亚纳利奥克托米的图尔卡纳湖附近被发现。由于骨架几乎完整，意味着他的身高和体重都可以被准确估计。另外，由于许多骨骼在发育初期是彼此分开的，在某一个特定时间范围内会相互融合在一起，因此可从利用骨骼来准确估计其年龄。最终确定，图尔卡纳男孩身高 160 厘米（5 英尺 3 英寸），骨龄约 12 岁。他的牙列非常完整。除了第三磨牙和上颌尖牙以外，所有恒牙均已萌出，通过与现代人类牙列对比，其牙龄也约为 12 岁（图 13.13）。

如果图尔卡纳男孩的年龄是 12 岁，这表明他已经拥有相当长的父母依赖期，这一特点将把他放在人类进化树中更接近智人的位置。根据以上估算，图尔卡纳男孩成年后身高可达 180 厘米（6 英尺）。然而，通过测量与分析其牙齿生长相关结构发现，图尔卡纳男孩的死亡年龄大约为 8 岁，远远低于骨骼发育分析所推测出的年龄。这一发现证实直立人的生长发育模式与黑猩猩的生长发育模式更为接近。由此可见，即使是直立人，其仍然缺乏现代人类所独有的生长发育显著放缓的父母依赖期。

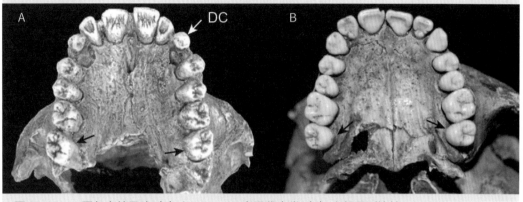

两者都处于上颌第二恒磨牙（箭头所示）刚萌出的相同牙殆系统发育时期。不同的是，现代人类的恒尖牙已经萌出，而图尔卡纳男孩的恒尖牙尚未萌出，乳尖牙（DC）滞留。

A DC B

图 13.13　　图尔卡纳男孩（A）与 12 ～ 13 岁现代人类（B）上颌牙列比较
（资料来源：由 C.Dean 教授与英国皇家外科医学院亨特博物馆提供，M.Farrell 拍摄）

尼安德特人的年龄推测

与现代人类亲缘关系最近，并且与人类祖先（智人）同时在欧洲大陆上生存过的尼安德特人，大约在 3 万年前灭绝。他们与现代人类非常接近，脑容量相当或更大。然而，他们的牙殆系统发育得略快（即父母依赖期较短），智齿（第三恒磨牙）于 16 岁左右萌出，而不是今天大多数人的 18 岁。这些现象都提示尼安德特人的父母依赖期较短，而这很可能就是他们在与现代人类祖先竞争中失败而最终灭绝的原因之一。

总结

本章介绍了人类进化史上近几百万年中的重要化石标本，强调了发育放缓和父母依赖期延长在人类进化过程中的重要性。本章还介绍了牙齿微观结构知识，特别是牙齿生长相关结构分析可以为人类进化研究提供其他骨骼遗骸标本所不能提供的特有研究线索。

延伸阅读（原书照排）

1. Bromage TG，Dean MC.Re-evaluation of the age at death of immature fossil hominids.Nature，1985，317（6037）：525-528.

2. Christopher Dean M.Tooth microstructure tracks the pace of human life-history evolution.Proc Biol Sci，2006，273（1603）：2799-2802.

3. Dean C，Leakey MG，Reid D，et al.Growth processes in teeth distinguish modern humans from Homo erectus and earlier hominins.Nature，2001，414（6864）：628-631.

4. Dean C，Smith BH.Growth and development of the Nariokotome youth，KNM-WT 15000//Frederick E Grine，John G Fleagle，Richard E Leakey.The First Humans–Origin and Early Evolution of the Genus Homo.NewYork/Heidelberg：Springer，2009：101-120.

5. Dean MC，Lucas VS.Dental and skeletal growth in early fossil hominins.Ann Hum Biol，2009，36（5）：545-561.

6. Dean MC.Retrieving chronological age from dental remains of early fossil hominins to reconstruct human growth in the past. Biological Sciences，2010，365：3397-3410.

7. Gould SJ.The Piltdown conspiracy，Hen's teeth and horses toes.New York：Norton，1984：210-240.

8. Lacruz RS，Rozzi FR，Bromage TG.Variation in enamel development of South African fossil hominids.J Hum Evol，2006，51（6）：580-590.

9. Milken S.The prehistory of the mind：a search for the origins of art，religion and science. London：Thames and Hudson，1996.

10. Richards MP，Jacobi R，Cook J，et al.Isotope evidence for the intensive use of marine foods by Late Upper Palaeolithic humans.J Hum Evol，2005，49（3）：390-394.

11. Smith TM，Tafforeau P，Reid DJ，et al.Dental evidence for ontogenetic differences between modern humans and Neanderthals.Proc Natl Acad Sci USA，2010，107（49）：20923-20928.

12. Stringer C.The origin of our species.London：Allen Lane，2011.

是『牙医』，还是嫌疑人？

声名狼藉的"牙医"：
杀妻凶手、赌徒兼枪手的故事

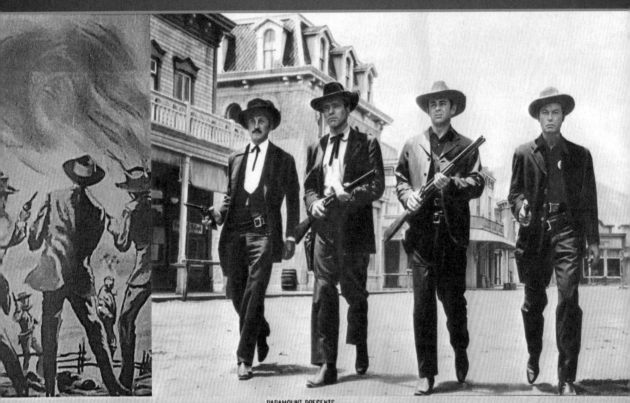

PARAMOUNT PRESENTS

URT LANCASTER · KIRK DOUGLAS HAL WALLIS

PRODUCTION OF

GUNFIGHT at the O.K. CORRAL

TECHNICOLOR®

NDA FLEMING · JO VAN FLEET · JOHN IRELAND · Directed by JOHN STURGES · Screenplay by LEON URIS · Music Composed and Conducted by DIMITRI TIOMKIN · A PARAMOUNT RELEASE

好莱坞 1957 年出品的电影《龙虎双侠（Gunfight at the O.K.Corral）》海报。
柯克·道格拉斯饰演霍利戴医生，伯特·兰卡斯特饰演怀亚特·厄普（主译提供）。

促进民众口腔健康，是牙医们引以为豪的天职。例如，在饮水中添加氟大大降低了人群中龋齿的发生率；帮助民众养成良好的口腔卫生习惯，在一定程度上也可以预防牙龈疾病、口腔异味、牙龈出血及牙齿缺失；在口腔正畸和口腔美容领域，专业医生通过改善患者面型，使大量患者重拾信心——美丽的笑容甚至可以有效改善职业前景和婚姻状况，夸张的牙齿还成为了某些演艺界人士的招牌。

牙科专家对考古学和人类进化领域研究结果的解读贡献了必要的牙科学知识。以法医齿科学为代表的牙科学相关知识对缉拿凶犯也发挥过重要作用。在1994年曾轰动一时的连环杀人案中，弗雷德·韦斯特被指控谋杀了12名女性，其中包括他的亲生女儿夏尔曼。弗雷德·韦斯特被捕后在狱中自杀，但在自杀前，弗雷德宣称，是他的妻子——罗斯杀死了夏尔曼，警方后来的确指控罗斯谋杀了她的继女夏尔曼，这项指控的唯一证据，就是在夏尔曼被杀时，弗雷德·韦斯特能够提供他不在现场的证明：在夏尔曼8岁时拍摄的一张照片上，她笑容满面，露出了正在萌出的牙齿，照片拍摄的日期恰巧被记录在了底片上。通过比较夏尔曼尸体颅骨上牙齿的位置和照片上牙齿的位置，法医齿科学家戴维·惠特克教授估算出了照片拍摄时间和夏尔曼被谋杀时间的间隔，并据此确定谋杀发生的准确时段。而在那一时段，弗雷德·韦斯特正因交通违章被判入狱6个半月。陪审团据此认定罗斯才是真正的杀人凶手。

大概是因为早期的牙科治疗发源于理发店，有些时候，牙医在大众中的名声并不好。"牙医"克里平医生和霍利德医生，就没有用所学知识造福人类，而因劣迹斑斑而被大众熟知。

霍利·哈维·克里平医生：杀妻究竟是真还是假？

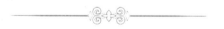

"牙医"克里平（图14.1）因卷入一起20世纪初耸人听闻的杀人案被审判，登上世界各地的报纸头条，该案件含有吸引小报读者的所有元素：谋杀、性、碎尸及全球通缉犯人。

主要出场人员

霍利·哈维·克里平	被称为"牙医"的杀妻凶手
科拉·克里平	霍利·哈维·克里平的妻子，本案"死者"
埃塞尔·勒·尼夫	霍利·哈维·克里平的情人
吉尔伯特·赖伦斯	霍利·哈维·克里平的生意伙伴
亨利·乔治·肯达尔	机智的船长
沃尔特·德鲁	伦敦探长，负责霍利·哈维·克里平杀妻案
伯纳德·斯皮尔斯伯里	控方证人，"科拉·克里平"皮肤组织的保存者
戴维·佛伦	为霍利·哈维·克里平翻案的学者

克里平医生 1862 年出生在美国密歇根州，1885 年在克利夫兰取得了"顺势疗法"执照，获得了医生的头衔。克里平于 1888 年结婚，但他的首位妻子在 4 年后因难产去世，他于 1892 年与科拉·特纳再婚，1897 年，克里平夫妇搬至伦敦生活。克里平和他的这位妻子性格迥异：他的妻子性格外向，为人招摇，天资有限，却一心想成为歌唱家，梦想有朝一日可以在音乐厅表演；她喜欢聚会，很快就能和宾客熟识；她在婚姻中很强势，经常在众人面前羞辱克里平；相反，克里平的性格温和安静，看起来是个很体面的小个子——他戴着眼镜，留着大胡子，在妻子的朋友圈里显得格格不入。他温和的性格为后来的冲突埋下了伏笔。

克里平是一名专利药物供应商，同时还从事耳鼻喉科和眼科治疗，以便赚更多的钱满足妻子打入上流社会的愿望。1908 年，克里平和新西兰牙医吉尔伯特·赖伦斯合伙成立了"牙乐"牙科门诊。他们的诊所位于新牛津街的阿尔比恩之家，恰好和克里平的前雇主蒙尼恩的"顺势疗法"门诊共用一个办公室。在 1910 年，克里平又向该牙科诊所投资了 200 英镑，没人知道

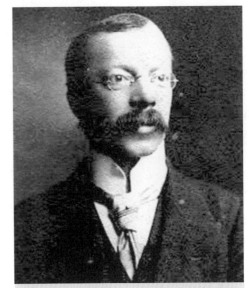

图 14.1 克里平医生（1862—1910 年）
（资料来源：维基百科）

他在诊所中的具体职位，也没有任何记录证明他曾作为一名牙医行医。他在诊所的角色可能只是作为商业合作伙伴，为诊所购买设备提供资金，并获得分红。但在后面的事件中，他给大众的印象是"牙医"，就被称为"牙医"了。

科拉的朋友最后一次看到她是在 1910 年 1 月 31 日。之后，科拉的朋友曾向克里平问起过她的去向，克里平说科拉回美国去了，并给他们看了科拉的一封来信，信中提到科拉已经回到了美国，但是，科拉的朋友却认出那封信明显不是科拉的手迹，朋友开始担心科拉，让克里平提供更多关于科拉的信息。不久后，克里平告诉这些朋友说科拉得了肺炎，病得很重。很快，克里平又告诉这些朋友，科拉已经去世并被火化了。其实，在 1910 年 3 月 26 日，一家名为《跨时代》的街边杂志上就刊登了克里平妻子——科拉的死讯。

尽管克里平和科拉早就貌合神离，两人却迫于世俗压力而没有离婚，只能继续生活在一起。在科拉消失后不久，人们看到克里平和他年轻的秘书埃塞尔·勒·尼夫在一起时，埃塞尔还戴着科拉的首饰。实际上，埃塞尔和克里平已经暗中相爱 3 年。科拉的朋友不禁对克里平以前的解释和怪异的行为起了疑心，于 1910 年 6 月 30 日报警。

在进行了一系列外围调查后，探长沃尔特·德鲁在克里平投资的牙科诊所对他进行询问。在交谈中，克里平改口重述了他妻子科拉回美国之后病亡的故事：在数次争吵后，科拉说要离开他，去寻求更美好的生活，要他随便编个故事来解释她的离开。克里平猜测科拉是要回到美国，去芝加哥找她的前男友——名叫布鲁斯·米勒的一名前搏击选手，并和前男友生活在一起。在科拉走后的第二天早晨，克里平捏造了她的死讯，以便不再需要向别人解释她的去向。

如果克里平能够保持冷静，继续正常生活，他的结局可能大不一样。科拉失踪案件最后的结局就是警察一直寻找科拉无果。那时，仅在伦敦一个城市就有数百起类似的人口失踪案件，去美国寻找失踪人口更是无稽之谈。但是，对于克里平而言，事件的发展却事与愿违。

克里平和埃塞尔在伦敦最后一次被人见到是 1910 年 7 月 9 日，随即，他们悄悄来到比利时的安特卫普，并于 1910 年 7 月 20 日乘轮船前往加拿大的蒙特利尔。在船上，克里平甚至剃掉胡子，摘掉眼镜，乔装成一个办事员的样子，而埃塞尔则乔装成他的儿子。在离开伦敦前，克里平还不忘给他的合伙人赖伦斯写了一封信。

亲爱的赖伦斯医生：

为了躲避目前的麻烦，我不得不离开相当长一段时间。我相信，只要能很好地解决资金问题，牙科诊所在你的运营下，生意一定会越来越好。如果你能够允诺我应得的商业分红，请在 9 月 25 日支付我名下 6 个月的分红。稍后我还会给你写信，告知你更多的消息。

祝事业蒸蒸日上。

你诚挚的朋友
霍利·哈维·克里平

在 1910 年 7 月 13 日，也就是在克里平离开伦敦以后的第四天，警察搜查了他的家，寻找一切可能与科拉失踪有关的证据。在打开地窖的门后，一股怪味扑面而来，警察随后发现了一具被碎尸的遗骸，包括一些内脏、一些带着皮肤和毛发的肉块及一些破碎的衣物。匪夷所思的是，警察并没有发现任何人骨——头、四肢和脊柱都不见了，甚至由于性器官也不见踪影，尸体的性别也无法判断。外围证据强有力地提示这些碎尸块就是克里平已经失踪的妻子——科拉的遗骸。对克里平的逮捕令被立即签署，克里平和埃塞尔的照片被印刷在所有的报纸上，一场国际追捕开始了。

克里平和埃塞尔奇怪的外表和举动，尤其是他们手挽手登船的行为，引起了船长亨利·乔治·肯达尔的注意。在船只离港前，肯达尔船长看到报纸上刊登的对克里平的通缉令。这艘船上恰好装有当时刚刚发明的无线电报机，在 1910 年 7 月 22 日，肯达尔船长命令将以下信息发给了船务公司经理：

"强烈怀疑克里平——伦敦地窖杀人犯和他的同伙就在船上。克里平将大胡子剃掉了，留着山羊胡；随行的男孩，从声音、举止、身型上就可以判断，是女性无误。"

很快，该信息就被转给了伦敦警察，探长德鲁被派往截停克里平所搭乘的轮船。媒体早就嗅到了新闻的味道——这场追捕之所以轰动，还源于无线电报首次被用于追捕罪犯，整个世界都可以通过媒体紧张地跟踪这场追捕，克里平和埃塞尔却全然不知他们的行踪已经被发现。德鲁登上了一艘横跨大西洋的快船，该船能够赶在克里平搭乘的轮船之前靠岸，在魁北克的圣劳伦斯湾，德鲁登上了克里平所搭乘的轮船，以"早安，克里平医生"作为开场白，拘捕了克里平和埃塞尔。两人在警察的押送下走下舰桥时，所有的媒体都在争相拍照，这些照片很快就传遍世界各地。

克里平和埃塞尔被押送回伦敦，分开接受审判，审判于1910年10月18日开始。在审判中，克里平的两名辩护律师没有认真履行职责——亚瑟·牛顿被批评在审判中表现得很不专业，另外一位律师亚瑟·托宾也遭差评。检察官、高级律师理查德·缪尔却很好地履行了他的职责。

由于死者的遗骸大部分缺失，审判时运用了当时先进的法医学技术，控方主要证人是伯纳德·斯皮尔斯伯里博士，也就是现代法医学之父，其后被授予爵士爵位。能找到的死者遗骸只有一些内脏器官，故鉴定死者身份的工作主要围绕着遗骸残留皮肤进行。控方认为，在一小块被认为来自死者腹部的皮肤上有一块疤痕，与科拉生前医疗记录中曾经做过腹部手术相吻合。其他证据还有：在死者体内发现了有毒物质东莨菪碱，而克里平恰好有最近购买该药品的记录；死者遗骸附近发现的睡衣上衣也与克里平最近购买的衣物相吻合。

辩方的物证专家否认腹部疤痕的证据，称仅凭那一小块皮肤无法确定是否为死者腹部的皮肤。另外，辩方反驳控方证据中的有毒物质检测并不能证明死者体内有东莨菪碱，克里平也称他只是曾经将极低浓度的东莨菪碱用于制备专利药物。

经过5天的审判，克里平因谋杀妻子科拉而被判有罪，陪审团只用了不到30分钟就匿名投票做出了这样的判决。尽管直到生命最后一刻都在声称自己无罪，克里平还是于1910年11月23日被送上绞刑架，终年48岁。

对埃塞尔的审判开始于同年的11月25日，她找到了一位聪明的辩护律师——史密斯先生。史密斯没有让埃塞尔去面对陪审团，也拒绝提供任何辩方证据，他的法庭陈述是唯一的辩护词。他把埃塞尔描述成一个被年长的、有社会影响力的老板

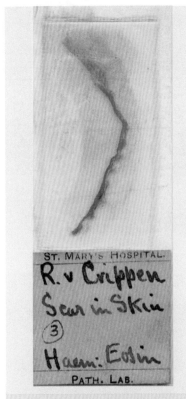

图 14.2 在克里平家地下室发现的遗骸腹部皮肤组织显微镜切片，检察官认为这块皮肤来自于克里平的妻子科拉

（资料来源：英国皇家伦敦医院档案馆）

所诱骗并误入歧途的无辜年轻姑娘。辩护词声明，控方除了有理由怀疑埃塞尔知道克里平杀妻以外，无法证明任何其他指控。最终，埃塞尔被判无罪，随后销声匿迹，于 1967 年近 60 岁时死去。

自克里平死后就一直有人质疑对他的有罪判决，克里平一贯温和的个性与冷血、有心计的杀人犯格格不入，审判中有许多证人都在反复述说克里平是一个好人。既然已经将科拉尸体的主要部分成功处理掉（包括颅骨、四肢、肋骨、脊柱等），为什么克里平要把尸体的一些软组织用自己的衣物包裹好，埋在餐厅旁边，任其散发出难以忍受的臭味呢？最先进的 DNA 法医分析技术为克里平的"平反"提供了强有力的无罪证据。

该研究结果发表于 2010 年。被用于起诉和定罪的重要证据，"科拉"遗骸的软组织残留物被保存在英国皇家伦敦医院档案馆，是由当时的法医学家斯皮尔斯伯里博士制备的遗骸皮肤组织显微镜切片（图 14.2）。密歇根大学戴维·佛伦教授领导的研究小组被获准从该显微镜切片上取下部分被保存的皮肤组织，研究小组仔细地分离提纯了皮肤组织中的 DNA，并与科拉家族 3 位仍然在世成员的 DNA 进行比较，对比结果显示，被保存在显微镜切片中皮肤组织的 DNA 和科拉家族成员的 DNA 并不吻合——这块皮肤组织根本不是来自于克里平的妻子科拉！更令人惊奇的发现是，这片皮肤组织来自于一名男性，而非女性。如果这些研究结果可信的话，那么克里平是基于完全站不住脚的证据而被定罪的。然而从这份研究报告中又衍生出两个新的疑问：克里平的妻子科拉到底遭遇了什么？那个被埋在克里平家地窖里的男人又是谁？基于以上的新证据，克里平的后人一直要求对克里平改判无罪。

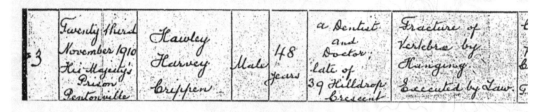

No.	When and where died	Name and surname	Sex	Age	Occupation	Cause of death	
3	Twenty Third November 1910 His Majesty's Prison Pentonville	Hawley Harvey Crippen	Male	48 Years	a Dentist and Doctor, late of 39 Hilldrop Crescent	Fracture of Vertebra by Hanging Executed by Law	

图 14.3　克里平医生的死亡证明，写明了他的死因和职业
（资料来源：英国内政部）

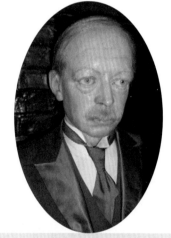

图 14.4　伦敦杜莎夫人蜡像馆恐怖厅展示的克里平医生蜡像

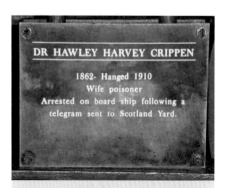

图 14.5　伦敦杜莎夫人蜡像馆恐怖厅克里平医生蜡像标识牌

　　克里平的死亡证明上记录的死因是"绞刑所致脊椎骨折"（图 14.3），职业一栏记录的是"牙医"，在一个世纪以后，克里平医生的名字还常常被英国人提起，许多关于他的电影、书籍和文章还在广为流传；克里平妻子失踪案件甚至被改编成名为"民谣克里平"的音乐剧；他的蜡像现在还在伦敦杜莎夫人蜡像馆的恐怖厅里，作为一个恶魔被展示（图 14.4）：克里平站在一扇监狱铁窗后面，铁窗的牌子上写着（图 14.5）：

霍利·哈维·克里平医生
1862—1910 年（绞刑）
毒杀妻子
他的行踪通过电报被发往伦敦警察厅，
后于船上被逮捕

和接下来要介绍的人比起来，克里平医生可算不上是与牙科界相关的最臭名昭著的人物。接下来的主角被更多地区的人们所知，尤其是在北美地区。这是一名执业牙医，和牙科界的关系更加紧密，他在许多好莱坞电影和电视剧中以传奇英雄的形象出现，与他紧密相关的事件被改编为一档旅游节目，每天都在上演。他的本名叫约翰·亨利·霍利戴，更为人所知的名字是霍利戴医生 —— 他是电影《龙虎双侠》原型事件[①]的主要参与者，这一事件还使他永远和美国西部传奇人物怀亚特·厄普联系在一起。

约翰·亨利·霍利戴医生：是非论断后人道

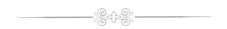

主要出场人员

约翰·亨利·霍利戴	本节主角，一名拥有牙医执照的赌徒和枪手
爱丽丝·霍利戴	约翰·亨利·霍利戴的母亲，早逝
玛丽·凯瑟琳·霍洛尼	绰号"大鼻子凯特"，和霍利戴医生有过情感纠葛
怀亚特·厄普	霍利戴医生的好友，OK 养马场枪战的参与者之一
维吉尔·厄普	怀亚特·厄普的兄弟，OK 养马场枪战的参与者之一
摩根·厄普	怀亚特·厄普的兄弟，OK 养马场枪战的参与者之一
艾克·克兰顿	OK 养马场枪战的参与者之一
比利·克兰顿	OK 养马场枪战的参与者之一
汤姆·麦克洛里	OK 养马场枪战的参与者之一
弗兰克·麦克洛里	OK 养马场枪战的参与者之一

---

① 作者注：电影名直译为《OK 养马场大决战》，事实上，霍利戴医生参加的枪战并没有发生在 OK 养马场，而是在其附近的一片空地上。

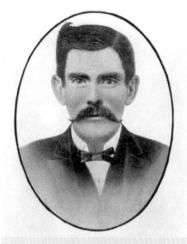

图 14.6 约翰·亨利·霍利戴医生
（1851—1887 年）

约翰·亨利·霍利戴（图 14.6），1851 年 8 月 14 日出生于美国佐治亚州的格里芬镇。当时，最初到达北美洲的人们开始向西部殖民，而格里芬镇则属于偏远地区。美国南部各州的人们注重礼节、忠诚、强健，并愿意为个人原则而战，霍利戴的性格具有许多这些特质，他生活在一个大家族中，童年过得很幸福，喜欢户外运动，长于打猎和射击。

佐治亚州为了保留奴隶制度，于 1860 年宣布独立，霍利戴的幸福童年也因此终止。当时年仅 10 岁的霍利戴亲眼看到了在美国内战刚刚开始的 1861 年，他的男性亲属们欢呼雀跃地加入联邦军队，为捍卫他们的观念、原则、自由及生活方式而光荣参战，每个人都相信胜利属于他们。霍利戴和他的母亲爱丽丝及奴隶们则被留在家里。

在南方军队取得初期的胜利后，战争的天平发生了倾斜，北方联军依靠着工业实力和人口优势，胜利指日可待。当谢尔曼将军的部队开始横跨佐治亚州进行长途行军的时候，霍利戴家变卖了谢尔曼将军所属部队行进途中的土地，搬到了离交战地区较远的小城瓦尔多斯塔。南北战争于 1865 年 4 月结束，北方军队占领了佐治亚州，尤其是随着北方军队中黑种人士兵的出现，佐治亚州居民的生活发生了改变。更加雪上加霜的是，霍利戴的母亲爱丽丝因热病[①]于 1866 年 9 月去世，年仅 36 岁。对于这种导致当地 1/5 人口死亡的恶性传染病，在当时却没有任何有效的治疗方法。在下面的故事中你会看到，同样的疾病折磨了霍利戴一生。

15 岁丧母，早年缺乏母亲的教育对霍利戴的性格产生了严重影响。没过多久，他那丧偶仅仅 3 个月、还在服丧期间的父亲再婚，霍利戴就这样又失去了父爱，这也使他最终变成了一个具有典型"狂野西部"传奇人物性格的人：一个强硬、无所畏惧、嗜酒如命的赌徒和枪手。

然而，在学校时，霍利戴是一名聪明好学的学生，在当地牙医福林克医生的影响下，他决定选择同样的职业，于 1870 年 10 月就读宾夕法尼亚州牙外科学院，时年 19 岁。

---

① 作者注：热病，即肺结核。

宾夕法尼亚州牙外科学院是美国最早成立的牙科学校之一，以课程繁重著称。但霍利戴成功证明了自己是一名优秀的学生。在学校完成了最初6个月的学习后，霍利戴回到了家乡并在福林克医生的牙科诊所学习临床操作技术。1871年，他再次回到宾夕法尼亚州牙外科学院学习，1872年3月结束学业（图14.7）。当时规定，年满21岁才可以独立执业行医，为了消磨接下来的几个月时间，霍利戴去了密苏里州的圣路易斯，在一位学长的牙科诊所打工。后来有人推测，霍利戴极有可能就是在这里遇见与他一生纠缠不清的玛丽·凯瑟琳·霍洛尼。玛丽酗酒、性格强硬、富有英雄气概，无疑，也只有这样的人才能和霍利戴过到一起，她的生平所为堪称传奇，是美国历史上第一个“狂野西部”女性代表。

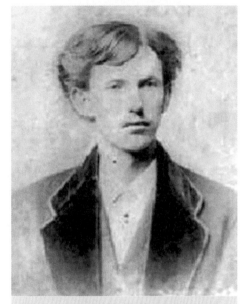

图14.7　1872年霍利戴医生的毕业照
（资料来源：维基百科）

在成为执业牙医后，霍利戴有了“医生”的绰号。在霍利戴回到佐治亚州的亚特兰大后，1872年7月，他的名字第一次出现在当地报纸《亚特兰大宪章报》上，这是一则霍利戴在福特医生诊所行医的广告（图14.8）。不久之后，霍利戴就回到了格里芬镇，开始经营他自己的牙科诊所。按照常人的人生轨迹，霍利戴一定会有个光明美好的未来，诊所生意蒸蒸日上，他也会成为当地受人尊敬的医生。然而，这一切美好的憧憬在1873年的夏天突然改变。霍利戴去

广告中写道：在此，我要告知我的患者，从今天至8月中旬，我将参加在弗吉尼亚州的里士满举行的南部牙科学会会议。在此期间，由约翰·霍利戴医生代我在诊所继续执业。

亚瑟·福特

The School is very prosperous, and deserves to be so.

TERMS FOR THE ENTIRE COLLEGIATE YEAR.
Board and Tuition in the Collegiate Course $240 00.
Music and other extras moderate.
For Catalogue of fifty-four pages,
Address, REV. W. A. HARRIS,
july26—1eod3w&w1t Staunton, Va.

CARD.

I HEREBY inform my patients that I leave to attend the Session of the Southern Dental Association in Richmond, Virginia, this evening, and will be absent until about the middle of August, during which time Dr. Jno. H. Holliday will fill my place in my office.

ARTHUR C FORD, D D S.,
July 25th, 1872. Office 26 Whitehall Street.
July26—13t

Government Sale of Horses,
SATURDAY MORNING 9½ O'CLOCK,
At the Live Auction House of T. C. Mayson.
THERE will also be sold several other HORSES. Also, Buggies, Spring Wagons and Harness.

TO CLOSE

CHARLES

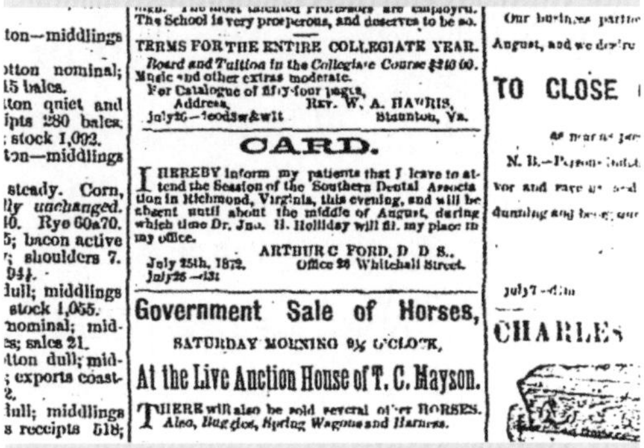

图14.8　1872年7月，《亚特兰大宪章报》的一则广告中提到了霍利戴的名字，这时候，他是一名牙医
（资料来源：美国国会图书馆）

了得克萨斯州的达拉斯，成为约翰·西格医生牙科诊所的合伙人——他突然搬到达拉斯的具体原因无人知晓：可能是因为一场无果的爱情；也可能是为了健康，他可能从母亲爱丽丝或他的患者那里感染了肺结核——结核病的症状，尤其是反复发作的咳嗽，困扰着他短暂的余生；当然还有可能是他卷入了一场枪击事件，不得不因此出逃。

到达拉斯后不久，霍利戴就开始用其他事情来打发时间，如赌博（扑克牌和法罗牌）及随之而来的酗酒。他可能是想用大量饮酒来对抗迁延不愈的咳嗽。在这些充斥着西部文化、无法无天的小镇里，霍利戴于1874年4月第一次在达拉斯附近没有足够法律管理的地区和执法人员发生了冲突，其后又因在禁赌的小镇上赌博而多次被逮捕。

尽管霍利戴身材矮小（身高160厘米，即5英尺3英寸），身体羸弱，却因头脑冲动、胆大妄为、时不时舞刀弄枪而闻名，这些名声对于一个赌徒很重要——再没有人敢惹他。这些攻击性的行为随着他自知来日不多而愈演愈烈。

赌博比行医赚钱快得多，当霍利戴流连在边远小镇上的赌桌旁的时候，他早就把所学的牙科技术抛在了脑后。在发现金银矿的地区，这些小城镇如雨后春笋般冒出来，移民蜂拥而至，梦想着一夜暴富。这些小镇里比肩接踵的全是养牛的农场主、矿工、赌徒、盗马贼①和一些寻找暴富机会的退伍军人。由于女人稀少，娼妓遍布，辛苦劳动换来的钱通常被男人们拿去赌博、喝酒或者嫖妓，他们沉溺于金钱带来的快乐中。当一个地方的金银矿耗尽时，这些人就会迁到别的地方寻找新的财富和机会。

尽管美国联邦政府和地方政府的执法机构安排治安官和警察前往执法，但这些边远地区还是很难服从管教，执法困难且危险。曾几何时，"牛仔"一词经常带有不受管制的意义，用于指代那些不怕触犯法律的人，尤其是来自得克萨斯州的牛仔们，他们知法犯法，憎恨联邦政府和地方政府的执法人员干涉他们的"自由"，敢于冒着风险去抢劫运输队和牛群，这些行动往往需要买通农场、酒吧和餐馆工作人员一起参与。但是，只要有金钱开路，没有人会关心到底发生了什么。

在随后的几年中，霍利戴穿梭于丹佛、怀俄明、达拉斯和沃斯堡之间。这期间，他时常因赌博和暴力行为被捕。在得克萨斯州，霍利戴遇到了他生命中重要的人物——怀亚特·厄普，并让他在OK养马场大决斗中一战成名。

---

① 作者注：盗马贼，这些人选择偷盗牛马，而不是放牧。

怀亚特·厄普（图 14.9）家里共有 5 个兄弟，除他以外，另外 4 个分别名为维吉尔、摩根、沃伦和詹姆斯。尽管一直梦想着过上锦衣玉食、闻名乡里的生活，但怀亚特穷其一生也没有实现这些梦想。怀亚特又高又壮，看起来无所畏惧，可以打败所有的人，他极具攻击性，从来不愿意因在众人面前退缩而丢了面子。怀亚特·厄普的性格和他的兄弟维吉尔·厄普形成了鲜明的对比，后者似乎天生就彬彬有礼，倾向于选择更温和的方式来解决问题，避免诉诸武力。怀亚特·厄普曾经就职于执法机构，也曾在美国富国押运公司工作——骑着快马，腰胯短枪，押运整辆马车的现金。与此同时，怀亚特·厄普还参与赌博，并从多个矿场和酒吧收取保护费。这种情况在当时的执法人员中很常见，毕竟他们需要其他的收入来源。

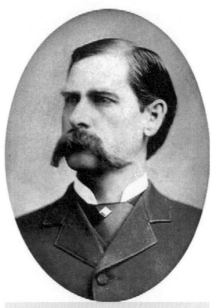

图 14.9 怀亚特·厄普，时年 33 岁
（资料来源：维基百科）

"医生"霍利戴应该是在 1877 年第一次遇到了怀亚特·厄普。后来，怀亚特·厄普可能联系过霍利戴，告诉他在堪萨斯州的道奇城需要一个像他一样拥有牙科执照的人，应该有不错的发展机会，霍利戴于 1878 年的年中来到道奇城。那时，道奇城遍布牛场，相当荒凉，城里的治安官爱德华·马斯特森在一次执法行动中被杀，怀亚特·厄普被指派为助理治安官。由于这个杂乱无章却还算富有的地方没有牙医，

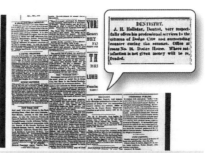

图 14.10 霍利戴于 1878 年 6 月 8 日在《道奇城时报》上刊登的广告
（资料来源：美国国会图书馆）

霍利戴重操旧业，当起了牙医，并在《道奇城时报》上刊登了如下广告（图 14.10）：

非常有幸，约翰·亨利·霍利戴医生可以用他的专业知识服务道奇城和周边的居民，他的牙科诊所将于夏季营业。诊所地址在道奇大厦的 24 号房间。如不满意，悉数退款。

以霍利戴的坏脾气，不知道有多少患者敢因服务不满意而要求退钱！

在道奇城的那段时间里，霍利戴因为在怀亚特被一群为死去同伴寻仇的牛仔围攻时挺身而出，救了怀亚特一命，二人成为刎颈之交。

霍利戴并没有在道奇城长待，很快就搬到了温暖干燥的新墨西哥州的拉斯维加斯，这是肺结核患者理想的康复地。1879 年夏天，霍利戴与他人合伙经营了一间酒吧，由于当地法律禁止赌博，也禁止非法拥有武器，霍利戴很快放弃酒吧生意，离开了拉斯维加斯。在随后的生涯中，霍利戴再也没有行医，成了一个职业赌徒，以此为生。

在怀亚特·厄普的又一次邀请下，霍利戴于 1880 年来到了亚利桑那州的墓碑镇。这是一个以矿业和牧业为经济支柱的小镇，由于当地发现了大型银矿，整个城镇迅速扩张，除了随之而来的赌场和酒吧，镇子里还出现了商业化城镇的基础设施，包括设施完善的旅馆和商店。

怀亚特·厄普和他的兄弟们也到了墓碑镇，寻找他们求之不得的财富。在当时，执法人员常常通过勾结政治势力和介入商业活动获利。维吉尔·厄普被任命为联邦政府副执法官，代表联邦政府执行法律；怀亚特是当地的副警长，代表地方政府执行法律，同时在赌博业和采矿业都有参股；沃伦和摩根也来到墓碑镇谋生。

在墓碑镇，霍利戴和怀亚特的友谊进一步升华。霍利戴参与了怀亚特的"合法"采矿和枪支生意，在怀亚特遇到困难时总是挺身而出、站脚助威。很快，关于霍利戴劣迹的流言四起，包括他积极策划并参与了一起抢劫押运车辆案（未遂），导致一名押运员被杀，厄普兄弟应该也参加了此次抢劫案。在 1881 年 7 月，霍利戴甚至因此案而被提起诉讼，但最终被判无罪。

世代居住在墓碑镇的克兰顿家族和麦克洛里家族，在给霍利戴和怀亚特带来传奇声望的事件中扮演了不可或缺的角色。除了经营合法生意外，这两个大家族还参与偷牛、为销赃和逃税而穿越墨西哥边境等事件，他们和"牛仔"帮派勾结，并用后者的影响力把朋友推选到镇议会中任职。随着牛仔们的活动愈发无法无天，他们活动地区的安全情况也愈加令人担忧，银行家、律师、工程师、矿主和合法农场主等开始联合起来反对牛仔。

仇恨渐渐在厄普兄弟所代表的势力和克兰顿家族、麦克洛里家族所代表的势力之间滋生，霍利戴曾经卷入、后被判无罪的抢劫押运车辆案使双方互不信任。在此之前，怀亚特·厄普和艾克·克兰顿曾达成秘密协议，如果后者告知怀亚特·厄普在哪里可以抓到该案的罪犯，就会给艾克·克兰顿一大笔赏金，而付出大笔赏金的回报就是怀亚特·厄普会得到公众支持，获得更高的执法官员位置。艾克·克兰顿同意这个协议，双方甚至达成共识——即使抢劫犯没有被活捉，而是被击毙，赏金照付。天不如人愿，这个协议最终由于抢劫犯被第三方击毙而付之东流。然而，关于艾克·克兰顿和副警长怀亚特·厄普秘密会谈及怀亚特·厄普还将会谈内容告诉了他朋友的流言蜚语让牛仔帮与艾克·克兰顿心生嫌隙。

这些流言蜚语困扰着艾克·克兰顿，他十分担心怀亚特·厄普会把他们俩秘密会谈的内容泄漏出去，结果在 1881 年 10 月 25 日的扑克牌桌上，极易冲动的艾克·克兰顿借着酒劲，指责是霍利戴泄漏了那次秘密会面的内容，霍利戴对这样的指责十分恼火，甚至要求和艾克·克兰顿决斗。艾克·克兰顿当时没有带枪，霍利戴刺激他要他去找把枪来。怀亚特·厄普当时也在牌桌上，并让人通知他的兄弟赶紧来帮忙平息事态，赶来的厄普兄弟警告要把艾克·克兰顿和霍利戴逮捕，艾克·克兰顿悻悻离开，扬言不仅要收拾霍利戴，还要让帮着霍利戴拉偏架的厄普兄弟付出代价。离开之后，艾克·克兰顿一夜都在喝酒赌博。

第二天一早，也就是 1881 年 10 月 26 日，艾克·克兰顿带上了枪，告诉所有人他要找厄普兄弟和霍利戴寻仇。墓碑镇有禁止持枪的法规，维吉尔·厄普和摩根·厄普试图和平解除艾克·克兰顿的武装，但最后以维吉尔·厄普将艾克·克兰顿打倒在地收场。然后，维吉尔·厄普没有把艾克·克兰顿先关起来冷静一下，而是直接安排下属带艾克·克兰顿去见法官，在这过程中，他让怀亚特·厄普和摩根·厄普暂时看管艾克·克兰顿。无疑，这将使双方的恐吓和反恐吓不断升级。

盛怒之下的怀亚特·厄普遇到了艾克·克兰顿的同伙汤姆·麦克洛里。汤姆·麦克洛里其实不想找麻烦，但在一番言语交锋之后，还是被怀亚特·厄普暴打一顿，冲突双方剑拔弩张。随后赶来的汤姆·麦克洛里的兄弟弗兰克·麦克洛里和艾克·克兰顿的兄弟比利·克兰顿也没能缓和局势。有人看到他们 4 个人在当地的枪店购买弹药，然后沿街到了 OK 养马场。第五个人——比利·克莱伯恩随后也加入决战队伍，克莱伯恩是一名年轻的枪手，常常把自己比作亚利桑那州的比利男孩[1]。

尽管最初厄普兄弟并没有感觉到来自艾克·克兰顿的威胁，但是随着又有 3 人加入对方阵营，即便是他们身为执法官并且有着来自商业团体的支持仍然感到了危险。而来自克兰顿家族和麦克洛里家族的 4 个人同样感到被厄普兄弟当众羞

---

① 作者注：比利男孩是一名早年间的传奇罪犯，本事件发生前几个月被警长派特·加勒特击毙。

辱，如果默不作声或者表现怯懦都会让他们在现场的众人和朋友中丢面子。厄普兄弟——维吉尔·厄普、怀亚特·厄普和刚刚被赋予执法权的摩根·厄普也同样不想让步，全副武装的厄普兄弟准备对抗克兰顿家族和麦克洛里家族——如果势必一战，厄普兄弟在所不辞！

【1881 年 10 月 26 日 14 点】

在此期间，和厄普兄弟有嫌隙的治安官约翰尼·比汉曾试图通过宣布解除克兰顿家族和麦克洛里家族的武装来缓和局势。维吉尔·厄普也同意如果把克兰顿家族和麦克洛里家族的人员控制在 OK 养马场附近，他保证不卷入战斗。

【1881 年 10 月 26 日 14 点 30 分】

霍利戴听说了事态的发展，赶忙和厄普兄弟碰头。在被人告知这是私人恩怨以后，霍利戴还是不顾劝阻地加入了决战队伍。而厄普兄弟也意识到，霍利戴的加入无疑会提高他们取胜的机会，特别是能够阻止路过的牛仔们卷入决战。想到这一点，维吉尔·厄普授予了霍利戴执法权。

与此同时，克兰顿家族和麦克洛里家族的几名成员离开 OK 养马场，来到街上，他们在那里遇见了治安官比汉。比汉注意到了弗兰克·麦克洛里持有武器，然而弗兰克的同伙告诉比汉说他们不想惹麻烦，只是因为克兰顿家族和麦克洛里家族成员受到了暴力威胁才不得已准备反击，在治安官比汉解除厄普兄弟的武装之前，弗兰克·麦克洛里绝不会放下武器。

【1881 年 10 月 26 日 15 点】

治安官比汉给不断靠近的厄普兄弟和霍利戴传话，希望可以阻止他们继续前进，比汉的出现可能让厄普兄弟和霍利戴错误地认为克兰顿家族和麦克洛里家族没有携带武器。就这样，厄普兄弟一伙从治安官比汉身边走过，继续接近克兰顿家族和麦克洛里家族成员。

想象一下，3 个人高马大的厄普兄弟，平均身高 6 英尺多，留着胡子，从弗里蒙特街向 OK 养马场走去，他们身后几步远是大衣里揣着短枪的霍利戴，谨慎而极有气势地迎战克兰顿家族和麦克洛里家族成员。以接下来的事件为蓝本创作出了许多好莱坞电影的经典场面——在电影《龙虎双侠》中，柯克·道格拉斯饰演霍利戴，伯特·兰卡斯特饰演怀亚特·厄普；在电影《墓碑镇》中，方·基默饰演霍利戴，库尔特·拉塞尔饰演怀亚特·厄普；在电影《义海倾情》中，丹尼斯·奎德饰演霍利戴，凯文·科斯特纳饰演怀亚特·厄普；在影片《侠骨柔情》中，维克多·迈彻饰演霍利戴，亨利·方达饰演怀亚特·厄普。

最后双方在 OK 养马场附近的空地爆发了冲突，冲突双方仅仅相距几尺远。由于以为对方没有武器，当厄普兄弟看见比利·克兰顿和弗兰克·麦克洛里手持武器、不远处的马背上还放着步枪时有些吃惊，维吉尔·厄普让对方举起手来，准备解除他们的武装。

随后发生的事件顺序就无从知晓了，这些好斗的"勇士"们动了手，但他们是准备好被解除武装还是开枪无从考证。怀亚特·厄普和弗兰克·麦克洛里可能同时最先开火，不论是谁先开的枪，短短 30 秒的枪战后，弗兰克·麦克洛里、汤姆·麦克洛里和比利·克兰顿倒地身亡，汤姆·麦克洛里是被霍利戴的短枪所杀，维吉尔·厄普和摩根·厄普都受了枪伤，霍利戴胯骨被子弹擦伤，只有怀亚特·厄普毫发无伤。艾克·克兰顿——这场决战的始作俑者，被解除武装后逃离现场，而比利·克莱伯恩只是去凑热闹，一枪未发就逃跑了。

尽管无法确定是谁开的第一枪，但这场决战后，一场争论开始了：厄普兄弟和霍利戴是借此机会来解决旧恨，而进行了一场非法的行刑？还是他们是在依法解除对手的武装，开枪只是觉得自己的生命安全受到了威胁？墓碑镇居民中支持两种观点的人数基本持平，而第二天墓碑镇报纸上的报道偏向于身为执法人员的厄普兄弟和霍利戴（图 14.11）。

图 14.11　1881 年 10 月 27 日在墓碑镇报纸上关于 OK 养马场枪击事件的报道

（资料来源：美国国会图书馆）

枪击案发生后，厄普兄弟和霍利戴都回家养伤，死者弗兰克·麦克洛里、汤姆·麦克洛里和比利·克兰顿的葬礼在第二天举行，3 位死者出身当地大家族，愤怒的亲人、朋友参加了葬礼，高喊着死者死于执法人员的非法行动。1881 年 10 月 28 日，墓碑镇的法医进行了尸检，并于 10 月 29 日签发尸检报告，指出 3 位死者死于维吉尔·厄普、摩根·厄普、怀亚特·厄普和霍利戴的枪击。

在收到艾克·克兰顿的申诉后，执法部门签发了对厄普兄弟和霍利戴的逮捕令，他们被指控蓄意杀死弗兰克·麦克洛里、汤姆·麦克洛里和比利·克兰顿。法庭于 1881 年 10 月 31 日进行听证，其中维吉尔·厄普和摩根·厄普因身负枪伤免于出庭，怀亚特·厄普和霍利戴出席了此次听证。

指控主要集中在怀亚特·厄普和霍利戴参与了非法杀人，在他们遇到克兰顿家族和麦克洛里家族成员并要求他们举起双手时，这些人手中并没有拿着武器，也没有意图挑起一场枪战——尽管汤姆·麦克洛里把手移向胸前口袋，他也只是想表明他没有武器，而不是要掏枪。指控声称，厄普兄弟和霍利戴冷血地开枪杀人只是想要报复。警长比汉支持以上指控，但支持的原因可能只是为他在本次事件中所表现出来的糟糕领导力找借口，也可能是因为他过去与怀亚特·厄普关系不佳。

接下来的审讯被北美地区的报纸广为报道，厄普兄弟和霍利戴被描述成美国西部对抗非法行动的英雄人物，他们被描述成"好"的好战分子，尽管"好"这个词在这里并不代表完全出于善意、全身闪闪发光的天使。

因早期的审讯对厄普兄弟和霍利戴不利，他们找到了全郡最好的律师托马斯·菲奇为他们辩护。在 1881 年 11 月 16 日，托马斯·菲奇采用非常规手段，让怀亚特·厄普当庭宣读事先写好的声明：怀亚特·厄普描述了导致枪战的事件细节，声称他和他的兄弟代表法律，而且只是在比利·克兰顿和弗兰克·麦克洛里先把枪拿出来后，他们才开枪。辩护律师没有让霍利戴作为证人，担心霍利戴那"多彩"的历史会对整个审判不利。

在多次询问双方的大量证人后，法官于 1881 年 11 月 30 日做出判决：考虑到厄普兄弟和霍利戴受到挑衅，并且在缺乏法治的环境下执法，判决厄普兄弟和霍利戴非法杀人的指控不成立。

说一些马后炮，其实艾克·克兰顿和霍利戴医生的冲突在先，厄普兄弟不应该让霍利戴加入他们的行动。事实上，如果霍利戴当时不在场，大概这场决战就不会发生了。

尽管厄普兄弟和霍利戴被无罪释放，但克兰顿家族、麦克洛里家族及他们的朋友依旧发誓要寻仇，而这一切很快便被付诸于行动。首先，维吉尔·厄普被伏击，受了重伤，左臂完全被打碎了；随后，摩根·厄普被刺杀；而怀亚特·厄普和霍利戴，在一群拥趸的支持下，又对枪击维吉尔·厄普和摩根·厄普的可疑人士进行仇杀——在 3 个星期里，他们至少谋杀了 3 个人。由于身负逮捕令，怀亚特·厄普和霍利戴知道永远不能回到亚利桑那州，于是逃到了临近的州。

霍利戴在科罗拉多州度过余生——他曾经被捕过，墓碑镇的执法部门曾经试图指控他犯下谋杀罪并希望科罗拉多州将其遣返，但遣返请求被拒绝了，霍利戴被当地警方释放。从 1882 年直到去世，霍利戴主要住在丹佛和莱德维尔，在结核病的折磨下，健康状况每况愈下，他继续赌博、酗酒，游走在法律边缘。1887 年 11 月 8 日，霍利戴在玛丽·凯瑟琳·霍洛尼的陪伴下走完一生，死于科罗拉多州的格伦伍德温泉镇，终年 36 岁。

本以为 OK 养马场枪战很快就会被公众所忘记，但在进入 20 世纪后，这个事件不断在书籍中和电影屏幕上出现，"牙医"霍利戴的传奇地位也因此诞生 —— 在当时无法无天的西部，他无所畏惧地援助厄普兄弟，这一勇敢行为让他成为 20 世纪最受人关注的西部枪战形象之一。如果霍利戴一直踏踏实实地做牙医，有一点可以确定：今天的人们不会知道他是谁，他早已被世人所忘记。

霍利戴和本书中的另外一个人还有关联：在讲述气体全身麻醉发明过程时曾提到的克劳弗德·朗医生（详见第 3 章）—— 克劳弗德·朗医生于 1842 年就曾利用乙醚吸入麻醉进行过手术，但直到 1849 年读到了莫顿发表的乙醚吸入麻醉的文章后才发表了自己的文章。这位克劳弗德·朗医生是霍利戴的表弟。

延伸阅读（原书照排）

1. Barnes T.Doc Holliday's road to Tombstone.Xlibris Corporation，2005.
2. Cullen T.The mild murderer：the true story of the Dr Crippen case.Boston：Houghton Mifflin Company，1977.
3. Foran DR，Wills BE，Kiley BM，et al.The conviction of Dr. Crippen：new forensic findings in a century-old murder.J Forensic Sci，2011，56（1）：233-240.
4. Guinn J.The last gunfight.London：Robson Press，2011.
5. Roberts GL.Doc Holliday：the life and legend. New Jersey：Wiley，2006.
6. Tanner KH.Doc Holliday：a family portrait.Stillwater：University of Oklahoma Press，1998.
7. Watson KD.Dr Crippen：crime archive. Oxford：Her Majesty's Stationery Office，2007.
8. www.oldbaileyonline.org/browse.jsp?id 5t 19101011-74&div 5t 19101011-74.
9. www.drcrippen.co.uk.
10. www.drcrippen.co.uk/features/le_neve_trial_transcript.html.
11. Young F.The trial of Hawley Harvey Crippen.with notes and an introduction（classic reprint）. London：Forgotten Books，2012.

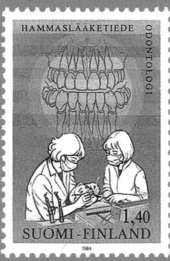

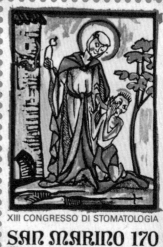

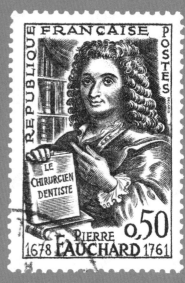

1964 年，叙利亚发行的第四届阿拉伯牙科和口腔外科医师大会及 10 世纪伟大的阿拉伯外科医师阿尔布卡西斯（Albucasis）纪念邮票。阿尔布卡西斯的著作《医学方法》（Al-Tasrif）第一次详细描述了上百种外科手术器械及使用方法。他认为牙石能导致牙龈萎缩，发明了牙石去除器械。他建议在为患者拔牙前一定要诊断明确，慎之又慎，因为"牙齿是非常高贵的器官，一旦失去了，任何完美的方法也无法补充"。

1979 年，圣马力诺发行的纪念第十三届国际口腔医学大会纪念邮票。邮票上的人物为右手手持拔牙钳的"牙痛之神"——圣·阿波罗尼亚和一位牙痛患者。从中世纪起，欧洲各国的牙痛信众会向圣·阿波罗尼亚祈祷，祈求缓解牙痛。今天，在世界上许多教堂中还可见到圣·阿波罗尼亚的画像和塑像。

是牙医，也是传奇。

1984 年，芬兰发行的纪念世界牙科联盟大会（World Dental Federation，FDI）在芬兰赫尔辛基举办的纪念邮票，邮票背景上的插图分别代表口腔健康检查、治疗及口腔解剖知识。

1961 年，法国发行的现代牙科学之父皮埃尔·费查（Pierre Fauchard）逝世 200 周年纪念邮票。法国医生皮埃尔·费查一生致力于牙科治疗与研究，其著作《牙外科医生》（Le Chirurgien Dentiste）是现代牙医学科建立的基础。

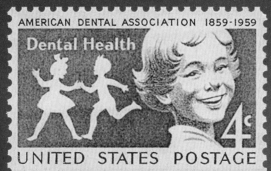

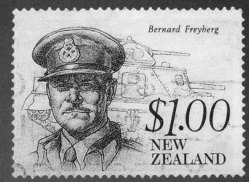

1959 年，美国发行的美国牙科协会（American Dental Association，ADA）成立 100 周年纪念邮票。1859 年 8 月 3 日，美国牙科协会成立于美国纽约州，目前是世界上规模最大、历史最悠久的国家牙科协会，其目标是促进公众口腔健康和推动牙科专业发展。

1994 年，新西兰发行的伯纳德·弗莱伯格纪念邮票。伯纳德·弗赖伯格是牙医出身，在第一次世界大战和第二次世界大战中功勋卓著，曾任新西兰武装力量总司令和新西兰总督。

牙医出身的爱国志士与总司令

邮票和注释由主译提供。

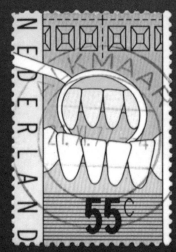

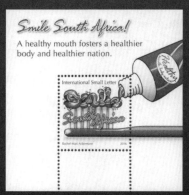

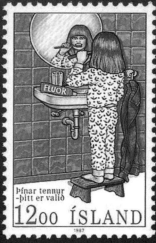

1977 年，荷兰发行的该国牙科教育 100 年纪念邮票。邮票上出现的干净牙齿、健康牙龈、牙科治疗口镜及牙科检查表格代表牙科教育与治疗的多个方面。

2016 年，南非发行的宣传口腔健康纪念邮票。邮票上印有"微笑南非"和"口腔健康，全身健康，国民健康"的宣传语及牙膏、牙刷等口腔保健产品。

1987 年，冰岛发行的牙齿保护主题邮票。邮票上准备入睡的小女孩正在刷牙，用以向公众宣传刷牙可以保护牙齿，防止牙疼。

保罗·雷维尔和伯纳德·西里尔·弗赖伯格是历史上与牙医学有着紧密联系的著名人物，保罗·雷维尔在美国家喻户晓——他大概是唯一一位头像两次出现在美国邮票上的"牙医"：一次是正面肖像，另一次是他的骑马像出现在诗人亨利·沃兹沃思·朗费罗的纪念邮票背景中（图15.1）。

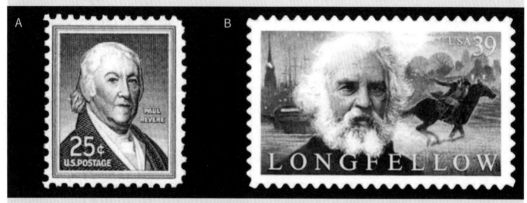

A.1958年美国发行的保罗·雷维尔纪念邮票；B.2007年美国发行的亨利·沃兹沃思·朗费罗纪念邮票，保罗·雷维尔的骑马像出现在邮票背景中。

图15.1　两次出现在邮票上的保罗·雷维尔
（资料来源：维基百科）

伯纳德·弗赖伯格在他家乡新西兰以外的地方并不算广为人知，但如果将他的一生写成小说，他的冒险经历一定会令人瞠目结舌。

保罗·雷维尔：夜色中奔骑的"牙医"

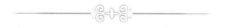

保罗·雷维尔（图15.2）1734年底出生于波士顿，他的父亲（本名雷维雷斯）是一名法国胡格诺派教徒，为了逃避天主教的迫害，和许多其他教徒一样逃离了法国。那时的波士顿是一个只有1.5万人的小镇，很多为了逃避迫害的人们，包括加尔文教徒、清教徒和贵格会教徒聚居在此。这些人以独立自主为荣，渴望自治，因而不可避免地与伦敦统治者——英国议会和英国国王乔治三世不断发生冲突。

保罗·雷维尔的父亲是一名银匠，在父亲去世的 1754 年，19 岁的雷维尔子承父业，接手了家里的生意。在对北美进行殖民统治的早期阶段，英国和法国为了争夺殖民统治权而冲突不断，同时他们与北美的土著印第安人之间也经常发生战争。1756 年，雷维尔加入英军，见证了英国和法国之间的战争。

退役回到波士顿后，雷维尔完成了他的学徒生涯，成为一名技艺超群的银匠，并于 1757 年成婚。他的作品工艺精湛，供不应求，他一生创作了 5000 余件银器，其中一些在当时就已经价值不菲，他最出色的作品之一是"自由碗"，其复制品通常被称为

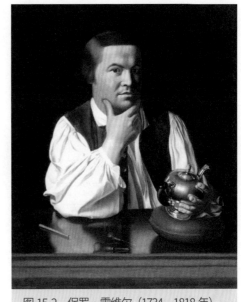

图 15.2 保罗·雷维尔（1734—1818 年）
（资料来源：2012 年波士顿美术馆照片展）

"雷维尔碗"，是在 1768 年为了纪念马萨诸塞州立法机构驳回一项英国税收被订制，"自由碗"是见证早期北美人民为自由而战的重要文物。

1761 年，为了增加收入并扩大产品种类，雷维尔转而学习起铜版雕刻技术，而且很快就掌握了这门技术，他的雕刻作品十分受欢迎，雷维尔在他的有生之年制作了大量的铜版雕刻作品，其中许多带有政治色彩，用于宣传反对英国的统治。工匠出身的雷维尔多才多艺，客户数量可观，还是共济会成员，因此，他成为波士顿广为人知、受人尊重的人物，和约瑟·瓦伦医生、约翰·汉考克和山姆·亚当斯等美国独立运动早期的政治人物齐名。

尽管雷维尔是一名技艺精湛的银匠和雕刻师，但 1768 年开始的经济萧条迫使他寻找额外的收入来源以支撑他日益庞大的家庭，他想到的办法是进入牙科治疗领域，这个想法来源于他的一位名叫约翰·贝可的英国牙医朋友。我们对贝可的早期生活和学习史了解较少，他应该在 17 世纪 60 年代早期就来到美国，而且是最早将自己称为"牙外科医生"的牙医之一。在那时，牙医是很简单的职业，可以提供的治疗项目包括拔牙、清洁牙齿和安装义齿。贝可为人所知是通过刊登在 1768 年 1 月 22 日《波士顿公报》上的一则广告，广告中他告知他的患者自己即将离开波士顿的消息。应该是贝可教会了雷维尔如何用义齿来修复由于外伤或疾病而缺失的天

然牙。这种装义齿的技术仅限于用金属丝或丝线将象牙类材质（主要是河马牙，详见第2章）雕刻的义齿固定在存留的天然牙上。

当贝可离开波士顿后，雷维尔于1768年9月在《波士顿公报》上刊登了他自己的牙科广告（图15.3）。广告内容如下：

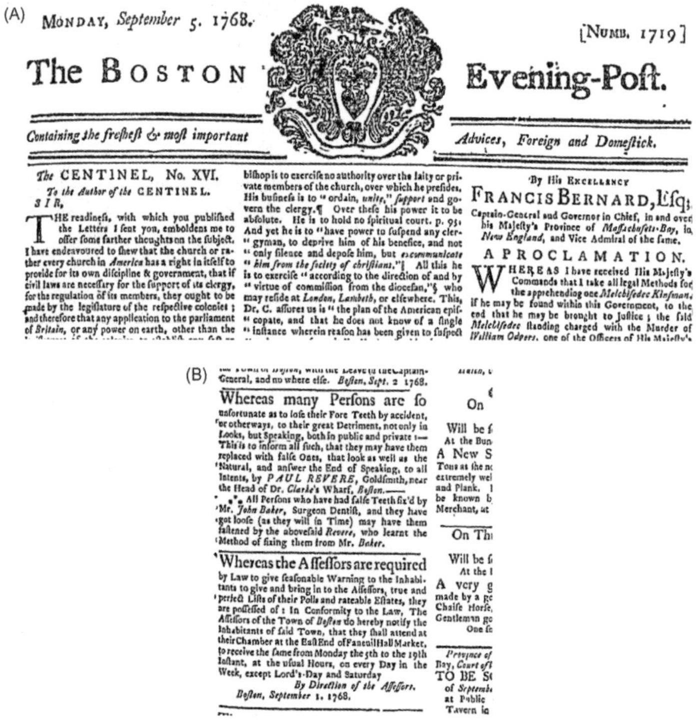

图15.3　保罗·雷维尔在《波士顿公报》上刊登的广告内容：A. 1768年9月《波士顿公报》的报头；B. 保罗·雷维尔刊登的广告
（资料来源：美国国会图书馆友情提供）

"许多人由于事故或其他原因不幸失去了前牙，严重损害他们的美观和发音，影响社交和私人生活。这些缺失的牙可以用看起来和真牙一样的义齿来修复，请到波士顿克拉克医生的码头附近找保罗·雷维尔，他可以帮你解决以上问题。之前接受约翰·贝可医生义齿修复治疗的所有患者，如果义齿出现松动（随着时间的延长，义齿都会出现松动）可以找前文所述的雷维尔加固义齿。雷维尔师从贝可先生学习义齿修复的方法。"

大约2年后，保罗·雷维尔于1770年7月在《波士顿公报》上刊登了另一则

ARTIFICIAL-TEETH.

Paul Revere,

TAKES this Method of returning his moſt ſincere Thanks to the Gentlemen and Ladies who have employed him in the care of their Teeth, he would now inform them and all others, who are ſo unfortunate as to loſe their Teeth by accident or otherways, that he ſtill contiues the Buſineſs of a Dentiſt, and flatters himſelf that from the Experience he has had theſe Two Years, (in which Time he has fixt ſome Hundreds of Teeth) that he can fix them as well as any Surgeon-Dentiſt who ever came from London, he fixes them in ſuch a Manner that they are not only an Ornament but of real Uſe in Speaking and Eating: He cleanſes the Teeth and will wait on any Gentleman or Lady at their Lodgings, he may be ſpoke with at his Shop oppoſite Dr. Clark's at the North-End, where the Gold and Silverſmith's Buſineſs is carried on in all its Branches.

Three Months longer being allowed the Creditors to the Eſtate of *Samuel Kneeland*, late of *Boſton*, Printer, deceaſed, to bring in and prove their Claims;—the Commiſſioners notify ſaid Creditors, that they ſhall attend ſaid Service at the Britiſh Coffee-Houſe in Boſton, the ſecond Wedneſday of *Auguſt*, *September*, and *October*, from ſix to nine o'clock in the Evening.

Boſton, July 19, 1770.

All Perſons indebted to the Eſtate of *John McArthour*, late of *Boſton*, Taylor, deceas'd, are deſired to pay them to Mrs. *Mary McArthour*, Adminiſtratrix, or they will be ſued without further Notice; and thoſe who have any Demands on ſaid Eſtate, are deſired to bring them in to ſaid Adminiſtratrix in order for Settlement.

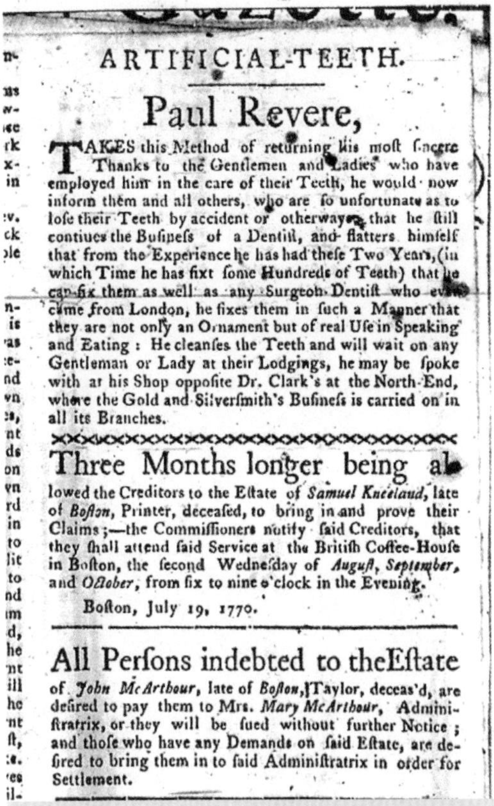

图 15.4　1770 年 7 月保罗 · 雷维尔在《波士顿公报》上刊登的广告

（资料来源：美国国会图书馆友情提供）

牙科广告（图 15.4），标题为“人工牙”，正文如下：

“保罗 · 雷维尔在此向所有曾经接受他牙科治疗的先生和女士们致以诚挚的谢意，并告知他的患者和因事故或其他原因不幸失去牙齿的人们，他将继续从事牙科治疗。2 年来修复了几百颗牙齿的经验使他深信他修复的牙齿可以和其他来自伦敦的牙外科医生的一样好，他修复的牙齿不但美观，而且具有改善发音和咀嚼功能的效果。他还提供牙齿清洁服务。期待为有需要的先生或女士提供上门服务，详情请到他位于克拉克医生诊所对面的店面咨询，店里同时提供金银器订制和销售业务。”

雷维尔的账本上记录了到 1774 年为止的所有牙科治疗项目，因此，我们可以确定他至少有 6 年时间把牙科治疗作为自己的主业，他的患者包括他的朋友约瑟 · 瓦伦医生 ——雷维尔使用金丝帮助约瑟 · 瓦伦医生修复了上颌左侧尖牙区的一颗缺失牙齿。

在雷维尔从事牙科治疗期间，他的两家邻居的孩子从小耳濡目染，对牙科产生了极大兴趣，并在长大后成为美国牙科领域的杰出人物，为美国牙科的发展带来深远的影响。其中一位邻居名叫艾萨克 · 格林伍德，他的 4 个儿子全都成为了牙医。其中，约翰 · 格林伍德曾为美国前总统乔治 · 华盛顿制作义齿并于 1790 年发明了牙科钻。另一位邻居名叫约西亚 · 弗拉格，他的儿子小约西亚 · 弗拉格（生于 1763 年）是第一批在美国本土出生的牙医之一，设计了北美地区最早的牙科治疗椅，是当时牙科界首屈一指的牙医。

在政治上，英国在北美地区的 13 个殖民地在英国议会中没有任何代表席位，而英国议会是负责制定法律并强制执行税收的机构。从 17 世纪 60 年代末开始，波士顿就是殖民地人民反抗英国统治、争取独立自由的中心。1768 年，英国政府意识到必须要派出更多的部队驻扎波士顿，才能起到震慑和强制立法的作用。殖民地人民认为这一举动具有煽动性，抵抗运动此起彼伏。抵抗运动由雷维尔的好友 —— 詹姆斯·奥蒂斯、约翰·汉考克和约瑟·瓦伦医生领导，他们意识到与北美其他州建立联系及并肩作战的重要性，雷维尔赞同并支持他们的观点。

雷维尔虽然从未撰写过文章、发表过演讲，但却被公认为是一位能力卓越、正直诚实、执行力强的组织者，更重要的是，作为一名受人尊重的工匠、共济会成员和虔诚的教徒，他在波士顿拥有无与伦比的社交关系网络，有能力将各阶层的人们组织起来。

1770 年，一小群英国士兵在波士顿与当地民众发生冲突，英军向人群开枪，导致 5 名平民死亡，这次事件即历史上的波士顿惨案。雷维尔根据保罗·沃克的作品创作了一幅记录惨案的铜版画，这一版画在反对英国的宣传中广为流传。

一个重要事件发生在 1773 年 12 月。当时英国政府官员试图对波士顿本土茶叶销售强制推行一项惩罚性茶税（为了保证东印度公司对茶叶销售的垄断）。当 3 艘满载茶叶的货船抵达波士顿港时，殖民地人民拒绝支付茶税，并要求将茶叶直接运回英国，他们的口号是："无代表不纳税"。数千名激动的当地民众聚集在波士顿港，1773 年 12 月 16 日，约 100 名男子化装成莫霍克族印第安人登上了运茶船，将东印度公司的 342 箱茶叶全部倾倒入海，这些人当中就有保罗·雷维尔。

这次抵抗运动之后，北美殖民地人民和英国政府之间的冲突日趋明显，波士顿殖民地人民领导者意识到让其他州的人民了解整个国家的局势极其必要，保罗·雷维尔被委以重任 —— 他单枪匹马在 11 天内往返骑行于纽约和费城等地区，传递消息，行程 700 多英里。而在随后的 2 年中，他至少完成了 5 次类似的任务。

随着事态的发展，殖民地领导者意识到建立一个可以随时监视和报告英军活动的情报网络十分必要，而且还需要在极短的时间内组织并训练出一支民间武装组织（美国独立战争时称为"民兵"），以便在英军入侵时能够保卫家园、维持生计。雷维尔在经营自己的诊所和银器店以维持他不断增加的家庭开销（他一生中经历了 2 次婚姻，生育了 16 个子女）的同时，仍然在各州之间穿梭骑行，传送重要的信息和指令。事实上，他不仅仅是一位信使，更重要的是多次参与计划的制定和决策，是各独立抵抗组织之间的"粘合剂"，特别是他成功地将政客和手工业工人凝聚在一起并肩作战，人们这样评价他："当别人在高谈阔论时，他已经付诸于行动"。

尽管殖民地的军事力量在数目上已经远超英军，但是英国政府仍不相信这些殖民地居民能够团结一致并战胜由汤马士·盖奇将军指挥的英国正规军，持有这种观点的人们认为殖民地居民中有很多是英国人，这些英国人是绝对不会拿起武器反抗自己祖国的。然而，英国政府低估了这些殖民地人民，他们中的许多人都参加过英国与法国、英国与北美土著印第安人之间的战争，具有丰富的参战经验。

另一个重要事件发生在1774年的9月初，盖奇将军开始推行解除当地民众武装的政策。他派遣乔治·麦迪逊中校带领260名英国正规军前往距离波士顿9.7公里（6英里）的马萨诸塞州火药库并查封了大量火药。这次行动因趁殖民地人民不备而取得成功。

1775年4月，殖民地人民获得的确切情报提示英军决定采取行动粉碎波士顿的独立运动，但是这一行动的具体日期尚不得而知。殖民地人民不仅可以从来自英国的同情者那里获得情报，而且极有可能也从盖奇将军的美国籍妻子玛格丽特处得知了此消息。英军计划首先在莱克星顿逮捕独立运动的领导人山姆·亚当斯医生和约翰·汉考克；之后，继续前往康科德摧毁殖民地武装的一个军火库。盖奇将军认为殖民地人民不会进行抵抗。在获知英军计划后的4月15日，瓦伦医生派雷维尔前往康科德通知殖民地民兵英军可能会发动突袭，并指挥他们将武器和军火隐藏起来。

英军有两条进攻路线可以选择：陆上路线较长，乘渡船横穿查尔斯河的水上路线较短。殖民地人民约定一旦获知英军的行军路线和开始进攻的时间后，就会点亮小镇制高点——基督教堂塔顶上的灯笼，向河对面查尔斯镇的岗哨发出信号：一盏灯笼表示英军走陆路，两盏灯笼表示英军走水路。

最终所有的情报都显示英军将走水路，进攻的时间是1775年4月18日晚，基督教堂塔顶上两盏灯笼被点亮。在得知大约有700名英军即将通过水路向莱克星顿进发后，瓦伦医生命令雷维尔赶往莱克星顿报信。雷维尔决定走更快的水路，如果他不能成功到达，另一位骑士威廉姆·戴维斯将从更长的陆路前往报信。两位骑士的任务是在沿途传播英军正在向莱克星顿进发的警报，并协助山姆·亚当斯和约翰·汉考克躲避抓捕。1775年4月18日晚22点，雷维尔踏上征程，他并没有想到这次征程将会奠定他在美国历史上的特殊地位。虽然很多人认为他单枪匹马地完成了预警英军进犯这一史诗般的壮举，但事实上沿途每一个中转站的人们都参与了警报的传播。

那一夜月朗星稀，雷维尔在英军萨默赛特号军舰的眼皮子底下，划船横穿了查尔斯河而未被发现，并于深夜 23 点顺利登陆查尔斯镇。当地的朋友为他准备了一匹名叫"棕色美人"的骏马，骑着这匹战马，他顺利逃脱一支英军巡逻队的追捕，并于 24 点到达莱克星顿，在沿途，他不断向人们发出警报，当地的人们再通过更多的骑士、教堂的钟声、枪声和篝火将英军即将来犯的警报继续扩散。殖民地的民兵迅速集结，向莱克星顿和康科德急行军，并准备在必要时迎战英军。

到达莱克星顿后，雷维尔告知山姆·亚当斯和约翰·汉考克，他们必须离开，以逃避英军的抓捕。

第二位骑士威廉姆·戴维斯在雷维尔到达之后不久也抵达莱克星顿。历史资料显示，与雷维尔相比，他对情报传播所发挥的作用较小，戴维斯并不能被称作是一位"联络人"，他缺乏雷维尔所拥有的罕见的社交能力和社交网络。雷维尔的独特作用在于他和马萨诸塞州的政治家们建立了长久伙伴关系，他深深地了解他们，知道在哪里可以找到他们，而且这些政治家们对他也完全信任。无法想象，假如雷维尔没有顺利抵达莱克星顿，历史将会是什么样。

1775 年 4 月 19 日凌晨 1 点，雷维尔和戴维斯决定前往康科德，继续传播警报，第三位骑士——塞缪尔·普雷斯科特医生，也加入到传播警报的队伍中，但是在他们离开莱克星顿不久，雷维尔就被一支英军巡逻队逮捕了，戴维斯和普雷斯科特得以成功逃脱，普雷斯科特最终抵达了康科德，新的骑士在那里被派出去继续传递情报和传播警报。雷维尔在凌晨 3 点被释放，但是他的战马被没收了，他只能步行回到莱克星顿。

回到莱克星顿后，雷维尔发现亚当斯和汉考克并没有离开，他不得不劝说他们——作为至关重要的人物，不能被卷入到这次战争中，他护送二人离开莱克星顿，并在附近的村庄找到藏身之处。雷维尔接着着手帮助汉考克找回装满重要文件的行李箱。大约在凌晨 4 点半，在寻找行李箱时，他目睹了下一个重要性事件的开始。

大约 400 人的英军先遣部队先行抵达莱克星顿镇中心。而在约翰·帕克将军指挥的驻守莱克星顿的民兵只有 60 ~ 70 名，他们不打算主动进攻，但也坚决寸土不让。殖民地人民都坚守一个原则，那就是在随后发生的任何冲突中，他们都不做首先开火的一方——这样的话，即使战争爆发，他们也不会在道义上被认为是战争的始作俑者。

英军由一名毫无经验的海军军官杰西·戴尔中尉指挥。英军在行军途中与一支殖民地民兵小分队遭遇，杰西·戴尔中尉当时有两个选择——命令部队左转避开正面冲突或者右转正面迎击。在没有得到上级指挥官允许的情况下，他犯了一个致命的错误：命令部队右转，摆开战斗队形，与殖民地民兵对峙。两支队伍相距 20 米，假如英军指挥官那时能够保持冷静，那么紧张的局势尚能得到控制，危机或可化解。然而，在剑拔弩张的时刻，突然听得一声枪响——没人知道是谁开的枪，但是处于高度紧张状态的年轻英军士兵们在没有得到任何开火命令的情况下，第一反应就是马上开火。而殖民地民兵却没有还击，他们迅速地撤离了战场。

当英军首先开火的消息从英军前线传到英军指挥官史密斯上校耳中时，他立刻命令部队停止开火。这次单边行动的后果是 7 名殖民地民兵牺牲、9 名受伤，英军 1 名士兵受伤。当时冲突双方的亲历者都没有意识到这次冲突的重大意义——这场发生于 1775 年 4 月 19 日凌晨 5 点的战斗，打响了美国独立战争的第一枪。

莱克星顿冲突发生之后，英军继续搜寻亚当斯和汉考克的行动落空，他们转而向康科德进发，去寻找民兵组织的武器和弹药。原计划的突袭优势已经荡然无存，英军意识到他们成功的机会渺茫，并且越来越多的情报表明殖民地武装民兵的数量不断增加，史密斯只能命令英军退回波士顿等待增援。

1775 年 4 月 19 日清晨，一名骑士从康科德被派往莱克星顿去探查英军的消息，在得知英军即将进攻康科德的消息后，镇上的居民被疏散，民兵在镇子周围的山上占据了非常有利的防御地形。英军到达康科德后在搜寻武器和火药方面收获甚微。在镇上，英军再次首先开火，民兵们英勇还击，重创英军部队。最重要的是，民兵们目睹了英军在一片混乱中被重创到溃不成军。

英军指挥官史密斯上校意识到战争越来越不利于己方，便组织部队撤回莱克星顿，在撤退途中遭遇了越来越多殖民地民兵的伏击。利用熟悉地形的优势，民兵重点伏击那些极易辨认的身着亮红色制服的英军指挥官，在英军撤退的过程中有多名英军高级军官遭受重创。帕克将军和初次参加战斗的民兵们消灭了大量英军，重伤史密斯上校，民兵队伍士气大振。

几乎陷入绝望的英军部队在莱克星顿附近被陆军准将休·佩尔西率领的援军所营救。此时已是 1775 年 4 月 19 日下午 14 点半。

随后，英军从波士顿渡河，在夜幕降临时撤回查尔斯镇。英军当天的伤亡人数约 300 人，其中 70 余人阵亡，而殖民地民兵伤亡不到 100 人，约 50 人牺牲。英军曾自以为是地认为殖民地人民不会拿起武器进行反抗，而事实证明这种想法极端错误，殖民地人民不仅英勇抗击，而且骁勇善战。

在独立战争期间，雷维尔的牙科知识不止一次派上用场。当殖民地民兵在波士顿包围英军时，他们得到情报称英军计划占领邦克山的制高点。得知消息后，殖民地民兵率先占领了该制高点，但是在 1775 年 6 月 17 日英军以极大的伤亡为代价迫使殖民地民兵撤离邦克山。殖民地领导人约瑟 · 瓦伦医生在此次战斗中牺牲，被埋在了一个集体墓穴中。第二年，包括雷维尔在内的约瑟 · 瓦伦医生的家人和朋友来到这片墓地，希望能够找到约瑟 · 瓦伦医生的遗体并将他重新安葬。由于尸体已经腐烂，这几乎是一个无法完成的工作，但是雷维尔能根据约瑟 · 瓦伦接受过治疗的牙齿辨认出遗体，因为雷维尔曾经在约瑟 · 瓦伦医生的上颌左侧尖牙区用金丝固定了一颗义齿。这大概是最早的法医牙科学的应用案例，即通过牙科治疗证据辨认遗体。

美国独立战争于 1783 年结束，在独立战争期间，雷维尔虽然没有直接参加战斗，但是他以其他方式展现了他的卓越才能：因为雕刻技艺精湛，他参与了造币工作，并协助建立了一家火药厂。战争结束后，他成为了一名成功而富有的资本家。除了继续从事银匠工作，他还建立了一家大型的铸造厂和北美第一家铜片制造厂。

A

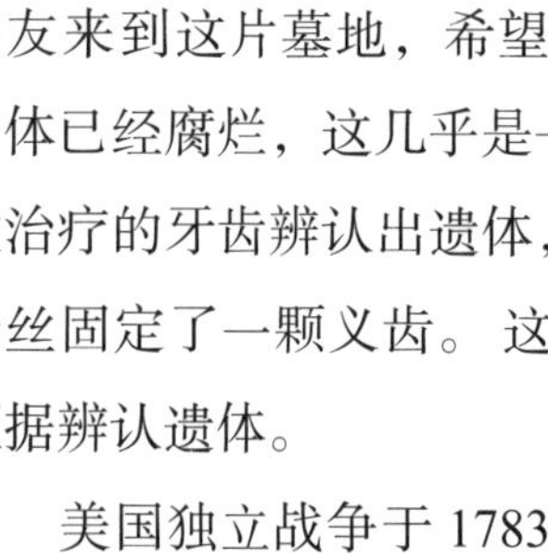

DEATHS.

In this town, on Saturday, Mrs. Mary, widow of the late Mr. Samuel Nutting, aged 34.

On Sunday departed this life, PAUL REVERE, Esq. in the 84th year of his age. During his protracted life, his activity in business and benevolence, the vigor of his mind, and strength of his constitution were unabated. He was one of the earliest and most indefatigable Patriots and Soldiers of the Revolution, and has filled with fidelity, ability and usefulness, many important situations in the military and civil service of his country, and at the head of valued and beneficent institutions. Seldom has the tomb closed upon a life so honorable and useful.

B

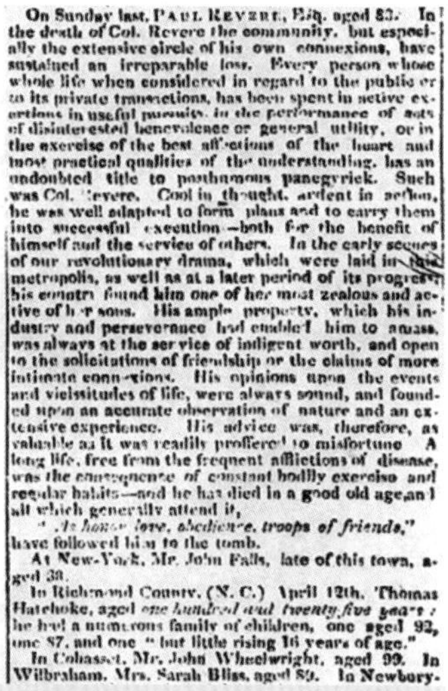

On Sunday last, PAUL REVERE, Esq. aged 83. In the death of Col. Revere the community, but especially the extensive circle of his own connexions, have sustained an irreparable loss. Every person whose whole life when considered in regard to the public or to its private transactions, has been spent in active exertions in useful pursuits, in the performance of acts of disinterested benevolence or general utility, or in the exercise of the best affections of the heart and most practical qualities of the understanding, has an undoubted title to posthumous panegyrick. Such was Col. Revere. Cool in thought, ardent in action, he was well adapted to form plans and to carry them into successful execution—both for the benefit of himself and the service of others. In the early scenes of our revolutionary drama, which were laid in this metropolis, as well as at a later period of its progress, his country found him one of her most zealous and active of her sons. His ample property, which his industry and perseverance had enabled him to amass, was always at the service of indigent worth, and open to the solicitations of friendship or the claims of more intimate connexions. His opinions upon the events and vicissitudes of life, were always sound, and founded upon an accurate observation of nature and an extensive experience. His advice was, therefore, as valuable as it was readily proffered to misfortune. A long life, free from the frequent afflictions of disease, was the consequence of constant bodily exercise and regular habits—and he has died in a good old age, and all which generally attend it,

"*As honor, love, obedience, troops of friends,*"

have followed him to the tomb.

At New-York, Mr. John Falls, late of this town, aged 38.

In Richmond County, (N. C.) April 12th, Thomas Hatchoke, aged *one hundred and twenty five years*; he had a numerous family of children, one aged 92, one 87, and one "but little rising 16 years of age."

In Cohasset, Mr. John Wheelwright, aged 99. In Wilbraham, Mrs. Sarah Bliss, aged 89. In Newbury-

图 15.5　保罗 · 雷维尔的讣告：A. 刊登在 1818 年 5 月 15 日《新英格兰共济会杂志》上的讣告；B. 刊登在 1818 年 5 月 16 日《波士顿情报和早晚间公告》上的讣告

（资料来源：美国国会图书馆提供）

保罗 · 雷维尔于 1818 年去世，享年 84 岁。从报纸刊登的讣告中能看出，他在整个波士顿地区享有极高声望。1818 年 5 月 15 日的《新英格兰共济会杂志》上刊登的保罗 · 雷维尔的讣告（图 15.5A）中写道：

保罗·雷维尔于本周日逝世，享年 84 岁。他一生才华横溢、乐善好施、思维敏捷，他是独立战争中最杰出、最不屈不挠的爱国者和战士，为国家和军队做出过杰出贡献，这样一个伟大而价值非凡的生命将被永远铭记。"

1818 年 5 月 16 日的《波士顿情报和早晚间公告》刊登了一则更长的讣告（图 15.5B），写道：

"保罗·雷维尔于上周日去世，享年 84 岁。他的逝世对于整个社会，尤其是他的至亲好友来说都是无法弥补的损失。任何一位能够将自己的全部生命无私地投入到慈善和公益事业中的人，在百年之后都理应获得赞颂，保罗·雷维尔就是这样的人：他思维冷静、行动热情，善于制定计划并成功实施——在实现自我的同时乐于服务大众。他始终积极投身于独立战争，是忠诚于自己国家最热情、最积极的公民，他依靠自己的勤勉和坚持创造了巨大的财富，并始终将这些财富用于扶困济贫、增进友谊和构建社会的和谐关系。他洞察世间万物，阅历丰富，临危不乱，在困难面前勇于担当。终其一生，他从未遭受疾病的折磨，幸福终老，这得益于他长期坚持锻炼和规律的生活习惯。荣誉、爱、威严和友谊将与他同在。"

但是在波士顿以外的地区，与其他在抗击英军的过程中功成名就的军事家和政治家相比，雷维尔并非家喻户晓。如果没有亨利·沃兹沃思·朗费罗，雷维尔的名字早已被历史遗忘。朗费罗是美国最著名的诗人之一，他于 1855 年发表了一部关于印第安人的史诗，名为《海华沙之歌》。1861 年 1 月，在美国内战爆发之前，他发表了诗作《保罗·雷维尔午夜的奔骑》。这首诗描述了保罗·雷维尔在午夜骑着快马奔驰在乡间，唤醒沉睡的人们，传播警报。出于诗歌创作的需要，他将事件的经过进行了浪漫化处理，修改了部分史实，如诗歌中描述保罗·雷维尔成功到达了康科德。这首诗将所有荣誉都归功于雷维尔，而对其他参与传播警报的英雄仅仅给予了很少的笔墨。这首诗作在美国内战期间及未来的日子里引起了美国人民深深的共鸣，它唤起人们对这个国家的人民在 100 年前团结一致，为了争取国家独立和自由而英勇作战的记忆，也使保罗·雷维尔的名字被铭刻于美国爱国者名人堂中。

这首诗是这样写的：

保罗·雷维尔午夜的奔骑①

亨利·沃兹沃思·朗费罗（1807—1882 年）

听听，我的孩子们，你们应该听听，
听听保罗·雷维尔午夜的奔骑，
那是一七七五年的四月十八日——
还活着的人们，多已忘记，
著名的那一年，
著名的那一天。

他对朋友们说："英国人来了，
今夜从城里出发，
可能走陆路，也可能走水路，
请在北方教堂的塔楼上高挂明灯，
让灿烂灯光传递希望的信号，
一盏代表陆路，两盏代表水路；
我将准备好善驰的战马，
在对岸等候，
等待着发出警报，
跑遍梅都塞克思的每一个村庄和牧场，
让乡下的兄弟们自行武装。"

他道了声"晚安"，
桨声微弱，
悄悄划向查尔斯镇的岸边，
月亮刚刚露出海面，

---

① 译者注：部分词汇参考 fire2009 的试译版，发表于新浪博客。

在海湾深处猛烈摇晃的

是英国人的战船，

状如幽灵的萨默塞特号！

在月光下，

它每一条桅与杆，都像监狱的栅栏，

巨大的黑色船体，

经浪打风吹，

暗影重叠着狰狞变大。

此时，他的朋友，穿过大街小巷，

眼观六路，耳听八方。

直到万籁俱寂。

他，听见——

士兵在兵营门口集结，

武器碰撞，脚步踢踏，

榴弹兵迈着整齐的步伐，

向着岸边的战船出发。

他爬上北方教堂的塔顶，

悄然无声地爬过木梯，

望着头上的钟室，

眼里的光芒把鸽子们惊起，

曾经栖在阴暗的屋檐之上，

可现在只在他的身旁盘旋，

暗不见光，只影缭乱，

爬过陡峭危险的梯子，

攀上一面墙上最高的窗子，

他望向四周，

身体却一动也不动，

俯瞰着镇子的屋顶错落，

月光皎洁，一如曾经的过往。

逝者在墓地里安葬，

他们露宿的小山上，

静默在营地中流淌，

他听见，

仿佛是一个哨兵的脚步之声，

也仿佛是那警惕的午夜的风

在帐篷中游弋，

似在耳语，"一切正常！"

有那么一会儿，他像着了魔一样，

孤寂的钟楼，过分安静的死尸，

这样的时间，这样的地点，神秘而恐慌；

突然间他回到现实，

去看远处那时隐时现，

在大河的入海之处，

一条黑线弯曲着浮起，

涨潮时的浪尖像是小船间的搭桥。

与此同时，急待着蹬马狂奔，

穿好马靴，上好马刺，迈着沉重的步伐，

保罗·雷维尔在对岸上焦急徘徊。

他时而拍拍马肩，

时而注视着远近的地标，

然后猛踩几脚地面，

转身系紧马鞍带；

他在急切搜寻

北方教堂塔楼的钟室，

在山坡的墓地之上，

孤独，诡异，幽暗，死寂。

啊！他看见了！

在那钟室的高处闪了一下，

很快就亮起了微光！

他跳上马鞍，调转马头，

在原地等待，焦急地注视，

直到在他的视线里

燃起了第二盏明灯。

村庄的街道响起急促的马蹄声，

月光下的轮廓，黑夜中的身影，

狂奔的战马无所畏惧，

所经之处，石块都泛起火星；

就这样！

穿过黑暗，奔向光明，

国家的命运在那一夜急速奔行；

他经过时激起的火星

燃烧了整个广阔的大地。

他离开村庄，翻山越岭，

在他脚下，大地安宁、深邃、广阔，

浪花敲击着海岸；

岸边的赤杨树之下，

浪花时而轻触沙滩，时而拍打礁石，

都在倾听他骏马的奔腾。

当村庄的时钟指向十二点，

他跨过大桥进入梅德福镇，

他听见公鸡的啼鸣，

他听见农夫的犬吠，

他感到河雾的潮湿

在日落后慢慢升起。

当村庄的时钟指向一点，

他奔入莱克星顿的村庄。

他看见镀金的风向标在月光中摇曳，

还有那驿站的窗户，漆黑一片，

看着他，带着幽灵般的目光，

仿佛它们已经无限惊恐，

因为它们将要面对的血腥。

当村庄的时钟指向两点，

他来到了通往康科德镇的桥边。

他听见了羊群的咩咩，

还有林间鸟儿的叽喳，

感受到清晨的微风

在泛青的草地上吹过。

人们还在安稳地睡着，

桥上第一个倒下的那个人，

那一天将要倒地身亡的那个人，

将被英国人的枪弹杀死的那个人。

你们知道故事的后半段，

在你们读过的书中，

英国士兵是如何开了火又逃走，

民兵们是如何静待最佳的时机，

在篱笆和院墙身后，

通过小巷去追击英国士兵，

穿过田地重新集结

在小路拐弯处的树下，

只在开枪和装弹时才会停下。

保罗·雷维尔午夜的奔骑，

深夜里他呼喊的警讯，

在梅都塞克思的每一个村庄和牧场，

那是反抗的声音，不是欲哭的畏惧！

你听得见黑暗中的声音，

你听得见敲门声焦急，

你听得见永不该忘记的声音——

那是午夜的风的声音，

穿越历史的重重戈壁，

说给现在的你——

在黑暗、压迫、渴盼自由的时刻，

能够唤醒人们一起来聆听，

那骏马奔驰的蹄声，

那保罗·雷维尔午夜的奔骑。

诗人朗费罗其实还与本书第 3 章内容有关，1847 年 4 月 7 日，他的妻子范妮成为全美第一位在乙醚全身麻醉下分娩的女性，从而避免忍受分娩时的剧痛。该手术的麻醉是由曾经使用乙醚为患者进行无痛拔牙的哈佛大学牙医学院院长内森·奇普完成的。

伯纳德·西里尔·弗赖伯格：
英勇的"娃娃鱼"

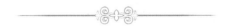

英国及其联邦国家授予在战争中表现出英勇无畏精神军人的最高荣誉是"维多利亚十字勋章"。"维多利亚十字勋章"起源于克里米亚战争时期（1853—1856年），与其他勋章不同的是，"维多利亚十字勋章"可以被授予所有军阶的军人。维多利亚女王钦定将"英勇"二字铭刻在勋章上。民众一度相信铸造勋章的金属取

自克里米亚战争中攻陷塞巴斯托波城时所缴获的枪支，但事实并非如此富有诗意，铸造该勋章所用的金属取自于在伦敦伍尔维奇阿森纳发现的废用枪支。

获得维多利亚十字勋章需要有非凡卓越的事迹，事实上许多该勋章的获得者是在去世后才被追授。证明维多利亚十字勋章的重要性和稀缺性的一个证据是，一枚于 1915 年授予一名参与加利波利战役澳大利亚士兵的维多利亚十字勋章曾被以 40 万英镑（约合人民币 350 万元）的价格拍卖。

本章的主人公，一名牙医出身的军人，就曾经被授予过维多利亚十字勋章。通常情况下，获得维多利亚十字勋章意味着获得者达到人生成就的巅峰，但这位"牙医"却是一个例外，获得该勋章只是他非凡人生旅程的开始。他戎马一生，在两次世界大战中战绩卓越，最终成为世界军事史上卓越的军事家，这个人就是伯纳德·西里尔·弗赖伯格（图 15.6）。

弗赖伯格的家族来自于德国，家族成员军事才能卓著。他于 1889 年在英国出生，是家中 5 个孩子中最小的一个，为了增加家庭收入，1891 年他全家移居新西兰的

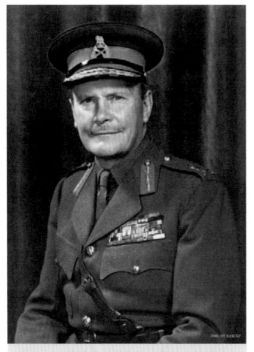

图 15.6　伯纳德·西里尔·弗赖伯格爵士，
照片拍摄于 1952 年
（资料来源：新西兰国家军事博物馆提供）

惠灵顿。弗赖伯格在学校时没有表现出学习方面的天赋，但生性活泼好动，喜欢户外运动，他擅长游泳并曾代表新西兰参加过游泳比赛。弗赖伯格小的时候因为排行最小、个子最矮，被昵称为"小个子"，但长大后的他身材高大魁梧，身高超过 1.83 米（6 英尺），不过"小个子"这个绰号却伴随了他一生。

由于家庭经济拮据，弗赖伯格在不到 16 岁时就辍学了，因而没有获得任何学历，这导致他不够资格成为医生，在当时，他最好的（也是最经济的）选择就是做一名牙医。在那个年代，牙科治疗被公众认为是一门生意，而不是一个专业，想成为牙医的人需要付费跟随一名牙医学

习，在接受数年的培训后，通过最终的能力测试便能获得牙医执业证书。然而，就在弗赖伯格跟随当地一名牙医做学徒的时候，1904 年新西兰通过了一项新法案，提高了牙医执业注册的标准，想成为牙医需经过更严格和更长时间的培训。

作为最后一批参加旧注册标准考试的考生之一，弗赖伯格突然被告知，如果他不能在 1908 年 1 月之前通过注册考试，他将必须参加新的、以大学课程为基础的注册考试。由于考试日期临近，这些少数受到新政策影响的考生被安排前往达尼丁的一所新牙学院参加针对性辅导课程。虽然弗赖伯格参加了这一课程，但是他没有足够的时间学习以达到新标准的要求。他返回家中，向议会提出申请，要求议会破例允许他在新标准下进行注册。最终他做到了，并于 1911 年 5 月获得牙科执业资格。

在接下来的几年里，弗赖伯格作为牙医在新西兰多个地方行医。同时，他加入了新西兰国防军。他并不满足于只做一名牙医，而是希望到外面的世界去闯一闯，欧洲上空笼罩的战争阴云也没有影响他探寻世界的决心，他于 1914 年 3 月乘船前往美国。

1914 年抵达旧金山后，弗赖伯格立即动身前往墨西哥。那时墨西哥社会动荡，内战迭起。弗赖伯格在墨西哥游历了几个月后，第一次世界大战于 1914 年 8 月初在欧洲爆发。弗赖伯格的脑子里只有一个念头：前往英国参战。他匆忙离开墨西哥，前往纽约，继而登上了最早一班去利物浦的船，前往伦敦参军。

一到伦敦，弗赖伯格就申请加入英国皇家海军预备队，并在大街上勇敢地向时任英国海军大臣的温斯顿·丘吉尔请愿，寻求他的支持。由于弗赖伯格曾经在新西兰国防军服役，他很快就被招募到皇家海军预备队。许多当时杰出而富有智慧的人都加入了英国皇家海军预备队，他们其中一些人甚至为国捐躯，与这些人的相遇和共事对弗赖伯格的一生产生了深远的影响。1914 年 9 月，时年 25 岁的弗赖伯格被任命为一支 200 人队伍的指挥官。

在战争开始时，英国及其盟国的处境非常不妙，战争中英国的主力部队——英国远征军被部署在海外，英国本土没有训练有素的军队。为抵抗德军，皇家海军预备队是唯一可被调动的武装力量，这些士兵未接受过系统训练，装备简陋。尽管如此，他们还是被派去协助远征军撤退。在安特卫普保卫战中，弗赖伯格经历了他人生中的第一次战斗，这次战斗最终以英军大量伤亡并撤回英国结束。

1915 年 3 月，弗赖伯格离开英国，参加了那场以惨烈被世人所知的加利波利战役。由于英军在欧洲西线战区的战局趋于稳定，而在东线战区却屡屡受挫，丘吉尔力主在加利波利战役中开辟第二战场，依托占有优势的海军力量在连通地中海和黑海的达达尼尔海峡派兵强攻土耳其，以缓解英国盟友——俄国军队的压力。由于战前计划不周，战时指挥僵化，判断失误，更糟糕的是，土耳其获知了英法联军的登录地点，英法联军的失败从一开始就注定了。

到达加利波利后，英国皇家海军预备队的第一个任务是佯攻，目的是误导土耳其军队认为英军进攻的主战场在加利波利附近。佯攻计划是利用夜色的掩护让少量士兵登陆，点燃照明弹，虚张声势，给敌方一种主力部队登陆的印象。弗赖伯格自告奋勇，他带着一袋照明弹孤身游到海峡对岸，沿海滩一线点亮照明弹，圆满地完成了这项任务。弗赖伯格在冰冷的海水中游了将近 3.2 公里（2 英里）的距离，这需要极大的体力和耐力，他也因为这次勇敢的行动被授予"杰出服务勋章"。

由于土耳其炮兵部队占领了制高点，英法联军在加利波利半岛海滩的登陆行动最初严重受挫。接下来是持续数月血腥而残酷的战争，双方在极其恶劣的条件下艰苦鏖战，从炽热的夏天战斗到严寒的冬天，战士们受尽折磨，双方伤亡惨重，占领战场上区区几百米的阵地要付出上千条生命。最终，双方均有 5 万人阵亡，而受伤人数则到达阵亡人数的 2 倍。

尽管英国海军在战争初期被作为助攻部队，但是战局的迅速扭转使弗赖伯格和皇家海军预备队深陷在这场陆地战争最激烈的地方。在短短的几周内，皇家海军预备队伤亡殆尽，弗赖伯格 2 次身负重伤，不得不被送往医院接受治疗。1916 年 1 月上旬，在加利波利的英军部队被迫撤退时，弗赖伯格是战斗到最后一刻的战士之一，他也是他所在营队（胡德营）幸存的最高级军官之一。加利波利战役的失败导致时任英国海军大臣的丘吉尔引咎辞职。

弗赖伯格和他所在的皇家海军预备队于 1916 年 5 月被派往法国，在那里接受堑壕战的训练。为参加索姆河战役做准备，1916 年 9 月，他们已做好参加下一场重要战事的准备，这场战役是第一次世界大战中最为惨烈的战役之一，英军发起进攻的主要目的是缓解在凡尔登作战的法国军队的压力。这场战役从 1916 年 7 月 1 日开始，英法联军原计划通过 1 个星期的大规模炮击摧毁德军的大部分防御工事，切断阵地上的铁丝网，以便联军向德军阵地的纵深推进。然而实际情况是，虽然英军的炮火非常猛烈，但是并没有达到预期的作战目的。当联军步兵按照原计划向前推进时，他们发现阵地上的铁丝网是完好的，且遭遇到了来自德国工事内机枪的猛烈扫射。进攻的第一天是英国军事史上最黑暗的一天，超过 6 万人伤亡，其中三分之一的人阵亡。战争双方展开拉锯战，激烈的战斗持续到 1916 年 11 月 18 日。

在 1916 年 11 月 13 日，索姆河战役接近尾声时，弗赖伯格所在的皇家海军预备队胡德营在距其营地数百米开外的博库尔村阵地上与德军展开了一场堑壕战。战争于凌晨开始，借着夜幕和重炮的掩护，英军缓慢前进。在战斗中，英军伤亡仍然十分惨重，只有弗赖伯格所带领的部队成功到达最初设定的目的地。尽管在战斗中身负重伤，弗赖伯格还是成功地带领部队占领了德军阵地，创造了英军在索姆河战役中为数不多的胜利。由于在索姆河战役中的卓越功绩，弗赖伯格被授予维多利亚十字勋章。他的英雄事迹如下文所述：

他是一名具有令人敬畏的勇气和卓越领导才能的军队指挥官。

他凭借杰出的个人能力完成了战斗的第一次进攻，直达敌人战壕的前沿。弗赖伯格中校在完成了他的第一个战斗目标后，由于大雾和各种重火力的干扰，他的命令没有得到很好的落实。他亲自动员、重组队伍，将那些与其他部队失散的战士整编到自己的队伍中。

他的大无畏精神激励了大家。他和他的队伍在约定的时间内成功地攻下了第二个战斗目标，并俘获了多名俘虏。

在此期间，他虽然两次受伤，但仍然是整支队伍里的灵魂人物并团结他身边所有幸存的战友，在没有任何补给的战斗最前线，在敌人重火炮和机枪的残酷攻击下坚守了一个昼夜。在次日早上获得支援后，他立即组织队伍对防守坚固的敌军阵地发动反攻。凭着卓越的、身先士卒的领导才能，他带领部队最终攻陷敌军阵地并俘获 500 名俘虏。在这次行动中他再次受伤。当天下午晚些时候，他又一次身负重伤，但他一直坚持到发出最后的指令才离开战斗的最前线。

在部队孤立无援时，他作为指挥官，所具有的不屈的品格、英勇的行动和大无畏的精神带领整支部队实现了最重要的目标。

在医院康复后，弗赖伯格于 1917 年 2 月再次回到索姆河战场。冬天的战场条件十分艰苦，多数战士死于寒冷和疾病，而非战争。1917 年 4 月底，弗赖伯格离开胡德营去接管步兵 173 旅（该旅由 8000 名官兵组成）时年仅 28 岁，成为英军中最年轻的准将。

索姆河战役后，弗赖伯格和他的部队被派往位于伊普尔的帕森达勒前线，那里因道路泥泞而闻名，自然环境是整场战争中最糟糕的。1917 年 9 月 19 日，弗赖伯格因再次严重受伤而被送回英国，人们一度担心他可能再也醒不过来了。但是，他奇迹般地活了下来，并于 1918 年 1 月返回伊普尔帕森达勒泥泞的战场并担任 88 步兵旅的指挥官。

1918 年初，俄国因国内爆发二月革命而退出战争，德军再次将兵力集中于西线，并于 3 月 21 日发动进攻，企图在美国军队赴欧参战之前打败英法联军，并在行动最初取得了初步胜利。弗赖伯格和自己的部队被派往参加阻止德军进攻的战斗，掩护盟军有序撤退。到 1918 年 4 月底，德军已无力再组织进攻，双方兵力都遭受重大损失。

战争就这样僵持着，直至 1918 年 8 月初，联军开始在长期的消耗战中占据优势，德军防线开始瓦解并迅速崩溃。和之前一样，弗赖伯格始终在战斗最激烈的前线，浴血奋战。停战协议定于 1918 年的第 11 个月的第 11 天的第 11 小时开始生效，而在这之前的一天，弗赖伯格和他的部队仍然被命令去执行任务，他们需要去阻止一座桥在停战之前被炸毁。他再次凭借自己的机智和勇敢完成了任务，也因此再次获得"杰出服务勋章"，他的授勋词中写到"无论战斗有多艰难，他总是在激励和指挥自己的部队"。

回顾弗赖伯格在第一次世界大战中的经历，他能幸存下来简直是个奇迹。他从第一次世界大战伊始一直战斗到最后一刻，多次身负重伤，还是奇迹般地活了下来。他总是带领他的士兵冲杀在战斗最前线，参与了所有最血腥的战役，包括加利波利战役、索姆河战役和帕森达勒战役。更令人惊讶的是，他在战争中无数次身受重伤，毕竟那时抗生素还没有被发现，稍有不幸，他很有可能早就死在一家战地医院里了。舍生忘死的弗赖伯格成为第一次世界大战中功勋最为卓著的战士之一，他获得的荣誉包括一枚维多利亚十字勋章、两枚杰出服务勋章、圣·米迦勒和圣·乔治最杰出同伴奖及6次传令嘉奖。

停战后，弗赖伯格意识到自己是因为受到命运的极端眷顾才能在战争中幸存下来，对他来说，回到英国或新西兰继续当一名牙医，从事安逸的工作应该是理想的归宿。然而，对于牙科行业来说悲哀的是，他并未做出上述选择。他放弃了牙医的职业，继续在军队中服役。1939年第二次世界大战爆发时，他已经成为新西兰武装力量总司令。

第二次世界大战初期，英军接连战败，随着法国的沦陷和英军从敦刻尔克撤退，战况对英军极其不利。弗赖伯格在英国的科尔切斯特建立了基地，承担组织、训练和调配部队的复杂任务，同时代表新西兰政府调配武装力量，并与英军将领商讨合作事宜。他在第一次世界大战中的经历发挥了巨大作用。在一战时，当他不同意某些英国指挥官下达的那些他认为可能会给自己部队带来巨大风险的命令时，他总是无能为力。而在二战时，他已具有影响战争方略的能力，在接下来的5年里，他与各国政府和武装部队的领导人物进行多次最高级别的谈判。在第二次世界大战中，新西兰部队的行动能力和职业精神堪称典范，主要归功于他们曾接受良好的训练和弗赖伯格的出色领导力。新西兰仅有的160万人口中有13.5万名公民曾在武装部队中服役，其中1.1万人阵亡。新西兰在第二次世界大战中承担了和其他同盟国一样的责任。

在第二次世界大战中，弗赖伯格的功绩更加具有冒险性，也更加了不起。他在二战中是主力部队的统帅，负责制定重要的战争方略，而这事关成千上万人的命运。弗赖伯格参与了二战中多场著名的战役。战争的初始阶段，德军战绩惊人，弗赖伯格和他的军队被迫2次撤退，他需要组织部队从希腊撤退到克里特岛。在克里特岛遭受德军伞兵入侵后他又被迫撤离克里特岛。战后有很多文章都在讨论克里特岛的沦陷和弗赖伯格在此事件中是否需要因糟糕的领导与决策而承担部分责任，而事实上，尽管德军在克里特岛取得了胜利，但许多德国伞兵在此次空降战斗中丧生，以至于此后德军再也没有采取同样的方法发动袭击。

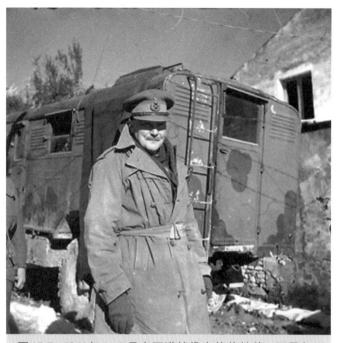

当战局转变时，弗赖伯格率领的军队在阿拉曼战役和卡西诺战役中都发挥了重要作用（图15.7）。时任英国首相的温斯顿·丘吉尔在纪念和歌颂1943年3月在的黎波里获胜的新西兰军队时，称呼弗赖伯格为大英帝国的"娃娃鱼"，人们推测这一称号源自娃娃鱼这一两栖动物所具有的韧性和强大的组织再生能力，后来，在弗赖伯格接受爵位时，娃娃鱼被印刷在他军服的袖子上。1943年，英国国

图15.7　1944年1—5月卡西诺战役中的伯纳德·西里尔·弗赖伯格中将

（资料来源：伦敦帝国战争博物馆收藏的编号为10630号的照片）

王乔治四世授予弗赖伯格"最光荣骑士指挥官奖"和"大英帝国最优秀骑士指挥官奖"，以表彰他在战争中做出的杰出贡献。

1944年末到1945年初，在占领罗马后，弗赖伯格负责追击战败撤退的德军，他一路向北，穿越佛罗伦萨，沿着亚得里亚海岸，途经帕多瓦和威尼斯，于1945年5月进入的里雅斯特。因其在的里雅斯特战役中的功绩，弗赖伯格第三次获得杰出服务勋章——在这次战役中，他再次受伤，不过这次是由于飞机着陆时的事故造成的。

参加了两次世界大战，并且始终战斗在最前线，弗赖伯格从未停止过为大英帝国服务。57岁时，他被任命为新西兰总督，任期从1946年到1952年。卸任后，他回到英格兰并被封为男爵。弗赖伯格于1963年7月5日去世，享年74岁，死于主动脉破裂，这可能与50年前在加利波利战役中所受的开放性创伤有关。

弗赖伯格死后被安葬在风景如画的萨里山圣玛莎教堂，已经被风化的墓碑十分简单（图15.8），上面刻着：伯纳德·弗赖伯格，维多利亚十字勋章获得者，1889—1963年，一颗永不被征服的心。教堂内有一块纪念牌，上面记录了他所有

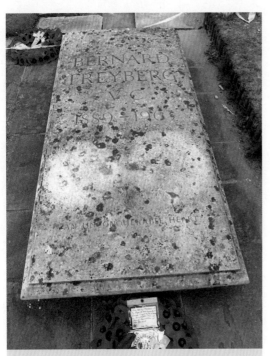

图 15.8　萨里山上圣玛莎教堂伯纳德·
弗赖伯格的墓碑

LIEUTENANT GENERAL SIR BERNARD CYRIL FREYBERG,
BARON FREYBERG, OF WELLINGTON, NEW ZEALAND
AND OF MUNSTEAD, CO. SURREY,
VC, GCMG, KCB, KBE, DSO & 3 BARS, KStJ

Hood Battalion, Royal Naval Division 1914-16
173rd, 88th Infantry Brigades 1917-18
British Army 1919-37
General Officer Commanding 2nd New Zealand Expeditionary Force
and 2nd New Zealand Division 1939-45
Commander-in-Chief Allied Forces in Crete 1941
GOVERNOR-GENERAL OF NEW ZEALAND 1946-1952
Deputy Constable & Lieutenant-Governor of Windsor Castle 1953-1963
21 March 1889 - 4 July 1963
and
BARBARA, LADY FREYBERG (NEE JEKYLL),
GBE, DStJ

Welfare Branch 2nd New Zealand Expeditionary Force 1939-46
14 June 1897 - 24 September 1973

ERECTED IN GRATEFUL REMEMBRANCE BY THE NEW ZEALAND GOVERNMENT IN 2007

图 15.9　萨里山上圣玛莎教堂伯纳德·
弗赖伯格的纪念牌，上面记录了他
和妻子所获得的荣誉与生平简介

的荣誉和生平简介（图 15.9）。 而对我来说，纪念牌上缺少了一个最重要的细节——他曾经是一名牙医。

延伸阅读（原书照排）

1. Baber L，Tonkin-Covell J.Freyberg：Churchill's salamander.London：Hutchinson，1989.

2. Fischer DH.Paul Revere's ride.Oxford：Oxford University Press，1994.

3. Forbes E.Paul Revere and the world he lived in.Boston：Mariner Books，1999.

4. Freyberg P.Bernard Freyberg VC：Soldier of two nations.London ：Hodder & Stoughton，1991.

5. Gladwell M.The tipping point.London：Abacus，2000.

6. Singleton-Gates P.General Lord Freyberg，VC：An unofficial biography.London：Michael Joseph，1963.

『情人眼里出西施』。

迷人的微笑 vs "美"的代价

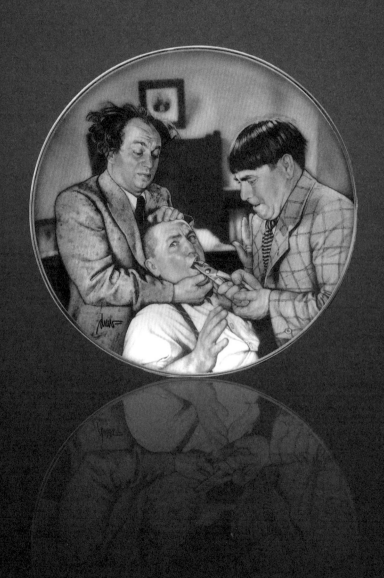

富兰克林造币公司出品的美国喜剧片《活宝三人组》（1930 年）中
"冒充牙医"剧集纪念瓷盘（主译提供）。

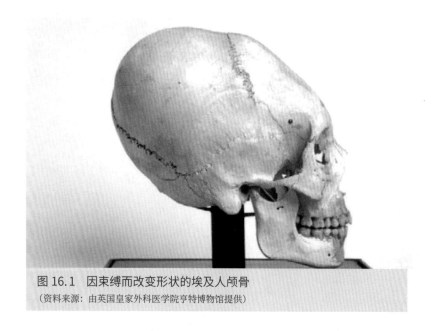

图 16.1　因束缚而改变形状的埃及人颅骨
（资料来源：由英国皇家外科医学院亨特博物馆提供）

几千年来，人们一直尝试通过多种方式改变身体外貌。例如，用化妆、文身或刻意制造的疤痕来修饰自己的皮肤；或者通过在儿童时期将脚骨或颅骨束缚起来以改变骨骼的形状（图 16.1）。由于人类的面部在情感交流和情绪表达方面发挥着重要的作用，因此牙齿也是人们特意改造与修饰的主要器官之一。

哪个微笑，请做出选择

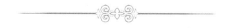

请看图 16.2，你觉得哪个微笑更美丽呢：图 A、图 B 还是图 C？大多数的欧洲人、亚洲人和美洲人可能会选择图 B；而图 A 中的牙齿排列不齐且变色，一般会被作为第二选择；图 C 当然是最不可能的选择。但是非洲某些地方的人们可能会认为图 A 和图 B 的样子并不美观，反而是图 C 更符合他们的审美要求。所谓"情人眼里出西施"，每个人对"美"的认识都不尽相同。

A 和 B 是欧洲人的牙齿，C 是一位苏丹南部摩洛地区女孩的照片，她的 4 颗上颌切牙被磨成了锥形，而她的下颌切牙则被拔掉并与珠子串在一起做成了脖子上挂着的项链。

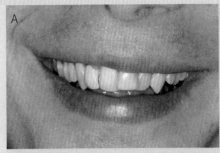
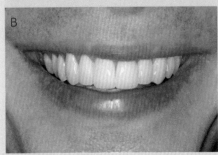
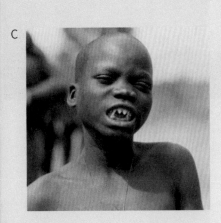

图 16.2　不同的 3 种微笑
（资料来源：A 和 B 由 C · 奥尔博士提供；C 由牛津大学皮特河博物馆提供）

在时下的多媒体时代，人们对美的标准已形成普遍共识。由于上前牙在日常社交和生活中总是最容易被显露，所以其外观格外重要。一个美丽的微笑可以提高人的自信心和自尊心，甚至对个人的婚姻和职业前景都有所裨益。在西方，研究者发现牙齿的大小、角度、形状、颜色和比例，甚至它们如何相互接触（图 16.3 和图 16.4），都是"完美"微笑的影响因素，并确定了标准的公式和数值以供参考。其中牙齿整齐、洁白、没有缝隙及完美的对称等都是实现完美微笑最基本的要求。

很少有人天生就拥有完美的笑容，因此，许多人会选择对前牙进行修饰而让自己变得更美。目前比较流行的方法是对前牙进行牙冠或贴面修复，这些治疗基本无痛或只引起轻微不适（但价格不菲）。图 16.2 的图 A 和图 B 就是同一患者牙齿美容治疗前后的对比照片。

前牙不齐的儿童无法拥有令人赏心悦目的微笑，而排列不齐的前牙可以通过正畸治疗被排齐。在正畸治疗过程中，拥挤的前牙在弓丝和弹簧的联合作用下移动并

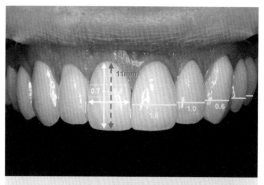

图16.3 完美微笑的前牙理想数据：以右上中切牙为例，理想的牙冠宽度为9毫米，长度为11毫米，宽长比为0.7～0.8。上颌中切牙、侧切牙和尖牙宽度的理想比例应为1.6：1.0：0.6
（资料来源：C·奥尔博士提供）

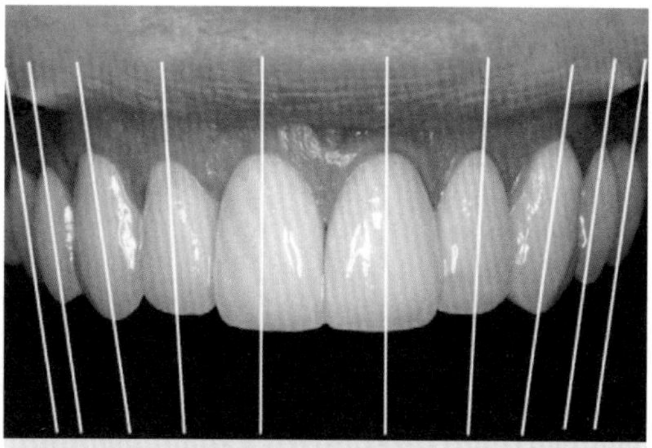

图16.4 完美微笑的前牙牙冠长轴排列关系
（资料来源：C·奥尔博士提供）

排齐。在某些病例中，个别后牙会被拔除，为排齐前牙提供必要的空间。

对前牙的美容还有许多个性化的选择。前重量级拳击世界冠军迈克·泰森就选择用金冠修饰前牙；还有一些演艺界名人在前牙上镶嵌钻石；更极端的情况是，有人给自己的前牙安装了一排由黄金和钻石制成并可以随时摘戴的装饰牙套。对牙齿进行修饰的历史最早可以追溯到公元前7世纪，在意大利伊特鲁里亚出土的女性颅骨上就可以看到义齿上的黄金装饰。用贵重金属对牙齿进行修饰可以显示主人的财富与地位，还可以提升"颜值"。

文化中牙齿的印迹

在非洲，美洲中部（尤其是墨西哥、哥斯达黎加和洪都拉斯），美洲南部，东南亚和日本，修饰牙齿已成为当地文化的重要组成部分。被修饰的牙齿一般是前牙，尤其是上颌中切牙。各个地区修饰牙齿的方式、形式多种多样，但每种修饰都极具地域特色。

修饰牙齿的原因很多，如为了唤起个体的文化认同感和凝聚感；彰显个人的地位和身份，尤其是利用价格不菲的装饰物对牙齿进行修饰时；出于宗教目的（有些牙齿上的图案具有神学意义）；与魔法、迷信和抵御疾病相关；与年龄或结婚风俗有关；作为识别罪犯的标志；有助于完成某种语言的特殊发音。

对牙齿进行修饰的主要群体是 15 ~ 20 岁的青少年。修改恒牙牙冠外形需要磨除牙冠的部分牙釉质和牙本质。如果没有高速牙科钻和其他合适的工具，磨除坚硬的牙釉质时会很慢且引起疼痛（牙釉质下方的牙本质可以感知疼痛）。而在某些地方，忍受疼痛的能力本身就是成人仪式的组成部分。这种磨改牙齿外形的操作可以由自己完成，也可以由专业人士来完成。技术熟练的专业人士能够在操作过程中很好地避开牙神经（暴露牙神经会导致神经坏死甚至形成脓肿）。

齿上光阴：原始人的牙齿"微整形"

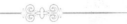

修饰牙齿外形的第一步是用某些特定的植物提取物软化牙齿表面。牙冠调磨时一般会选用黑曜石等坚硬的石材进行操作。理想的情况是牙齿呈碎块样崩脱，而不是石材持续磨小牙齿。图 16.5 所示的是用于修饰牙齿的工具包。

目前已知有超过 50 种修饰牙齿的方法，主要可以分为以下几类：

1. 将牙齿的切缘磨成牙尖状（图 16.6 和图 16.7）。

2. 将牙齿的切缘磨除或磨成锯齿状（图 16.7 和图 16.8）。

3. 磨除牙冠的一个或两个切角（图 16.7）。

4. 在牙齿的前表面磨出沟槽或者某些图案（图 16.9）。

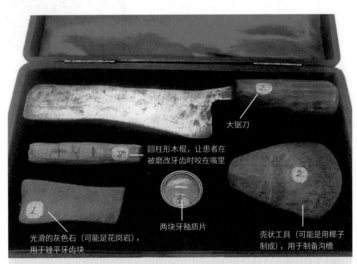

大锯刀

圆柱形木棍，让患者在被磨改牙齿时咬在嘴里

两块牙釉质片

壳状工具（可能是用椰子制成），用于制备沟槽

光滑的灰色石（可能是花岗岩），用于锉平牙齿块

图 16.5　19 世纪末爪哇岛某种仪式上用于给男性儿童调磨上颌切牙和尖牙的工具包

（资料来源：由英国皇家外科医学院亨特博物馆提供）

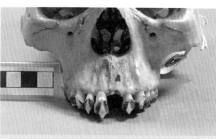

图 16.6　非洲地区牙齿修饰方式：3 颗
　　　　上切牙切缘被磨成牙尖状并
　　　　染黑

（资料来源：由英国皇家外科医学院亨特博物馆
提供）

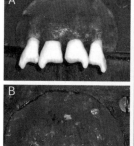
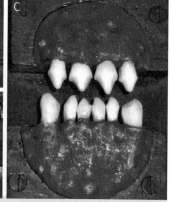

图 16.7　非洲中东部地区的 3 种牙齿修饰方式：A. 莫
　　　　桑比克地区的牙齿修饰方式；B. 尼亚萨兰
　　　　地区的牙齿修饰方式；C. 克利马内地区的牙
　　　　齿修饰方式

（资料来源：由牛津大学皮特河博物馆提供）

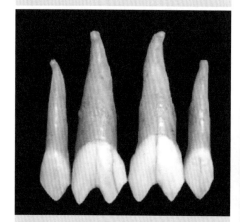

图 16.8　非洲地区的上切牙修饰方式：
　　　　较大的中切牙切缘（中间
　　　　2 颗）被磨出尖状凹陷，两侧
　　　　的侧切牙切缘被磨成尖状
　　　　突起

（资料来源：由英国皇家外科医学院亨特博物馆
提供）

A. 对角线；B. 垂直线；C. 交叉线。

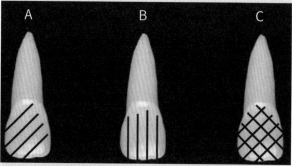

图 16.9　上前牙牙冠表面被磨出的特殊图案

【资料来源：Ikehara-Quebral R, Douglas MT.Cultural alteration
of human teeth in the Mariana Islands.Am J Phys Anthropol,
1997, 104（3）：381-391.】

5. 在牙齿前表面磨出一个或多个圆形浅坑并镶嵌半圆形的宝石（图 16.10）。

6. 上述方式的多种组合。

7. 直接将牙齿拔除（图 16.2C）。

有些地区的人们甚至认为将牙齿部分切除或整颗拔除，让粉色肉感的舌头露出来，笑容会更美丽。有人认为咀嚼槟榔，将口腔和牙齿染成棕红色，会增加个人的魅力。还有些地区的人会利用鸡矢藤等植物将牙齿染黑（图 16.6）。

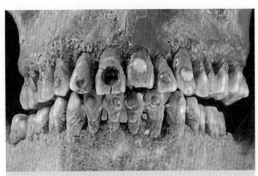

图 16.10 玛雅人颅骨的上颌与下颌牙齿上镶嵌了多颗半圆形的宝石：其中 7 颗是绿翡翠，2 颗是绿松石，还有 2 颗宝石已脱落，仅留下镶嵌宝石的窝洞
（资料来源：由墨西哥国家人类学和历史研究所提供）

在菲律宾的马里亚纳群岛，有时在埋葬逝者前，人们会在逝者的前牙上磨出特定的划痕，一般有 3 种方式：垂直线、对角线和交叉线划痕（图 16.9）。这种修饰牙齿的方式比较少见，多数情况下是用来彰显逝者地位或血统的尊贵。

坐标欧洲，他们会修饰牙齿吗？

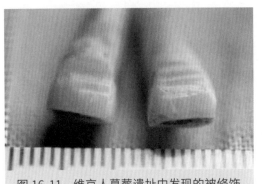

图 16.11 维京人墓葬遗址中发现的被修饰过的上中切牙。牙冠的前表面可见被仔细雕刻出的水平沟槽，这种牙齿修饰方式一般很少用于活人牙齿
（资料来源：由英国皇家外科医学院亨特博物馆提供）

直到现在，在欧洲的土地上几乎找不到对牙齿进行刻意修饰的证据。但近期在对瑞典南部 4 个维京人墓葬遗址的发掘过程中发现了 550 多颗人类颅骨（包括男人、女人和孩子），其中少数颅骨上的牙齿有被修饰的痕迹。这些人生活在公元 800—1050 年，其中 24 颗男性颅骨（大部分是年轻人）的上前牙牙冠表面可见人为磨出的水平凹槽，少数牙齿上只有 1 个凹槽，多数情况是每颗牙齿上有 2 ~ 3 个不同深度的凹槽。同一个体的多颗上前牙上都可被修饰，并且每颗牙齿上的图案各不相同（图 16.11）。

目前还不清楚牙齿上的这些水平凹槽有什么意义。这些水平凹槽的位置接近牙龈，一般情况下难以被看到，只有在露龈大笑时才可能被发现。这些图案是权力的象征？还是等同于战争中授予有功之士的星级勋章？这些图案是在人生前还是死后被刻到牙齿上的呢？也许我们永远都不会知道这些问题的答案。

坐标美洲，珠光宝气秀牙齿

曾经生活在墨西哥和中美洲的玛雅人对牙齿的修饰技艺已经达到相当高的水平。他们通常会用昂贵的宝石对牙齿进行镶嵌装饰。常用的宝石包括玉石、绿松石、红宝石和水晶。镶嵌宝石需要特殊的技能。第一步是用坚硬的钻头与研磨膏混合，在牙面上预备圆形的窝洞。钻头通常由玉、铜或其他坚硬的材料制成。窝洞制备完成后，大小适中的宝石会被镶嵌在窝洞中，并用粘结剂粘接固定。

玉石材料一般包括软玉和硬玉（翡翠）：软玉主要是中国玉，翡翠主要是墨西哥玉（在危地马拉地区开采）。翡翠呈半透明的绿色，色彩明艳，色泽最佳也最珍贵的翡翠通常被用于皇室成员；绿松石，被视为神明专属，只有最好的工匠才有资格进行加工，良好镶嵌的绿松石在千年以后依然相当稳固（图 16.10）。有时同一颗牙齿上可以镶嵌多颗同种或不同种类的宝石。

镶嵌宝石的牙齿外形还可能被一起修饰，同一个体的不同牙齿可以出现不同的修饰方式。窝洞预备和宝石安装的过程中可能会引起疼痛，少数情况下，窝洞预备过深有可能伤及牙神经甚至引起牙槽脓肿，从而引发剧烈疼痛的情况，个别颅骨上就可以找到牙槽脓肿发生过的痕迹。

儿童乳牙一般不会被修饰，这是因为乳牙较小，容易磨损或脱落。另外，乳牙中的牙髓所占比例相对较大，表面覆盖的牙体硬组织又相对较薄，这意味着对乳牙进行修饰很容易引起牙髓暴露。但是，也曾经发现对乳牙进行精巧修饰的实例。在中美洲的伯利兹曾发现过一具公元 700—800 年的儿童遗骸，年龄 4 ~ 5 岁。15 颗保存下来的乳牙大部分已经脱离颌骨。尽管如此，这名儿童的 2 颗上颌侧切牙都有被修饰过的痕迹，其中 1 颗上颌侧切牙上还可见镶嵌的翡翠。此外，这 2 颗上颌侧切牙的远端切缘都曾经被调磨过。以上牙齿修饰的操作非常复杂，所以应该是在儿童去世后才进行的，用以表明这名儿童的显赫身份。

牙齿修饰的最极端方法是拔掉一颗或多颗前牙（图16.2C）。这可能是出于文化的原因，包括美观考虑、成年仪式、婚姻或宗教目的。事实上，在当今南非开普敦的年轻人中，这种"时尚潮流"已开始"重现"。

在某些情况下，拔除牙齿是发音的要求。前牙缺失常会导致口齿不清，但是可以强调某种特定语言中的一些重要发音。

现在，由于仪式原因对牙齿进行修饰的行为已非常少见。但是在某些国家和地区，如巴厘岛，仍可见到这种行为。那里有一种印度教的成人仪式被称为"Mepandes"，在这个仪式中，年轻人仰卧在沙发上，祭司负责将该年轻人6颗上前牙的切缘锉出特定形状（图16.12）。

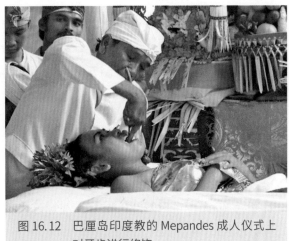

图16.12 巴厘岛印度教的 Mepandes 成人仪式上对牙齿进行修饰
（资料来源：由 Travelbild.com 网站提供）

该宗教相信人类天生具备动物的属性，这样修饰牙齿将有助于人类控制六宗罪，包括欲望、贪婪、愤怒、酗酒、困惑和嫉妒。

坐标全世界：牙齿项链的短暂风靡

为了追求"美"，牙齿还曾被做成装饰品以彰显佩戴者的与众不同。在世界各地都可以见到用牙齿制成的项链。从海豚到袋鼠，从羚羊到果蝠，从熊到人（图12.9），任何可获得的牙齿都可以被用于制成项链。在瓦努阿图，野猪的獠牙可以用于装饰巫医的鼻子或者戴在武士的胳膊上（图2.17）。1900年前后，由于非洲地区对牙齿项链的需求量巨大，大量人工制造的动物牙或者人牙从英国出口到非洲，用于制作牙齿项链。

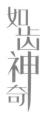

延伸阅读（原书照排）

1. Brasewell GE，Pitcavage MR.The cultural modification of teeth by the ancient Maya：a unique example from Pusilha，Belize. Mexicon，2009，31：24-27.

2. Fastlicht S.Tooth mutilations and dentistry in Mexico.Berlin：Quintessence Publishing，1976.

3. Hillson.Dental anthropology.New York：Cambridge University Press，1996.

4. Ikehara-Quebral R，Douglas MT.Cultural alteration of human teeth in the Mariana Islands. American Journal of Physical Anthropology，1997，104（3）：381-391.

5. Larsen CS.Dental modifications and tool use in the western Great Basin.Am J Phys Anthropol，1985，67（4）：393-402.

6. Milner G，Larsen C.Teeth as artifacts of human behavior：intentional mutilation and acci-dental modification//Kelly MA，Larsen CS.Advances in Dental Anthropology.New York：Wiley-Liss，1991：357-378.

7. Mower J.Deliberate ante-mortem dental modification and its implications in archaeology，ethnography and anthropology. Papers from the Institute of Archaeology，1999，10：37-53.

8. Romero J.Dental mutilation，trephination and cranial deformation//Physical anthropology. Handbook of MidAmerican Indians. Austin：University of Texas Press，1970.

9. Scott G，C Turner II.The anthropology of modern human teeth.New York：Cambridge University Press，1997.

10. Tayles N.Tooth Ablation in Prehistoric Southeast Asia.International Journal of Osteoarchaeology，1996，6（4）：333-345.

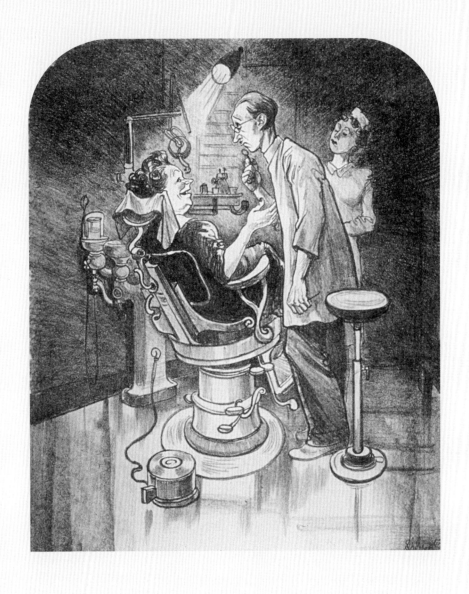

......so that is the whole story ......

...... , 这就是故事的全部 ......

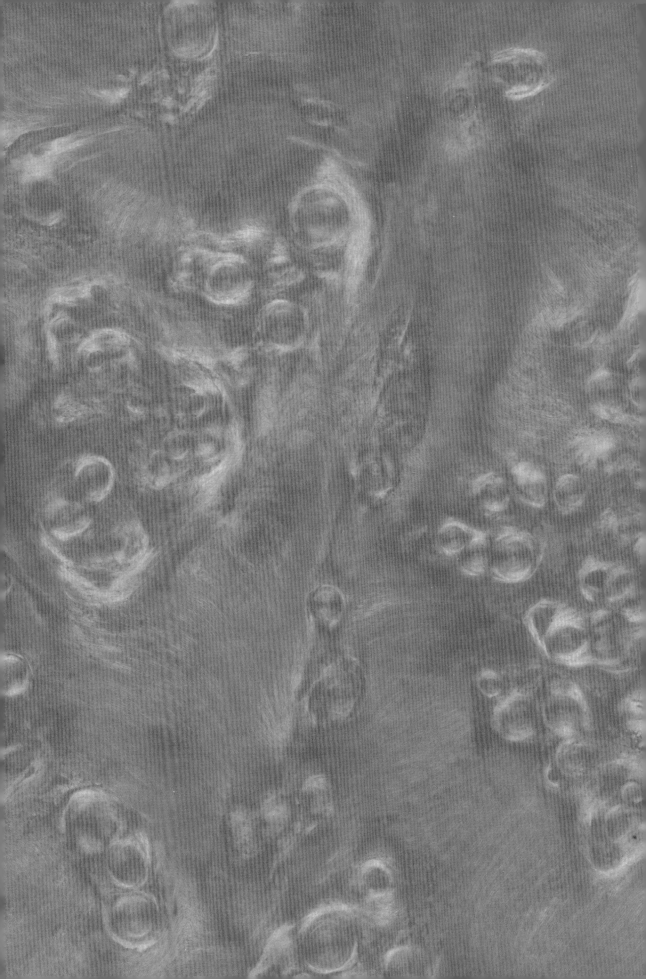